各方赞誉

刘昌胜
中国科学院院士，
上海大学校长

人工智能给医疗健康服务带来了革命性的变化，是推动传统医疗向精准医疗进阶的重要力量。《深度医疗》不仅揭示了这一里程碑式变革的内在机理，更回归医疗之初心、尊重生命之奥义。这是一本有力度、有温度的好书，值得一读。

李校堃
中国工程院院士，
温州医科大学校长

在可见的未来，医学人工智能的发展会超出大多数人的预期。《深度医疗》是目前为止我看到的对该领域阐述最全面、最生动、翻译质量最棒的一本书。

悉达多·穆克吉
Siddhartha Mukherjee

《众病之王：癌症传》（*The Emperor of All Maladies*）作者

埃里克·托普有一种独特的本领，他能在书中把我们带到医学的前沿。这本《深度医疗》可读性强、文笔优美、内容充实，能够从根本上改变你对未来医疗技术及其对我们生活的影响的看法。我极力推荐这本书。

加里·卡斯帕罗夫
Garry Kasparov

《深度思考》（*Deep Thinking*）作者

《深度医疗》开启了一次机器学习如何改变医学研究的迷人之旅，医疗服务是地平线。托普提醒我们，随着机器变得更加智能、能够接管更多的任务，我们必须变得更加人性化。最聪明的人工智能工具能够帮助我们更深入地了解自己，包括身体和思想，但它们无法与患者产生共鸣。这本书告诉我们，要创建一个更健康的社会，而不仅仅是一个更健康的个人。

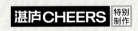

李开复
创新工场创始人兼CEO

医疗为人工智能和人类的共生结合提供了最好的机会。埃里克·托普是一位对医疗和人工智能都有深入理解的专家。我希望它能把医疗从业者和人工智能研究人员联系起来,帮助他们理解:只有共同努力,人类才能实现健康和长寿的共同梦想。

李飞飞
斯坦福大学计算机科学教授,
斯坦福人工智能实验室和斯坦福视觉实验室主任

人工智能的应用前景已经深入人心,它对工业和日常生活的影响也越来越大。《深度医疗》以一个令人耳目一新、以人为中心的视角解读了人工智能和医学不可思议的发展潜力。这不仅是一部具有里程碑意义的著作,而且开展了一场关于人工智能技术在医学上的应用的历史性对话。

周涛
电子科技大学教授

中医传承,讲得最多的是"医者仁术",我也还记得,可是不甚清楚。我翻开《深度医疗》这本书,完全是现代前沿技术的荟萃,每页上都写着"人工智能"几个字。我横竖睡不着,仔细看了半夜,才从字缝里看出字来——原来满本都写着两个字:"人性"!

易诺青

高瓴联席首席投资官、合伙人，
高瓴创投生物医药及医疗器械负责人

人工智能作为一种革命性的工具，对医疗行业的改变将是深远而全方位的。它让我们有机会对生物大数据进行抽丝剥茧地精确分析，不仅可以真正实现"辨证施治"下的精准医疗，甚至让"未有形而除之"的预防治疗成为可能。

王小川

搜狗CEO

人工智能如何改变生物医学？它又如何让医疗科技服务于个体？当我们问到大多数医疗卫生工作者时，他们都存在质疑或者困惑。但这一切的进步太快、太颠覆了，这是当前最前沿的技术和最"性感"的突破。感谢这本书，给了我们一个全面的概貌介绍，让我们领略到技术的力量以及生命的奥妙。

涂子沛

大数据先锋思想家，
阿里巴巴集团前副总裁

人工智能遭遇的挑战，没有一个领域会比医疗领域更多，可能它的终极挑战也将在这里出现。试想，当人工智能给患者开出一个药方时，人类会张嘴就吃吗？人类敢张嘴就吃吗？即使人工智能和人类医生开出的药方一样，它们也会有一样的效果吗？人是身体和精神、心理的共同体，我们还无法想象人工智能可以对后者提供治疗和抚慰。这本书在这些方面的探讨发人深省，对我启发良多。

李天天
丁香园创始人、董事长

好奇心让我们不断问Why，同理心让我们不断问How。面对医疗健康这样宏大的命题，单靠技术进步是不够的，同理心更能帮助我们真正理解用户的需求，以及如何满足这些需求。这是一个反复迭代的漫长过程，正如本书作者埃里克·托普所说，这是一场没有终点的马拉松。

段涛
上海市第一妇婴保健院原院长，
上海春田医院管理有限公司创始人

以往对医疗人工智能的描述中，强调更多的是技术，是数据与人工智能，是人工智能取代医生。在《深度医疗》中，我们欣喜地看到了人的回归、人性的回归，未来的"深度医疗"不仅仅是深度数字化、深度学习，更是深度共情。这是一本值得"深度学习"的好书。

蔡江南
中欧国际工商学院卫生管理与政策中心原主任，
上海创奇健康发展研究院执行理事长

将人类智慧与人工智能结合起来，可以将医疗推向一个新的高度，这就是"深度医疗"。对大量人体数据的收集、开发和利用，通过人工智能的深度学习发现深层规律和联系，帮助医生获得更多时间与患者深度互动，这就是"深度医疗"的三部曲，也是这本书带领我们获得的新知识、新观念、新境界。这本书的作者和译者都对医疗和信息技术有着深入的了解，相信他们会给关心医疗信息化的读者带来一次高质量的阅读享受。

廖杰远
微医创始人、董事长兼CEO

从《颠覆医疗》《未来医疗》到《深度医疗》，埃里克·托普为我们一次次打开智能时代医学创新的阀门。难能可贵的是，他不断地提醒人们，医疗创新不应陷入技术性迷思，而应始终坚持人本位医疗为核心。我们认为，比提升能力更重要的是，技术应在行业要素的关系革新上发挥更大价值，让医疗健康服务更安全、高效和可及。令人欣喜的是，数字技术与医疗健康服务的深度融合，正在重塑医疗服务的提供者（Provider）、患者（Patient）和支付方（Payer）的关系，一个"以人的健康为核心"的医疗新生态正在悄然走来。

王航
好大夫在线创始人

医生的工作正在被技术、医疗改革、疫情深度地改变着。建议每一位医生都深度浸入本书，跟随作者的引导，思考自己的未来。与其焦虑是否会被AI取代，不如积极地参与这场变革。未来正在我们自己手中塑造。

谢国彤
平安集团首席医疗科学家

医疗中复杂的多模态患者数据和医学专业知识，是人工智能技术发挥价值最好的领域。《深度医疗》从医学的视角，展示了人工智能技术正在给医生、医院和患者带来的颠覆式改变。未来已来，这本书将为你打开认识未来医疗的大门，我强烈推荐它。

湛庐 CHEERS

与最聪明的人共同进化

HERE COMES EVERYBODY

深度医疗

[美] 埃里克·托普 著 ERIC TOPOL

DEEP MEDICINE

How Artificial Intelligence Can Make Healthcare Human Again

郑杰 朱烨琳 曾莉娟 译

河南科学技术出版社
·郑州·

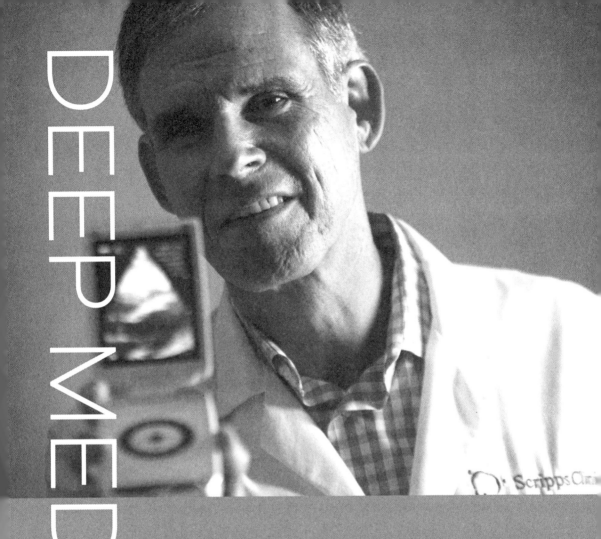

DEEP MEDICINE

埃里克·托普
ERIC TOPOL

世界最有影响力的医生领导者
智能医疗发展领航人

全美最具影响力的医疗预言家

埃里克·托普是美国最受尊敬的心脏病学家之一,也是闻名全美的智能医疗发展领航人。2012 年,他被《现代医疗》评为"医疗界最有影响力的百位人物"之首。托普主编了 30 多本心脏病学和心血管医学教科书,在权威期刊上发表论文 1 000 余篇,还是《纽约客》杂志的医学专栏作家。

托普对医疗事业的不懈追求源于他的个人经历。他在纽约长岛长大,双亲在他年幼时便被疾病夺去了生命。他的母亲死于癌症,父亲则因糖尿病去世。托普说:"对我而言,那是人生的转折点。我下定决心要去学医。"

托普对当时新兴的遗传学领域很感兴趣,并在本科毕业论文《人类基因治疗前景》中预言,遗传学总有一天会被运用到诊断和治疗遗传性疾病中。他还推动了心脏病学的发展。在约翰·霍普金斯大学实习期间,他首次将 t-PA 应用于临床,证明了这种药物对溶解导致心脏病发作的血栓非常有效。从 1991 年开始,托普在克利夫兰诊所(Cleveland Clinic)做了 14 年的心血管科主任,直至"万络"事件的发生。

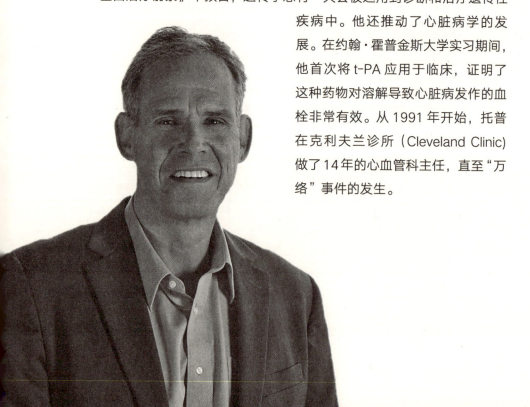

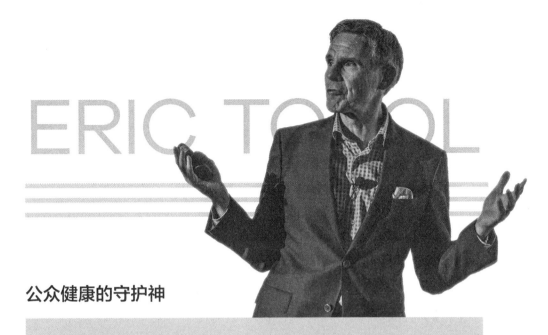

公众健康的守护神

2001年,埃里克·托普与一起进行心脏病临床试验的研究人员共同发表了一篇关于止痛药物"万络"可能引发心脏病的论文,使得公共健康问题进入人们的视野。2004年9月,"万络"停止销售,并从全球下架。作为美国默沙东公司的王牌药物,"万络"当时已在全球80多个国家和地区销售,被超过2 000万人服用。

针对这起美国甚至全球最大的药物安全事件,默沙东公司的反应竟是掩盖事实真相。托普以三年多的跟踪调查数据为证,揭发了默沙东公司在开发该药物的流程中存在的虚假营销、数据操纵、隐瞒其不良反应等种种不负责任的行为。为此,他受到了多方面的攻击和指责,甚至接到过死亡威胁电话,被勒令停止对"万络"和默沙东公司的公开谴责。2005年12月,在针对"万络"的集体诉讼中,托普的视频证词被公开。几天后,克利夫兰诊所免除了他担任5年之久的首席学术官一职,并夺去了他一手创立的医学院。

"那是我生命中最艰难的时期,但那起事件在当今依然具有象征意义。"托普在忆及"万络"事件时这样说道。

践行个体医疗的"高科技明星"

离开克利夫兰诊所后,埃里克·托普将目光投向了"以患者为中心"的智能医疗和移动医疗领域。他致力于为患者提供最先进的护理服务,使用最好的医疗设备。这让他一直走在医学领域的前沿,因此他也被称为"现代医学界最有远见、最为坚强、最有天赋的传播者"。

托普热爱教育,积极推动开放和分享医疗MOOC(慕课)运动。在TED大会医疗专场做演讲时,他鼓励年轻人在移动医疗和智能医疗领域创业。2010年,托普发起建立了一个测试新式医疗设备的研究中心和一所医学院,训练医生利用先进的医疗技术,以合理的价格为大众提供医疗服务。他在斯克利普斯转化科学研究所(Scripps Translational Science Institute)和西部移动医疗研究所(West Wireless Health Institute)的工作便是推进传统医疗技术的变革,他相信医患双方都能从这场变革中获益。

> " 医疗正在经历有史以来最彻底的变革,人工智能和机器学习的完美结合是未来医疗发展的必然方向,我们将看到医疗领域全新的图景。"

作者演讲洽谈,请联系
speech@cheerspublishing.com

更多相关资讯,请关注

湛庐文化微信订阅号

湛庐 CHEERS 特别制作

感谢我的家人——

苏珊、萨拉、埃文、安东尼奥、朱利安和伊莎贝拉。

你们无条件地给予我支持,

并赋予我工作的灵感。

测一测　　你了解深度医疗吗？

1. 下列哪种医生最不可能被人工智能取代？（　）
   A 病理科医生
   B 放射科医生
   C 内科医生
   D 皮肤科医生

2. 人工智能在心理健康领域的应用不太可能实现的是（　）
   A 让患者与虚拟聊天机器人交谈
   B 通过分析反映患者心理的数据来评估其健康状况
   C 通过机器学习分析社交媒体文本，来识别自杀风险和情感抑郁
   D 通过分析生理疾病的数据来推算精神疾病的情况

3. IBM 沃森与 MD 安德森癌症中心合作失败的主要原因是（　）
   A 只读取了患者数据和部分教科书内容，缺乏前沿医学研究资料
   B 未投入足够的资金以支持疾病基因组测序项目
   C 研究人员将获取海量的医疗信息等同于理解或使用这些信息
   D 收录的医疗数据过多

4. 以下哪个虚拟医疗助手可以使用深度学习来定位心率和体育锻炼之间的关系？（　）
   A Veritas Genetics
   B AliveCor 手表
   C Tempus Labs
   D ResApp Health

扫码下载"湛庐阅读"App，
搜索"深度医疗"，
获取问题答案。

推荐序一

探索未知与掌控已知

《深度医疗》一书深刻地诠释了数字医疗、医学人工智能与医学人文三者之间的联系与区别。作者通过数据科学和信息学的基本原理，展示了数字技术和人工智能在医疗领域发展的广阔前景，同时又客观地揭示了医学仍是一门"在不确定性中寻找确定性"的科学，并非无所不能。因此，医学人文，即医生与患者的深度沟通及医生对患者的真诚关怀，仍是拯救生命和探索医学未知的重要手段。数字医疗和人工智能可以辅助医生做出更精准的决策，避免人为失误；也可以取代医生大量的脑力劳动，在提高医疗服务效率的同时为医生节省更多时间来关注患者。毕竟目前医学上无法解释的症状和无法推理的病因仍占大多数，即未知远大于已知。

作者在书中提出深度表型分析、深度学习及深度共情和深度联结是深度医疗的三大组成部分。就"深度表型分析"而言，我认为翻译为"数字医疗"更易于读者理解，它的含义是收集和利用医疗健康相关的全面的表型数据，用以支撑循证医学。深度学习是当前医学人工智能开启医学大数据价值之门的主要手段，但无论是数字医疗还是人工智能，都离不开数据的支撑。从本质来看，数据是对事实的记录，它所反映的是过去的事实，因而无法代替前瞻性分析。正如丹麦哲学家索伦·克尔凯郭尔（Søren Kierkegaard）所云：人类可以通过向后看，回顾和理解过去。也亦如乔布斯所言：你可以将过去生活中的点滴事件连起来，发现其必然，但是没有办法将其用于未来的生活中。

生命和生活（英文用同一个词 life 表示）都是发展的单行线，只能向前，而向前的探索只能依赖人的智慧。人的智能与人工智能各有千秋又相互依赖，医学领域更是如此。《深度医疗》对我们的启示是，智能时代的医疗革命，应该是深度数字医疗、深度学习和深度人文关怀三箭齐发。

王才有

国家卫健委统计信息中心原副主任、

中国医院协会信息管理专业委员会主任委员

2020 年 6 月于北京

推荐序二

人工智能让医疗科技服务于个体

在人类的诸多特征中，使我们成为"人类"，并有别于其他动物的是，我们会不由自主地回头观望，反思过去。很难想象其他动物会在深夜时分为离去的人或未能得到的工作而忧思难眠。我们也会如学者一般，从自身抽离出来，从钻木取火到微芯片，钻研历史，绘制人类进步的里程碑的图谱，仿佛自己是造物主，然后不断地审视自身，反思人类这一物种。继而，我们会再试图理解这一切。

克尔凯郭尔曾提出"生活在前，理解在后"的观点。这大概是说，我们之所以能记得过去，充其量是因为我们有记录，尽管它们可能并不准确。在此，我要向克尔凯郭尔提出挑战，我有不同的观点：通过快速浏览新闻就可以知道，了解历史并不能使人类避免重蹈覆辙。简而言之，即使将历史作为一份避免犯错的指南，也是不靠谱的。能够确定的只有未来，因为未来掌握在我们自己手中。

于是，未来主义者出现了，本书作者埃里克·托普就是其中一员。这些未来主义者一听到莱特兄弟飞上了天空，就可以预见廉价航班、航空枢纽，甚至还会想到人类漫步月球。这些立足当下的"历史学家"所关注的，不是如何通过历史规避风险，而是如何最大化地利用好未来。他们手握纸笔探索科技前沿，同包括失败者在内的先锋人物对话；他们追寻创新者、科学家、颠覆者和梦想家的足迹，聆听，观察，筛选，最终跨越不同学科，整合新知，以帮助他人更好地理解。就像本书将向大家展示的一样，未来主义者是一群极具智慧与创造力的人。阅读本书，需要左右脑并用，因为书中的内容发人深省，会带给我们无数灵感。

《深度医疗》是埃里克·托普写的关于医疗未来的第三本书。他在前两本书中很好地审视了当下，展现了他的先见之明。而在本书中，埃里克指出，我们正处在第四次工业革命，即"工业 4.0 时代"，它带来的巨大变革可能会超越蒸汽机、铁路、电力、大规模生产乃至计算机的发明。工业 4.0 时代主要围绕人工智能、机器人以及大数据所产生的巨大影响来展开。如今这场革命已在我们的工作和生活中初露端倪，将来甚至可能会影响人类的自我认知。它会给人类带来巨大的帮助，但同时也可能会进一步扩大贫富差距。

这场革命将影响每一项人类活动，医疗也不例外。事实上医疗本身正面临一场危机。在过去的 40 多年里，医疗技术取得了巨大的发展，但作为医生，我们却常常令患者感到失望。我们往往没能遵循有效的指导方案，而是沉迷于技术，忽视了眼前的一个个独特个体。我们了解患者的基因组，却不聆听他们的故事，对他们的失望置之不理。全身皮肤因神经纤维瘤而诱发的肿块与突发性高血压密切相关，这一症状只需要医生在检查时脱下患者的外套就能发现。然而，我们经常未将注意力放在患者身上，而是盯着计算机屏幕；我们总是忽略老年患者嵌顿疝导致的呕吐症状，反而等着昂贵的计算机 X 射线轴向分层造影扫描（CAT）的结果，等着放射科医生告诉我们有关患者的情况。事实上，对于一些基础指标排名，如婴儿死亡率，在医疗健康领域花费巨大的国家通常落后于花费甚少的国家。埃里克在本书中非常生动地讲述了一个意义深远、充满真情的故事：他亲历了一次悲痛的医疗事件，当时他未被当作一个独立的个体来对待，而这导致他的异常症状未被发现。

毋庸置疑，我们依靠技术的确能够绘制人体影像，测量和监控身体的分子结构。然而，就像人类会犯错一样，技术也会出现重大失误。典型的例子就是目前在美国大多数医院已被广泛应用的电子健康档案（Electronic Health Record, EHR）。它的设计初衷是方便收费，却并未考虑医护人员的操作便利性，因此其带来的工作量常令医护人员筋疲力尽。更糟糕的是，由于电子健康档案的"入侵"，很多医生无法把精力专注在患者身上：注意力被计算机屏幕吸引，从而忽视了眼前的患者。在《患者狂想曲》（*Intoxicated by My Illness*）一书中，前列腺癌晚期患者阿纳托尔·布鲁瓦亚尔（Anatole Broyard）说了一段心酸的话："我希望我的泌尿科医生可以换位思考，哪怕只有 5 分钟，全身心地关注我，哪怕只有一次，与我近距离相处，感同身受地了解我的病。毕竟，每个人的病都有所不同。"[1] 这段心酸的话写于电子健康档案全面普及之前，它表达了一位患者最基本的诉求。在我看来，这是一个永恒不变的诉求，不会因为时代而改变。值得强调的是：每个人的疾病都各不相同，不能被千篇一律地对待。

话说回来，我对未来充满期待，也期待人类充分利用大数据的能力。凭借庞大数据集的处理能力和随时随地的学习能力，人工智能和深度学习将极大地提高疾病诊断和预测的准确性。不过，这并不意味着它们会取代人类。这些技术将提供一些可能比以往更加精确的医疗建议，但这些建议仍需要由懂行、富有共情能力、细心的医疗团队综合考量，然后转达给前来就诊的患者。2 000 多年前，希波克拉底曾说过："了解一个什么样的人得了病，比了解那个人得了什么病更重要。"1981 年，罗伯特·卡利夫（Robert Califf）与罗伯特·罗萨蒂（Robert Rosati）发表了一篇关于运用计算机解释运动负荷试验后风险的社论，文章中写道："对电子化数据的正确解读与运用，还是要靠有经验的医生，其重要性一点都不亚于历史数据来源。"[2] 也就是说，只要我们讨论的是人类，而非流水线上的零件，这便是一个永恒的原则。

作为人类，我们是一个个具体的存在，我们复杂的思想孕育自同样复杂的躯体。人类的思想与躯体间的相互影响仍是不解之谜，而并不神秘的是：生病时，我们需要得到关爱与呵护。疾病，尤其是病入膏肓之时，导致我们回到婴儿状态。虽然我们想要最先进的技术、最精确的诊断和最好的治疗方案，并希望主治医生能"知道"我们所有的一切（不同于希波克拉底时代，这里的"一切"包括基因组、代谢组、转录组、人工智能预测等），但我们最渴望的还是一个充满关爱、认真负责的医疗团队。我们希望医生是富有共情能力的人，而非机器；我们希望医生能花时间与我们沟通，为了确认我们身体的病灶进行细心的检查，而不是为了检查而检查；我们希望医生能了解我们的为人，倾听我们的主述，触诊我们感到疼痛的部位。正如传奇医生弗朗西斯·皮博迪（Francis Peabody）数年前所说，照护好患者的秘诀就在照护患者的过程之中。

我们希望那些照护我们的人，能听到我们的心声，理解我们的恐惧，了解我们为何而活、因何而死。

这就是我们最深切的渴望，且永远不变。

亚伯拉罕·维基斯（Abraham Verghese）

斯坦福大学医学院教授

目 录

推荐序一 探索未知与掌控已知 _ I
推荐序二 人工智能让医疗科技服务于个体 _ III

01 深度医疗模型：
深度表型分析、深度学习、深度共情三足鼎立 _001

机器永远无法完全解读人类 _006

深度学习有潜力"驯服"数据爆炸 _008

人工智能在医疗领域的应用前景和现状 _010

深度医疗的三大组成部分 _013

深度医疗是医疗的未来 _017

02 浅度医疗：
令患者绝望、医生疲惫的非智能医疗 -021

误诊导致错误的治疗 -024

浅度证据导致浅度医疗 -026

电子健康档案在应用中缺陷明显 -028

浅度医疗导致医疗资源浪费和对患者的伤害 -029

浅度医疗导致无效的医疗支出 -032

03 医疗诊断：
人工智能工具与医生结合提高诊断和预测的精确性 -037

现代医疗诊断方法的缺陷 -040

计算机在医疗诊断上的应用 -046

IBM 沃森与医学机构的合作案例 -049

狭义的人工智能诊断工具 -051

04 从深度学习到深度医疗：
人工智能的成功先例对医疗健康领域的启发 -055

人工智能可以监测人类无法监测的东西 -057

简述人工智能的发展 -063

深度神经网络的应用实例 -071

05 突破局限：
深度学习亟须解决的八大问题 -083

问题一：神经网络的功能局限性 -084

问题二："黑匣子"属性带来的不可靠性 -089

问题三：人工智能再现的人类偏见和不公平 -091

问题四：人工智能可能导致的虚假性 -094

问题五：人工智能中的隐私安全隐患 -095

问题六：人工智能对伦理和公共政策的挑战 -097

问题七：人工智能对工作岗位的巨大影响 -100

问题八：人工智能带来世界末日的恐惧 -101

06 "有模式"的医生：
最有可能被人工智能取代的三类医生 -105

放射科医生 -108

病理科医生 -118

皮肤科医生 -123

07 "无模式"的医生：
人工智能如何打通所有医学学科 -127

人工智能对所有临床医学的可能影响 -129

人工智能在专科领域的应用 -135

08　心理健康：
人工智能发挥重要作用的新领域 -153

数字化带来新突破 -156

生物标志物的优势与不足 -157

人工智能在预防和预测自杀方面的应用 -163

人工智能在精神健康领域的前景和隐患 -165

人工智能如何增加幸福感 -167

09　医疗系统：
人工智能如何通过影响医疗系统造福人类 -171

预测，预测，再预测 -175

优化医疗工作环境及流程 -180

淘汰医院和病房 -185

保险公司和雇主对人工智能的使用 -186

国家层面的医疗人工智能 -189

10　深度发现：
人工智能如何改变生物医学 -193

生物组学与癌症 -195

药物发现与开发 -199

神经科学 -204

科学家的新工具和学徒 -210

11 深度饮食：
定制真正个性化的饮食方案 -215

营养学研究中存在的问题 -218
人工智能有助于实现个性化饮食 -223

12 虚拟医疗助手：
承担医疗指导的责任，造福消费者 -237

虚拟医疗助手的发展现状 -244
构建未来的虚拟医疗助手 -247

13 深度共情：
人工智能如何让医疗回归以人为本 -261

为医生和患者赢取宝贵的时间 -264
培养医生的共情能力，让就医更加人性化 -267
培养医生的存在感，建立深厚的医患关系 -271
身体检查的仪式感可以巩固医患关系 -275
以治愈为中心的医患关系 -278
重塑医学生的思想，发展以人为本的医学教育 -280
由机器支持的更为人性化的深度医疗 -283

致　谢　 -285
注　释　 -287
译者后记　**站在人类的高度思考人工智能** -289

Deep Medicine

01

深度医疗模型:
深度表型分析、深度学习、深度共情三足鼎立

通过这些方式,我们并不是为了创造一个美丽新世界或完美乌托邦,而是实现一个更温和、更理想的目标——创造一个真正的人类社会。
——阿道司·赫胥黎(Aldous Huxley)

"我建议你找内科医生给你开些抗抑郁药。"我的骨科医生曾这样告诉我。

当时我和妻子面面相觑，难以置信。我做了膝关节置换术以后，每月按时复诊，难道是为了获得精神疾病方面的建议？

在我十几岁的时候，我的膝盖就发生了病变，患上了一种名为"剥脱性骨软骨炎"的罕见疾病。这种疾病的病因目前尚不清楚，但其症状很明显。在我20岁左右准备进入医学院求学时，我的两个膝盖已经做了多次修复手术，死骨全部被锯掉了。在接下来的40多年里，我不得不逐步减少体育活动。我无法跑步、打网球，也不能徒步旅行或在椭圆机上做运动。尽管膝关节内被直接注射了类固醇和滑液，但我走路时还是会感到疼痛。最终，在62岁那年，我做了左膝盖置换术。在美国，这是一种很常见的骨科手术，大约每80万人中就有一人做过这种手术。我的骨科医生认为我非常适合做这种手术：相对年轻、体形偏瘦、身心健康。他说这项手术唯一比较大的风险是会有1%～2%的感染率。然而，我却发现了另一种风险。

术后第二天，我接受了标准的物理治疗方案，据我所知也是唯一的方案。该方案的运动强度很大，要求我积极地做屈伸动作，以避免关节中有瘢痕形成。由于无法进行有效的屈伸动作，于是我把室内踏板自行车座升高，坐在上面做踏板运动。最开始的几次尝试让我痛得直尖叫，其疼痛程度远远超出了羟考酮（一种麻醉药物）的作用范围。一个月后，我的双膝发紫，明显肿胀、僵硬，根本无法弯曲。我入睡不到一小时就会痛醒，并且常常忍不住边哭边骂起来。这就是我的骨科医生推荐我服用抗抑郁药的原因。至此，一切看上去已经很令人抓狂了，但在这之后，医生又建议我采用更高强度的物理治疗方案。可事实上，这样的治疗每次都让我感觉更加糟糕。我几乎不能依靠自己走出理疗中心，甚至无法开车回家。这可怕的疼痛、肿胀和僵硬简直挥之不去。我极度渴望这些症状能得到缓解，于是我尝试了针灸、电针、冷激光、电刺激、外用软膏和膳食补充剂（包括姜黄素、酸樱桃等）。尽管我很了解，这些治疗方案并没有任何公开的数据证明其有效，但我还是尝试了。

我的妻子也加入了我的治疗方案寻找之旅。在我术后两个月左右，她发现了一本名为《关节纤维化》（*Arthrofibrosis*）的书。我之前从来没有听说过"关节纤维化"这个词，但这似乎正是让我遭罪的原因。关节纤维化是膝关节置换术后的一种并发症，通常有2%~3%的患者在术后会出现。它并不常见，但比骨科医生告诉我的感染风险率要高。这本书第一页的一句话似乎精准地诠释了我的状态，"关节纤维化是一场灾难"。更准确地说，关节纤维化是膝关节置换术后的恶性炎症反应，如排斥人工关节导致严重瘢痕的形成。在术后两个月的回访中，我问骨科医生我是否患了关节纤维化，他给出了肯定的回答。然而术后第一年，医生几乎也无能为力，只能让炎症自己"烧尽"，然后再去除瘢痕组织。一想到接下来一整年都将是这种状态，并且可能还要再经历一次手术，我就越发难受了。

后来，朋友给我介绍了一位物理治疗师。这位物理治疗师从医40多年，诊治过许多剥脱性骨软骨炎患者，她知道，对于我这样的患者，常规治疗方案的治疗效果非常糟糕。常规治疗方案强制患者进行高强度的活动，最大幅度地屈伸膝关节，而事实上，这反而会刺激更多的瘢痕形成。因此，她建议我采用一种温和的方法：停止所有负重和运动，并使用抗炎药。她手写了一页使用说明，之后每隔一天发信息来询问"我们的膝盖"怎么样了。我终于得救了！我的膝盖的症状很快开始好转。虽然我的膝盖已经治疗多年，但因为恢复得太慢，现在我每天还是得把它们包扎起来。这些痛苦的折磨我本来是可以避免的。

在本书后面的章节中大家将了解到，如果有人工智能，医生就可能会预测到我手术后会出现的复杂并发症。如果经验丰富的物理治疗师，比如我刚提到的那位，愿意分享他们的数据，那么由此构成的完整文献知识库将会提示：我需要一种特殊定制的物理治疗方案。如果将这位虚拟医疗助手安装在我的智能手机或者房间里，它将直接提醒作为患者的我，接受标准物理治疗可能会带来高风险的关节纤维化；并且，它还能告诉我应该去哪里接受温和的治疗方案，从而避免之前的痛苦遭遇。事实上，当时的状况让我措手不及，而在讨论手术风险时，骨科医生甚至没有考虑我剥脱性骨软骨炎的病史。后来他也承认，这项病史就是引发后续一系列严重术后并发症的最主要因素。

当然，医疗上的大部分问题并不能通过先进的技术、算法或机器来解决。我的医生在面对我的不幸时所表现出的机械反应，就揭示了医疗护理中的不足。我的手术做得的确很顺利、很成功，但这只是其中的技术部分。骨科医生建议我服用抗抑郁药物，更加印证了美国医疗界人文关怀和共情能力长期缺失的现状。不可否认，那段时间我的确有抑郁情绪，但这不是问题的根本，问题的根本在于我真的感觉非常疼，并且像个铁皮人一样无法正常行动。我的骨科医生显然缺乏共情能力：术后几个月里，他从未主动联系过我，一次都没有问过我的状况如何。而后来那位物理治疗师不仅医学知识渊博、经验丰富，对我的病情了如指掌，而且她是真正地关心我。所以说，当开麻醉类处方变得远比倾听和理解患者更快捷、更容易时，阿片类镇痛药的流行也就不足为奇了。

几乎所有患慢性病的人,都像我一样曾被"粗暴"地对待过,这种情况太常见了。而即便我本人就在医疗系统中,都不能保证自己得到良好的照护。因此,单靠人工智能并不能解决这一问题,人类也需要加入。**随着机器变得越来越智能、能够承担适当的任务,我们发现,它们更容易让医疗变得人性化。**

人工智能在医学领域的应用不再只是未来主义者的一个预设,它已经被用来拯救生命了。我的好朋友斯蒂芬·金斯莫尔(Stephen Kingsmore)是一位遗传学家,他在加利福尼亚州圣迭戈的雷迪儿童医院(Rady Children's Hospital)负责一项前沿的科学项目。最近,金斯莫尔和他的团队创造了一项吉尼斯世界纪录:只需19.5小时,他们就能将血液样本的基因完全测序并解读出来。[1]

在此,我要提到一个案例。曾有一个由健康母乳喂养的婴儿在出生后的第三天出院回家了,但在第八天时,他的母亲将他带回了雷迪儿童医院的急诊室。婴儿出现了持续痉挛,之后被诊断为癫痫持续发作。但他没有任何感染的迹象,CT扫描显示他的大脑正常,脑电图也只显示有癫痫持续发作的信号特征。医生给婴儿用了多种强效药物,但其癫痫症状不但未得到缓解,反而更严重了。此时,婴儿痊愈的希望已经非常渺茫,很可能会出现脑损伤或脑死亡。

随后,这个婴儿的血样被送至雷迪基因组研究所,进行快速全基因组测序。该序列包含125千兆字节的数据,结果显示,他有近500万个基因组与常见基因组位置不同。通过自然语言处理的人工智能技术,在仅仅20秒的时间里,科学家就解读出这个婴儿所有的电子健康记录,并总结出88条显性特征。这一数字比医生人工总结出的条目多了接近20倍。机器学习算法迅速筛选出大约500万种遗传变异体,并找到了大约70万种罕见变异体,其中包含962种已知的致病变异体。结合婴儿的显性特征数据,该系统发现了最有可能的罪魁祸首,它隐藏在被称为ALDH7A1的基因中。这种变异非常罕见,其发病率低于0.01%,它会导致代谢异常,从而引起癫痫发作。不过,这种疾病可以通过膳食补充维生素B_6和精氨酸,同时抑制赖氨酸的生成来进行治疗。随着婴儿饮食习惯的改变,他的癫痫发作很快结束了,并在36小时后出院了!在后续的随访中,这个婴儿非常健康，没有出现任何脑损伤或发育迟缓的迹象。

在这个案例中，明确致病源是挽救婴儿生命的关键。在当今世界上，很少有医院会对新生儿患者的基因组进行测序，也很少有医院会利用人工智能来综合分析患者的状态及其相应的基因组信息。尽管经验丰富的医生最终可能会找到正确的治疗方法，但机器可以比人类更快、更好地完成这项工作。

机器永远无法完全解读人类

如今，我们已经可以看到，人类和人工智能的强强联合、协同工作，给医学领域带来了重大的成就。然而，在我们对人工智能的潜力过于乐观之前，先来看看我遇到的另一个案例。

在这个案例中，患者是一位白头发、蓝眼睛的年过七旬的老人。他患上了一种罕见而严重的肺部疾病，这种病被称为"特发性肺纤维化"（"特发性"在医学描述中常表示"病因不明"）。他的病情已经发展到非常严重的程度，如果继续恶化，就要考虑做肺移植手术了。而在此基础上，他最近又开始出现一种新的症状——早发性疲劳，这使得他无法步行超过一个街区或游泳超过一圈。他曾向肺科医生求助，肺功能检查显示没有病变，说明病因不在肺部。

那天，这位患者携妻子一同来诊室找我。他吃力地迈着小碎步，仿佛摇摇欲坠，看上去非常焦虑、沮丧。他那苍白的脸和绝望的表情让我感到震惊。之后，他的妻子进一步向我说明了他的症状：行动能力明显下降，已经影响到日常活动，更不用说其他锻炼了。

我回顾了这位患者的病史，并查看了他的检查单，推测他或许患有心脏病。几年前，他在走路时小腿开始疼痛，之后便因左腿髂动脉阻塞做了支架植入。基于这些早期病情，我开始担忧他是否出现了冠状动脉胆固醇积聚，尽管他的年龄和性别都是风险因素，但他并没有患心脏病的其他风险因素。我为他做了CT扫描，用染色技术绘制了他的动脉图。结果显示，他的右冠状动脉已经堵塞了80%，但另外两条动脉都没有严重问题，这一结果与早发性疲劳的病症并不匹配。虽然右冠状动脉堵塞影响了心脏供血，但根据我30多年的行医经验（其中有20年参与了多次冠状动脉开胸手术），我还从未见过哪位只堵塞右冠状动脉的患者像他这般体格虚弱。

我向这位患者和他的妻子说明了情况，并告知他们，我实在无法解释这些症状之间的联系。他的早发性疲劳症状与动脉堵塞本身并无直接关联，只是他的肺部情况太严重，很容易让人联想可能还是与血管堵塞有关。另外，他的肺病也增加了治疗风险。

我把决定权留给了患者。他思索了几天后，决定做右冠状动脉支架植入术。我感到有些惊讶，因为多年来，他一向讨厌任何手术，连药物都排斥。不得不说，之后的手术效果惊人，术后他明显开始变得精力充沛。因为支架是通过他的手腕动脉植入的，所以术后没过多久他就回家了。当天晚上，他便走了好几个街区；一周后，他已经可以游上几圈泳了。他告诉我，他感觉自己比几年前更强壮了。几个月后，他的运动能力也得到了显著提高。

这个案例的不同寻常之处就在于，计算机算法不会建议患者进行手术，因而会导致患者错过治疗良机。哪怕将所有关于人工智能的技术都用上，综合完备的医疗资料库，深入分析该患者的数据，它得出的结论也将是"不建议患者动手术"，因为没有证据表明疏通冠状动脉可以缓解疲劳症状。由此可见，人工智能只能通过学习现有的案例得出结论。与此对应的是，使用人工智能算法的保险公司，肯定也会拒绝支付这笔手术费用。

然而，手术后患者的状态显著改善了，而且手术效果十分持久。这难道是安慰剂效应？似乎不太可能。我认识这位患者多年，一直以来，他总是尽可能避免出现任何健康状况的改变，无论是积极的还是消极的。他的个性外冷内热，脾气有点儿乖戾。从表面上看，即使其他人可能会出现较夸张的安慰剂效应，他也最不可能出现。

回想起来，这位患者后来的病情可能还是与他的严重肺病有关。肺纤维化导致他的肺部充满含氧丰富的动脉血，引起了肺动脉高压。通常，右心室负责将血液泵入肺，而肺动脉高压意味着右心室需要更大的动力才能泵出充足的血液。这会增加右心室的压力，而植入右冠状动脉的支架可以缓解这一压力。如此复杂的心脏血液供应与罕见肺病的相互作用，在医学文献中没有先例。

这个案例提醒我们，**每个人都是独一无二、错综复杂的个体，机器永远无法完全解读**。该案例还凸显了人在医学中的作用：作为医生，其实我们早就知道，患者是最了解自己身体的人，我们需要倾听他们。而算法是冷冰冰的、非人性化的预测工具，永远读不透活人。这位患者认为动脉狭窄是其疲劳症状的罪魁祸首，事实最终证明他是对的。虽然我曾持怀疑态度，完全没有想到动脉狭窄的影响会如此之大，但我还是感到很欣慰，因为患者的症状已得到显著改善。

深度学习有潜力"驯服"数据爆炸

人工智能正渗入我们生活的方方面面。从打字时的自动单词补全功能，到自动搜索建议功能和基于播放历史的歌单推荐功能，再到人工智能 Alexa 问答互动和智能关灯功能，人工智能已活跃在我们的日常生活中。人工智能的起源可以追溯到 80 多年前，它得名于 20 世纪 50 年代，但直到最近，它的潜力才得到医学界的关注。人工智能在医疗领域中的应用包括：提供个人医疗数据的复杂全景图、优化医疗决策、减少误诊和过度医疗操作等失误、帮助梳理和解读相应的检查、推荐治疗方案等,而这些应用都是由数据驱动的。我们正处于大数据时代:全世界每年都会生成泽字节(ZB)①的数据。在医疗领域,大数据集表现为:全基因组序列、高分辨率图像、可穿戴设备的连续数据输出等形式。虽然数据不断涌现,但我们至今所处理的只是其中很小的一部分,估计连 5% 都不到。从某种意义上来说,在此之前,这些收集来的数据一直都整装待发,却无用武之地。而人工智能的进步正在融合、发挥大数据的作用,并逐渐"驯服"这种肆无忌惮的数据增长态势。

人工智能有许多分支。传统机器学习包括逻辑回归、贝叶斯网络、随机森林②、支持向量机③、专家系统,以及许多其他数据分析工具。其中,贝叶斯网络是一种提供概率的模型。假设有一位患者,基于其症状,通过这一模型就可以生成诊断列表以及每种诊断的可能性。有趣的是,在 20 世纪 90 年代,我们用收集来的数据做了分类回归树,让数据进入"自动分析"模式,从而消除了人类对数据解读产生的偏差,当时我们还没有使用"机器学习"这一术语。而如今,这一模式的数据分析能力已经有了显著提高,并得到了认可。近年来,人工智能工具已经扩展到深度学习和强化学习等深层网络模型。

2012 年,一篇关于图像识别的经典论文发表之后,人工智能的分支之一——深度学习,开始展现其非凡的发展势头。[2]

新的人工智能深度学习的算法数量和出版物数量激增(见图 1-1),基于大型数据集模式的机器识别呈指数级增长。人工智能训练中每天运算的千万亿次浮点运算(每秒 10^{15} 浮点运算速度)增长了 30 万倍,这进一步反映了自 2012 年以来人工智能的变化(见图 1-2)。

---

① 1 泽字节相当于 10^{36} 个字节,足够填满约 1 万亿部智能手机的数据。——编者注
② Random Forest,简称 RF,是一种利用多棵树对样本进行训练并预测的分类器。——编者注
③ Support Vector Machine,简称 SVM,是一种对数据进行二元分类的广义线性分类器。——编者注

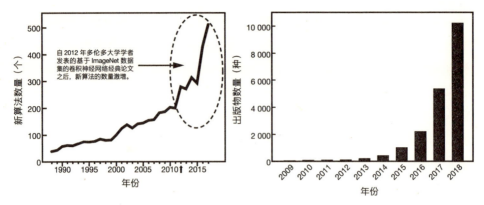

图 1-1　基于深度学习的人工智能算法数量和出版物数量增长情况
资料来源：左图改编自 A. Mislove, "To Understand Digital Advertising, Study Its Algorithms," *Economist* (2018)；右图改编自 C. Mims, "Should Artificial Intelligence Copy the Human Brain?" *Wall Street Journal* (2018)。

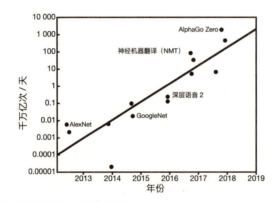

图 1-2　人工智能训练的最快运算速度增长情况
资料来源：D.Hernandez and D.Amodei, "AI and Compute," *OpenAI* (2018)。

人工智能在医疗领域的应用前景和现状

在过去几年里，一些基于深度学习的研究成果已经在前沿的同行评审医学杂志上发表。许多医学界人士坦言，深度学习在医疗领域应用的效果令他们感到惊讶：人工智能已被证明能够诊断某些类型的皮肤癌，甚至可能比专业的皮肤科医生做得更好；能够像心脏病专家一样识别特定的心律失常；能够像资深的放射科医生和病理科医生一样，解释医学扫描结果或病理片子；能够像眼科医生一样诊断各种眼科疾病；还能够比心理医生更好地预测自杀。这些技能主要用于模式识别，机器通过在数十万乃至数百万样本中进行训练后，能够学习这些模式。基于文本、语音和图像数据的学习使得这些系统越变越好，其错误率远低于5%，超过了人类的阈值（见图1-3）。尽管深度学习必然会有局限，但我们目前尚未触及。人类会疲倦，会有不顺的时候，会受情绪波动、睡眠不足或心烦意乱的影响；但机器不会，它们很稳定，可以夜以继日、毫不间断地工作，而且从不抱怨。因此，这也会引发我们对未来医生角色的思考，以及对人工智能可能会带来的不可预见的影响的思考。

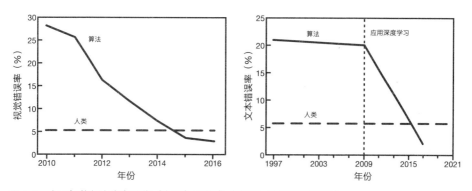

图1-3 人工智能与人类在图像（左图）和语音（右图）解释方面的对比

资料来源：左图改编自 V.Sze et al., "Efficient Processing of Deep Neural Networks: A Tutorial and Survey," *Proceedings of the IEEE* (2017): 105(12) 2295–2329；右图改编自 "Performance Trends in AI," *Word Press Blog* (2018)。

我认为，基于深度学习的人工智能不能解决当前医疗健康领域的所有问题，但表1-1所呈现的人工智能的广泛应用着实让人期待。随着时间的推移，人工智能将帮助我们实现这些目标，但这必将是一场没有终点的马拉松。

表 1-1　　　　医疗行业对人工智能的大胆期望（部分）

在所有任务中都能胜过医生
诊断难以诊断的疾病
治疗难以治愈的疾病
分析扫描结果和病理片子上难以被捕捉到的内容
预测难以预测的情况
对难以分类的情况进行分类
减少工作流程中的效率低下问题
降低住院率及再住院率
消除过多的非必要性工作
100% 药物依从性
患者零伤害
治愈癌症

目前，深度学习的应用范围还非常狭窄，如抑郁症的预测模型并不适用于皮肤病的诊断。通过训练，神经网络算法能够识别模式，这非常适合那类十分依赖图像分析的医生，如看扫描影像的放射科医生和分析病理片子的病理科医生，我将这类医生称为"有模式"的医生。从某种意义上说，所有临床医生的工作中都会涉及一些图像化的任务，这些工作在未来都有可能靠人工智能算法来实现。

大多数已发表的深度学习应用案例，只是计算机模拟的结果或基于计算机的验证，这与基于人群的前瞻性临床研究截然不同。其中，最显著的不同之处在于：分析现有数据集与在真实临床环境中收集数据完全不同。计算机模拟的回顾性研究结果通常代表的是最好、最乐观的情况，而并非真正意义上的前瞻性试验。回顾性研究的数据非常适合提出假设，再通过开展前瞻性试验来验证，尤其是当假设能够独立重复得到验证时。

我们刚步入智能医学时代，人工智能尚未渗透到常规的医疗实践中，有人将计算机技术人员进入医学领域这一现象称为"硅谷化"（Silicon Valley-dation）。医学界对人工智能医学的不屑态度依然很常见，这也是导致该领域发展缓慢的原因之一。因此，当世界上大多数领域都进入了以应用人工智能为中心的第四次工业革命，医学仍处于第三阶段早期，即首次普及计算机和电子产品的使用时期（见图1-4）。如今，MP3格式的文件已经与所有品牌的音乐播放器兼容，但在医学领域，能广泛兼容且好用的电子健康档案的普遍应用却遥遥无期，这一领域仍需进一步变革。

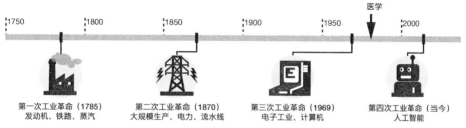

图1-4　人类的四次工业革命
资料来源：改编自A. Murray,"CEOs: The Revolution Is Coming," *Fortune* (2016)。

深度医疗的三大组成部分

一直以来，医学界在接受新技术方面都显得很被动。我在《颠覆医疗》（*Creative Destruction of Medicine*）一书中，描绘了传感器、测序、图像、远程医疗以及许多其他技术机遇，如何帮助实现人类数字化和医学数字化转型。在《未来医疗》（*The Patient Will See You Now*）[1]一书中，我描述了医学如何消除"家长式作风"，从而实现医学的民主化——消费者不单是生产数据，更应该拥有自己的数据，并且获得更多的医疗数据，最终对自己的健康负责。

而本书将描述下一阶段，即数字化（Digitizing）和民主化（Democratizing）之后的第三个"D"，也是最具影响力的一个——深度学习（Deep Learning）。不管我对新技术的兴趣给大家留下了何种印象，一直以来，我都梦想着激发医学实

---

[1] 在《未来医疗》中，作者全景展现了未来的医疗图景，该书中文简体字版已由湛庐文化策划，浙江人民出版社出版。——编者注

践中必不可少的人文因素。通过深度学习,我们将形成医学根基培养的一个基本框架:人与人之间的纽带。虽然我们至今未能在医学领域实现数字化或民主化,但它们已经处于缓慢发展中。我坚信,我们不仅会实现它们,还会将人工智能技术运用于医学的核心。我将这一过程的巅峰称为"深度医疗",它有三大"深度"组成部分(见图 1-5)。

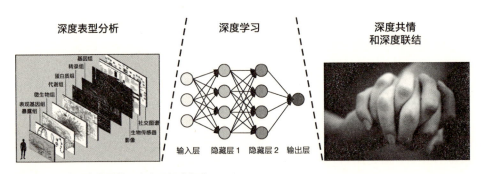

图 1-5 深度医疗模型的三大主要组成部分

资料来源:(左图)改编自 E.Topol, "Individualized Medicine from Prewomb to Tomb," *Cell* (2014):157, 241–253。

第一部分是深度表型分析,即运用一切相关数据深度识别个体的能力。它也可叫作数字化人类的本质,包括所有人的医疗数据、社交数据、行为习惯、家族史,以及人的生物学数据:解剖学数据、生理学数据及人体环境数据等。我们的生物组学包括许多组成部分:基因组学、RNA 组学、蛋白质组学、代谢组学、免疫组学、微生物组学、表观基因组学等。生物医学研究领域经常使用的术语是"深度表型分析",前面提到的癫痫持续发作的新生儿的治疗,就是用了这一分析方法。深度表型分析既有深度又有广度,它覆盖了我们能想到的多种类型的数据,而且时间跨度很广,能尽可能多地覆盖我们的生命长度,因为许多指标都是动态的,会随着时间的推移不断变化。几年前,我写了一篇评论,里面提到,我们需要"从胚胎到死亡"(from prewomb to tomb)的完整的医疗数据。[3] 而有位前辈则对我说,应该把这叫作"从性欲萌生到入土成灰"(from lust to dust)。总之,其核心理念都是我们需要拥有集深度、长度和广度为一体的数据。

第二部分是深度学习，它将在未来医疗中扮演重要角色。 在医生诊断时，深度学习不仅会用到模式识别和机器学习，还将有更广泛的应用，如引导消费者更好地管理自身健康和医疗状况的虚拟医疗助手。深度学习还能提高医院的效率，如利用机器视觉来提高患者的安全和照护质量，最终利用便利的远程家庭监控设备减少对医院病房的需求。尽管深度学习在医学方面的产出具有相当大的潜力，并且在过去几年中一直在加速发展，但仍处于最初阶段。

50 多年前，威廉·施瓦茨（William Schwartz）在《新英格兰医学杂志》上发表了一篇名为《医学和计算机》（*Medicine and the Computer*）的文章。[4] 他推测，计算机和医生在未来将"经常进行对话，计算机将不断记录病史、体检结果、实验室数据等，提醒医生最可能的诊断方案，并给出最合理、最安全的治疗方案建议"。今天，我们对 50 多年前的这一预测有哪些交代呢？令人感到沮丧的是，并没有太多。虽然我们已经听闻一些关于利用搜索功能解锁疑难杂症的奇闻，但通过检索简单症状来诊断疾病的方法，从未被证实是准确可靠的，相反，这些检索正是引发诸多焦虑和网络疑病症的根本原因。

可以想象，人工智能在未来将解决医学中的各种困境，如诊断不准确、工作（如开账单或编码等基础性工作）流程效率低下等，但这些目前都尚未实现。对于与临床医生、计算机科学家和其他学科（如行为科学、生物伦理学等）的研究人员有合作的企业来说，这是一个非常好的机会，可以帮助人们将人工智能与医疗健康进行恰当地融合。

第三部分是最重要的部分，即医患之间的深度共情和深度联结。 40 多年前我还在医学院时就已经发现，医生对患者就诊整个过程的参与度越来越低（见表 1-2）。随着时间的推移，医疗已成为一个巨大的产业，到 2017 年甚至已成长为美国最大的产业。目前在美国，这一领域拥有的雇员最多，已超过零售业。从任何一个指标都可以发现，人们的医疗支出在飞速增长。可无论是诊所还是医院，即使算上各科室所有医护人员，算上人均所有的医药费，医患沟通的时间仍然在逐步减少——医生们太忙了。有时，高达近 5 000 美元一天的住院费可能只包含几分钟的查房时间（其他服务需另外付费）。当医疗领域正在发生技术革新时，如电子健康档案、管理式医疗模式、健康维护机构，以及相对价值单位（relative value unit）等，医生们却变得越发消极和被动。如今，医护人员出现过劳和抑郁的比例创历史新高，因为他们难以为患者提供切实的照护，而这原本才是他们职业的根本！

表 1-2　　美国医疗行业在过去 40 多年中的部分指标变化

指标	1975 年	现在
岗位数	400 万个	> 1 600 万个（排经济第一位）
人均消费	550 美元/年	11 000 美元/年
就诊时间	首诊 60 分钟，复诊 30 分钟	首诊 12 分钟，复诊 7 分钟
占 GDP 比例	< 8%	18%
日均病房收费	≈100 美元	4 600 美元
其他参数	无	相对价值单位、电子健康档案、药品福利管理、医疗系统

现今医疗领域中最大的问题，就是忽视了照护。医生通常不能为患者提供足够的照护，患者也觉得他们未能获得应有的照护。人工智能带来的巨大机遇并不是避免犯错、减少工作量或者治愈癌症，而是重建医患之间长久且有人情味的宝贵联结与信任。医生不仅要花更多的时间陪伴患者，与患者深度沟通、感同身受，还要对录取和培养医生的模式进行改革。几十年来，我们总会嘉奖那些"厉害的医生"，然而机器的普及正在不断提高医生的诊断能力，丰富他们的医学知识。最终，医生会接受人工智能及算法成为自己的工作伙伴。医学评价体系也终将建立新的标准：录取并教育情商更高的医学生。亚伯拉罕·维基斯是我的同事兼朋友，在我心里，他是一个具有伟大人文主义思想的人。他在写给本书的推荐序里强调了这些重点，希望读者朋友们能仔细阅读，这也是深度医疗所要探讨的内容。

为了建立"深度医疗"的概念框架体系，我将从以下问题来切入：目前医学是如何开展实践的，为什么我们亟须找到新方案来解决误诊、出错、低产出、成本流失等问题。从某种程度上来讲，这些问题也是基于当今医学是如何做出诊断而形成的。为了解人工智能的优势和风险，本书将从游戏和自动驾驶汽车中探索人工智能的成功先例。也许更重要的是对人工智能局限性的演绎，比如对人类的偏见、扩大现有的不公平、潜在的暗箱操作，以及隐私安全问题等。剑桥分析公司（Cambridge Analytica）曾将数千万人的数据从 Facebook 上转移到人工智能设备中，并对这些数据进行系统分析，这一过程也预示了医疗健康领域可能会面临的一大关键问题。

深度医疗是医疗的未来

我们即将步入以人工智能为工具的医疗时代。可以预见，机器模式的引入将对放射科医生、病理科医生、皮肤科医生等基于数据分析的医生产生巨大的影响；同时，人工智能也会"打通"所有的医学学科，影响那些不以数据分析为主的临床医生和外科医生。心理健康领域是另一个特别迫切需要新方法、新突破的领域，训练有素的专业人员太少，抑郁症等心理疾病却越来越多，并且在其治疗和预防方面已出现了巨大的缺口。因此，人工智能在未来的心理健康领域也同样可能发挥重要作用。

不过，人工智能，尤其是深度学习，并不仅仅会影响医疗实践，它还会改变生物医学：促进新药的研发；分析复杂数据集并提供解析，如解析数百万的全基因组序列、复杂的人类大脑；实时分析多个生物传感器中输出的复杂数据流。虽然这些都属于医疗服务上游领域的尝试，但随着基础科学的不断进步和新药的开发，它们终将对临床医学产生重大影响。

人工智能还将颠覆与医疗相关的方方面面。饮食，就是其中一大方面。迄今为止，机器学习的一个意外成果，也是很实用的成果之一，就是为定制饮食提供了科学基础。这是一项令人兴奋的进步——机器知道哪些人最适合吃哪些食物。现在，我们可以在未患有糖尿病的健康人群中预测出哪些特定食物会刺激血糖飙升。这一进步带来的好处远大于笼统的传统饮食理论，如经典的食物金字塔，或流行的阿特金斯减肥法和南海滩减肥法，这些方法至今都没有可靠的证据。而通过人工智能，我们可以收集大量有关身体的数据，并且预测需要特定营养成分的部位。

许多先进的居家设备也将会成为虚拟医疗助手，它们多半可以通过语音进行控制，如 Siri、Alexa 和谷歌家庭（Google Home），只是可能不会再在屏幕上显示柱状音频或波形音频了。我猜它们可能会以虚拟人或全息图的形式出现，如果有人偏爱其他形式，它们还可能以简洁的短信或电子邮件的形式出现。虚拟医疗助手会不间断地收集所有数据，不断更新并深度学习，结合已知的医学知识来提供反馈和指导。此类系统最初将在特定疾病中试行，如糖尿病或高血压，但它终将覆盖整个医疗平台，以帮助预防并更好地管理疾病。

然而，数据滥用将会导致这一蓝图付诸东流。这不仅包括网络盗窃、敲诈勒索（向医院勒索数据赎金）和黑客行为等众所周知的诸多罪行，还包括大规模恶意销售和使用数据。此外还有一个令人担忧且难以接受的新问题，那就是保险公司或雇主在掌握了某个人的所有数据之后，对这些数据进行深度学习，然后基于数据学习结果对个人的保额、保险费、工作等做出判定。为了避免这些可怕的情况发生，我们还有很长的路要走。

本书旨在探索患者、医生、机器之间的平衡。如果我们能够发掘机器的潜能，并找到一个更好的互助模式，就能够解决至今依然困扰医疗界的诸多难题。

通过本书，我希望大家能够认识到，深度医疗是可行且深得人心的。结合人类和人工智能的智慧，利用人类和机器的力量，医疗将到达一个新的高度。当然,这条路并不好走,终点遥遥无期,且有很多艰难险阻。但只要方向正确,我们终将抵达。效率的提高、流程的简化,不仅可以解放不少医疗工作者,还可以造福患者,用未来的技术带回过去的美好。

造福患者还需要更多的人文关怀,尤其是来自临床医生的关怀。医疗工作人员需要做好准备,与强大的既得利益者做斗争,不要像过去很多人一样,错过以照护患者为首要前提的机会。机器的兴起应该伴随着更高的人性化,让医生有更多的时间陪伴患者、感同身受,这才是真正地实现优质医疗。当下,我们首先要重新确立的就是照护患者的重要性,并不断向前推进。

在我们开始深度医疗之旅之前,先来了解另一个问题:浅度医疗。

Deep Medicine

02

浅度医疗：
令患者绝望、医生疲惫的非智能医疗

请想象如下情形：在 15 分钟的就诊时间里，医生只用 2 分钟就查到患者的所有信息，然后用剩余的 13 分钟与患者沟通，而不是耗费 13 分钟寻找信息，然后用剩余的 2 分钟与患者沟通。

——琳达·秦（Lynda Chin）

"医生说我需要做个手术,把心脏里的一个洞给堵上。"一位名叫罗伯特的患者在首诊时对我说。罗伯特是一家商店的店长,虽然已经56岁了,但一直都很健康,直到几年前突发心脏病。好在他及时做了支架植入术,因此疾病未对心脏造成太大的损伤。从那之后,他改变了自己原来的生活习惯,开始极其自律地坚持每天锻炼,并成功瘦身十多公斤。

有一天下午,罗伯特突然觉得自己看不清东西,脸部肌肉出现麻木。之后,他到附近医院的急诊室做了加急脑部CT、血液检查,还拍了胸片,并做了心电图。在整个过程中,他没有接受任何治疗,但症状逐渐好转,眼睛能看清了,麻木感也消失了。医生告诉他,他刚刚"只是"经历了一次轻度卒中,或者说短暂性脑缺血,只需要按之前的方式用药,即每天吃一片阿司匹林就可以了。没有任何新的应对策略,用药也不需要进行调整,这让罗伯特感到很不安。几周后,他去看了神经科医生,希望可以找到病根。

神经科医生为罗伯特进行了一些新的检查,包括脑部磁共振和颈动脉超声检查，然而，并未找到他卒中的原因。于是，神经科医生向罗伯特介绍了一位心脏病医生。这位心脏病医生给罗伯特做了超声心动图，结果显示他的卵圆孔未闭。卵圆孔是左右心房隔膜上的小孔。在胎儿期，每个人的卵圆孔都是开放的，肺循环出现之前，血液通过这个孔流入肺中。当我们发出第一声啼哭时，这个孔就会关闭。不过，依然有15%～20%的成年人存在卵圆孔未闭的情况。"啊！"心脏病医生欢呼起来，"问题就出在这个回音上。"这位医生认为，一定是某个血块从这里穿过心室，进而影响到了大脑，导致了罗伯特出现轻度卒中。而想要避免再次发生卒中，罗伯特需要做手术来堵上卵圆孔。手术被预约在10天之后。

不过，罗伯特对这个解释并不是很信服，认为自己并非必须做这个手术。他和挚友讨论了一番，便来我这里寻求进一步的意见。我很担忧，因为根据他的卵圆孔扫描影像来看，其大小与正常情况差别并不大，很难断定那次卒中就是由此引起的。在考虑卵圆孔未闭为病因之前，医生需要排除所有其他的可能性。很多卒中患者都有卵圆孔未闭的情况，但他们的卒中很少是由卵圆孔未闭引起的。如果它可以导致卒中，那么15%～20%存在卵圆孔未闭的那部分人甚至更多的人，都会发生卒中。此外，对于隐源性卒中，目前具体原因未明，已经开展的多项随机试验结果全部显示，虽然治疗可以减少卒中复发次数，但手术和植入物会导致并发症。总的来看，治疗益处并不大。对于罗伯特而言，是否要接受手术更是有待商榷，因为他未出现完全卒中，而且检查做得还不够充分，不足以让我们做出隐源性卒中的默认诊断结果。

最后，我们共同做了一个决定：继续寻找其他可能导致轻度卒中的原因。其中一种常见的原因就是心律不齐，也被称为心房颤动。为了验证这一可能性，我订购了一种像创可贴一样外形小巧且无异物感的贴片式动态心电图监测仪Zio（由iRhythm公司研制），让罗伯特佩戴在胸前10～14天。在罗伯特佩戴期间，贴片中的芯片会捕捉他的每一次心跳，从而形成心电图。罗伯特佩戴了12天，几周后我得出了结论。在那12天里，他果然出现了几次无症状的心房颤动。他本人对此毫无感觉，因为心跳速度没有过快，还有几次发生在他睡着时。心房颤动比卵圆孔未闭更有可能是引发轻度卒中的原因。口服抗凝药物可以很好地预防类似情况的发生，完全不需要做手术去堵住那个洞。当然，抗凝药物的确可能会导致出血，但它在预防卒中方面有着更积极的意义。在跟罗伯特分析检查结果、讨论治疗方案及预后效果后，他释然了。

罗伯特的故事结局尽管比较完美，但也揭露出当今医疗中的诸多问题。从他初入急诊室到去看心脏病医生，我把这一过程称作"浅度医疗"。因为在整个过程中，他跟医生之间鲜有情感联系，充满绝望的患者和疲惫不堪的医生之间几乎没有深度沟通。同时，还存在误诊和过度诊断的系统性问题，这些都会导致巨大的经济浪费和人身伤害。事实上，医患沟通的缺失与医疗误诊息息相关：**与患者的肤浅接触会导致更多的误诊，从而增加非必要的检查及无效治疗。**

误诊导致错误的治疗

在美国，误诊非常常见。一篇综合三项超大型调查的文献综述指出，美国每年大约有 1 200 万次重大误诊。[1] 这些误诊由多种因素引起，包括未能做正确的检查、错误解读检查结果、未实施正确的鉴别诊断，以及忽略异常情况等。显然，罗伯特的案例就占了多项：不完整的鉴别诊断（可能存在的心房颤动）、未能做正确的检查（心率监测），以及错误解读检查结果（将病因归因于卵圆孔未闭），三重因素导致了最终的误诊。

然而，美国的现实情况更加严峻，因为误诊会直接导致错误的治疗。在罗伯特这个案例中，他原本将接受卵圆孔闭合术。在过去的几年里，这样的手术屡见不鲜，更令人震惊的是，高达 1/3 的手术都是不必要的！

为了解决这一问题，美国曾发起两大倡议计划。第一项计划叫作"明智选择"（Choosing Wisely），该计划始于 2012 年。美国内科学基金会与 9 家专业医疗机构联合发布了一份清单,题为《医生和患者应该质疑的5件事》(Five Things Physicians and Patients Should Question),这份清单列出了5大被严重过度施行或非必要的检查和操作。[2] 虽然各大医疗机构最初都不太愿意加入,但在接下来的几年里,该计划获得了历史性的成功。最终,美国有超过一半的医疗机构加入其中,并且根据其风险和花费,在清单中添加了几百项医疗收益极低的操作和检查项目。到目前为止,最常被滥用的检查是针对小毛病,如腰痛或头痛的医学影像扫描。举个具体的例子:在美国,每100名65岁及以上的就诊者每年会进行超过50次CT扫描、50次超声检查、15次MRI检查和10次PET扫描①。而据估计,在8 000万次CT扫描中,有30%~50%是不必要的。[3]

虽然这份误用操作清单给医学界带来了巨大震荡,但实际上收效甚微。不久之后收集的美国国家样本依然显示,有7种低收益的操作仍然被频繁使用,尽管患者实际上并不需要。导致该项目失败的主要原因有两个:第一个原因是"治疗错觉",该定义由宾夕法尼亚大学的戴维·卡萨雷特(David Casarett)医生提出。他指出,医生往往会夸大自己诊断的益处。[4] 医生会出现认知偏差,因为他们在潜意识中认为自己提出的操作或检查会产生极好的效果;操作完成后,他们会继续加深这一认知,即便没有证据能直接证明其效果的积极性。第二个原因是缺乏监管医生行为的制度。虽然"明智选择"计划与《消费者报告》(Consumer Reports)合作,将清单内容打印成册及在线上宣传,但长长的清单很难引起大众的警醒,也就失去了由患者自动选择更好、更明智的检查方式的民众基础。更糟糕的是,美国内科学基金会没有能力追踪医生们的处方,无法得知他们开了哪些处方以及为何开这些处方。因此,该基金会也就没有办法奖励那些减少了不必要操作的医生,也没有办法处罚那些依然在进行过度治疗的医生。

2017年,波士顿劳恩研究所(Lown Institute)组织了一个名为"正确照护联盟"(RightCare Alliance)的国际项目,提出了第二项计划。该项目在《柳叶刀》

---

① positron emission tomography,简称PET,即正电子发射型计算机断层扫描,是一种核医学技术。——编者注

杂志上发表了一系列重要论文，对多个国家的非必要操作进行了量化，其中美国高居首位，高达60%。[5]果不其然，对背痛等症状开具的医疗影像检查再次登上榜首。该项目还调查了一些合理但未被运用的操作，不过这些问题在对比中被淡化了。与"明智选择"项目想要改变医生的行为一样，"正确照护联盟"也希望收集到的大量数据可以被纳入未来的医学实践中，以促进医疗发展，但目前还没有数据显示这一愿景已经实现。

浅度证据导致浅度医疗

我们又一次被打回了原地：医生总是无法明智地选择，也不能为患者提供正确的照护。2017年，ProPublica网站的戴维·爱泼斯坦（David Epstein）就此话题写了一篇精彩的文章——《当证据说不，但医生说是》（*When Evidence Says No, But Doctors Say Yes*）。[6]文章中提到的一个例子是为某些心脏病患者安装动脉支架，爱泼斯坦认为："给病情稳定的患者安装支架，没有预防心脏病发作的效果，而且丝毫没能延长患者的寿命。"他还总结了关于支架及许多其他操作的共性："这些研究结果并非证明这些手术操作本身毫无意义，只不过对大多数接受了这些操作的患者来说，它们毫无益处。"对于这一问题，部分原因是治疗方案与证据相悖，另一部分原因则在于决定实施这些治疗方案的证据。

在医学治疗中，我们经常依赖于所谓的替代终点的变化，而不是真正终点的变化。比如，在治疗心脏病时，我们可能会根据血压变化调整治疗方案，因为我们并不能直接看到治疗是否真正改变了心脏病发作、卒中或死亡的概率。再比如，我们会通过监测糖化血红蛋白A1c的变化来评估糖尿病的治疗效果，而不是根据预期寿命或被大众认可的生活质量测试。虽然替代症状对整体目标来说似乎很合理，但这些替代指标很少能够通过严格的论证。不管怎么说，这些不牢靠的证据都是导致医生关注替代指标的原因，从而进一步导致过度检查、非必要的操作，以及药物滥用的行为。

无论是对个体患者没有进行充分的检查,还是只从医学文献中寻找案例,浅度证据(不可靠的证据)都导致了浅度医疗(不可靠的医疗实践),进而引发了大量误诊和非必要的操作。这不是一个小问题。2017年,美国心脏协会和美国心脏病学会更改了对高血压的定义。这一改动没有任何可靠证据的支持,却导致被诊断患有高血压的美国人新增了3 000多万。[7]这是多么大规模的误诊!

然而,即使没有这些中心指令,"一对一"的医疗实践也会导致许多误诊。在美国的诊所中,复诊患者的平均就诊时间是7分钟,首诊患者是12分钟。而这种夸张的就诊时间不足的现象,并不局限于美国。几年前,当我访问韩国三星医疗中心时,我的领队告诉我,那里医生的平均问诊时间只有2分钟。难怪误诊率那么高!患者和医生双方都认为医生的问诊时间太短了。最近,亚拉巴马大学伯明翰分校的医疗中心做了一项调查,请患者用两个词来描述他们的医生。[8]我将调查结果做成了一个"词云"(见图2-1)。

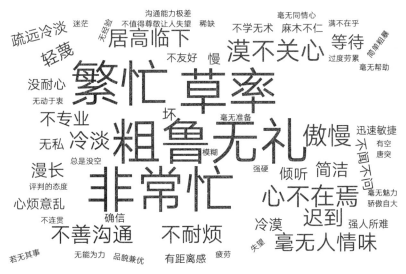

图 2-1 描述医生的"词云"

资料来源:改编自 B. Singletary et al. "Patient Perceptions about Their Physician in 2 Words: The Good, the Bad, and the Ugly," *JAMA Surg* (2017): 152(12), 1169–1170.

电子健康档案在应用中缺陷明显

从图 2-1 中可以看出，就诊时长存在许多问题，且由于电子健康档案的普及，医患之间的眼神交流也变少了。哈佛大学的拉塞尔·菲利普斯（Russell Phillips）医生说："电子健康档案将医生变成了数据录入员。"[9] 医生对着计算机工作，而不是直面患者，被认为是导致医疗工作者高抑郁率、高疲惫率的罪魁祸首。在美国，几乎有一半的医疗工作者出现了过劳的症状，每年还有数百例自杀事件。[10] 一篇来自 47 项研究、涉及 4.2 万名医生的分析报告指出：过劳会导致医疗事故的发生概率翻倍，而这反过来又会导致医生的职业倦怠和抑郁。这是一个恶性循环。[11] 正如亚伯拉罕·维基斯在推荐序中指出的：人工智能所扮演的"侵入者"角色在未来会广泛影响医生的心理健康，进而悄然影响他们对患者照护的质量。

使用电子健康档案还催生了一系列其他的问题。档案中存储的数据通常极不完整，甚至是错误的，使用起来也不便捷。档案中大约 80% 的信息纯粹是把以前的记录复制粘贴过来，因此先前出现的数据输入错误极有可能一直延续到后面的档案中。[12] 更糟糕的是，调取不同医生或医疗系统中的患者的信息非常困难，部分原因是系统不兼容：医疗系统会使用专门的文件格式绑定档案信息，从而帮助锁定患者。我的朋友所罗伯·杰哈（Saurabh Jha）曾做过一个形象的描述："当你去偏远国家远游时，你的银行卡依然可以被读取；而在美国就算你只是去了街对面的另一家医院，你的电子健康档案却无法被识别。"[13]

此外，"一次性"的医疗服务模式加剧了电子健康档案的不完整性。之所以用"一次性"这个词，不仅是因为当下的医患互动非常简短和低频，还因为目前的档案系统尚未将患者真实世界的生活信息纳入其中，对他们的生活、工作、休息等状态一无所知。在简短的门诊过程中，医生能获取的信息十分有限，并且就诊中的患者状态通常不太自然。像罗伯特那样被要求佩戴贴片式动态心电图监测仪的情况非常少，在大多数情况下，医生完全不了解患者在日常生活中的医疗数据，如血压、心率和情绪状态等。事实上，即使医生能得到一些患者的真实世界的生活数据，他们也无从下手，无法做出有实用价值的分析比较，因为他们甚至不知道对于真实世界中的人们来说，什么样的健康数据才算是正常的数据。在美国，很多医生依然在使用过时的通信方式与诊所外的患者进行沟通，甚至根本不沟通，而这只会使情况更加恶化。据调查，曾有超过2/3的医生不愿意通过邮件、短信等方式与患者保持联系，他们把这种"不愿意"归因于自己没有足够的时间、对医学法律的担忧，以及没有补偿。但我认为，这是医患之间"浅度医疗"的另一个体现。

这就是当下的现状：患者处于一个缺乏数据、时间、连续性和参与度的世界。换句话说，患者处于一个浅度医疗的世界。

浅度医疗导致医疗资源浪费和对患者的伤害

浅度医疗带来的后果还有无谓的浪费与伤害。在美国，50多岁的女性都会被建议每年做一次乳房X线检查，而每年仅筛查的总费用就超过了100亿美元。更糟糕的是，每年对10 000名50～60岁的女性进行乳房X线检查，最终只有5名（0.05%）女性可以避免由乳腺癌导致的死亡，而超过6 000名（60%）的女性至少会出现一次假阳性结果。[14] 后者可能会导致许多不必要的医疗操作，如活检、手术、放疗、化疗等，这些操作不仅会对身体产生伤害，还会产生诸多费用。即使避免了这一系列操作，假阳性结果也会给这部分女性带来极大的恐惧和焦虑。

与乳房X线检查类似的是使用前列腺特异性抗原（PSA）筛查男性前列腺癌的情况。2013年，尽管美国泌尿协会已建议取消常规使用前列腺特异性抗原进行筛查，但该方法仍被广泛采用。美国每年约有3 000万名男性接受筛查，其中600万人显示前列腺特异性抗原升高；100万人接受前列腺活检，其中约18万人（18%）被诊断出患有前列腺癌；但也有同样数量的男性患者没能通过活检查出前列腺癌。[15] 此外，还有一个已被充分证实却常被忽视的事实：大多数前列腺癌都是良性的，并且永远不会威胁患者的生命。如今已有多项研究表明，对具有侵略性和扩散倾向的肿瘤基因标记进行锁定已成为可能，但这些研究成果仍未被纳入临床实践。[16] 总的来说，每 1 000 名接受筛查的男性中，仅有一人能避免因前列腺癌而导致的死亡。[17] 当然我们可以总结说：该筛查的价值是女性乳房 X 线检查（每 1 000 例中有 0.5 例）的两倍！但从另一个角度来看数据，还可以得到如下结论：相比救回一条命，男性被前列腺特异性抗原异常误诊的可能性高出了 120～240 倍，进行非必要的放射治疗或手术的可能性高出了 40～80 倍。

癌症筛查几乎显示出浅度医疗带来的所有问题。早在 1999 年，韩国就推行了针对多种癌症的全国筛查计划。该计划除了对高收入人群会收取名义上的小额自费金额，其他人都是免费的，韩国很多人参与了该计划。其中一项测试是甲状腺超声检查。在短短十几年的时间里，超过 4 万韩国人被确诊患有甲状腺癌，确诊率提高了 15 倍。甲状腺癌成为韩国最常见的癌症。这听起来像是一场胜利，但实际上却毫无意义。除了确诊人数大量增加，结果并没有变化，韩国的甲状腺癌死亡率一如既往。[18]

甲状腺癌筛查的故事后来也在美国上演。10 多年前，美国出现了不少"检查你的脖子"的广告，并配有如下文字："甲状腺癌才不管你是否健康。人人都可能得甲状腺癌，包括你。这就是它成为美国增长最快的癌症的原因！"[19] 结果，这成了一个自我暗示的预言，导致美国甲状腺癌的发病率大幅上升（见图 2-2 左图）。超过 80% 的人做了甲状腺切除术，然后不得不通过服用激素药物来弥补甲状腺激素的缺失，另外几乎有 50% 的人接受过颈部放射治疗。正如韩国的例子一样，除了放射治疗本身的危险之外，没有迹象表明这种积极的诊断和治疗能对最终结果产生任何影响。

达特茅斯学院的研究人员绘制出了与甲状腺癌折线图非常类似的乳腺癌过度诊断折线图（见图 2-2 右图）。[20] 1975—2010 年，乳房 X 线检查的普及导致乳腺癌确诊人数增加了 30%，但在同一时期，并没有出现转移性乳腺癌发病率降低的迹象。就癌症而言，肿瘤本身不是致死的原因，而是转移癌。如今我们已经知道，转移可以发生在癌症早期。早期诊断会改变癌症的自然进展并预防不良后果，这一观点已然受到了挑战。

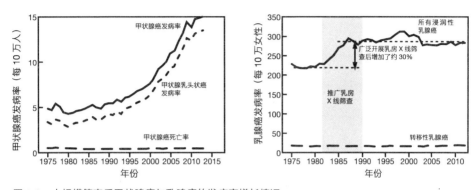

图 2-2　大规模筛查后甲状腺癌与乳腺癌的发病率增长情况
资料来源：左图改编自 H. Welch, "Cancer Screening, Overdiagnosis, and Regulatory Capture," *JAMA Intern Med* (2017): 177(7), 915–916。右图改编自 H. Welch et al., "Breast-Cancer Tumor Size, Overdiagnosis, and Mammography Screening Effectiveness," *N Engl J Med* (2016): 375(15), 1438–1447。

这几十年来，我们在医学院里学到的是，癌症需要数年甚至数十年的时间才能形成：它先要经过一个缓慢的细胞生长分裂过程，最终形成一个肿块；然后经历另一个较长的阶段，肿瘤细胞才变得具有侵入性，并扩散到身体的其他部位。最近的一项研究挑战了这一教科书式的理论。该研究显示，在一些患者身上，肿瘤在早期阶段就会出现扩散。[21] 这项突如其来的事实动摇了筛查的核心本质：癌症的早期诊断会改善结果。这进一步暴露了医学预测能力的不足，而这也是导致死亡和残疾的主要原因之一。

如果医生肯花时间确定患者是否有患某种疾病的风险，那么很多类似的问题就都可以避免了，检查和操作也可以更加智能地进行。贝叶斯定理是一种在医学中具有广泛影响力却经常被忽略的重要工具，它可以揭示对某件事可能发生的条件的了解将如何影响事件最终发生的概率。因此，尽管我们知道大约有 12% 的女性会患乳腺癌，但这并不意味着每位女性患乳腺癌的概率均为 12%。众所周知，具有某些乳腺癌基因突变和高遗传风险评分的女性更容易患乳腺癌。如果丝毫不考虑具体的家族史（就诊时间不足的另一个结果），就对所有女性进行筛查，那么选择已知的与乳腺癌相关的特定基因变异无疑会导致出现许多假阳性结果。同理，对健康人群进行全身扫描或 MRI 检查也会导致出现大量的假阳性结果，艾萨克·科恩（Isaac Kohane）将其称为"意外癌"（incidentalomas）。[22] 同样，对没有症状的健康人群进行运动负荷试验，也会导致高比率的异常结果，最终这部分人免不了要进行不必要的血管造影。

美国各地的许多机构都会迎合甚至利用健康人群对疾病的担忧，打出"早期诊断可以挽救生命"的口号。许多著名的诊所会对公司高管进行筛查，费用 3 000 ~ 10 000 美元不等，往往还会加入很多不必要的检查。这些无根据的检查使得假阳性率成倍增长。更具有讽刺意味的是，由假阳性引发的后续病情检查可能会危及患者生命。例如，有研究者发现，40% 的医疗保险受益人在参保后的前 5 年内都进行过腹部 CT 扫描，这导致他们被诊断为肾癌并接受肾脏摘除术的概率增加了。这听起来可能很荒谬，但其中有 4% 的患者在手术后 90 天内便死亡了。而且，即使有些患者在手术中幸存了下来，其整体的癌症存活率也并没有提高。[23]

我们不应该进行任何无中生有、毫无计划的检查。相反，我们应该在患者的患病风险和适合程度的评估基础上，来判断检查有无必要。

浅度医疗导致无效的医疗支出

如今，美国每年在医疗上的花费已经超过 3.5 万亿美元。如表 2-1 所示，2015 年，美国排名第一的医疗支出项目为住院照护费用，约占所有支出的 1/3。[24] 另外，几十年来，与医生相关的医疗支出相对稳定，约占总支出的 1/5。处方药方面的支出则处于失控状态，2015 年已超过 3 200 亿美元，预计到 2021 年将超过 6 000 亿美元。[25] 其中治疗癌症和罕见病的新型特药，常规售价为每疗程或每年 10 万美元，最高可达每年 100 万美元。

表 2-1　　　　　　　　　2015 年美国各项医疗支出

类别	价格（美元）
住院照护	10 000 亿
医生和临床服务	6 350 亿
处方药	3 250 亿
后续医疗保险	2 100 亿
养老院与持续照料	1 570 亿
口腔医疗	1 180 亿
医疗设备	1 080 亿
其他医疗专业服务	880 亿
家庭医疗	890 亿
政府和公共卫生活动	810 亿
其他耐用医疗产品	590 亿
医学研究	470 亿
政府管理	430 亿

导致医疗支出增长的部分原因是，患者和医生都认为药物具有显著的疗效，特别是非常昂贵的药物。当医生开出药品处方时，他们在主观上就已经认定自己所开的药品会有效，患者也相信这种药会起作用。大量随机临床试验显示，被分配到安慰剂组的患者，即使他们服用的是惰性物质，其治疗效果通常也比预期更好。

几年前，与我同在美国斯克利普斯研究所（Scripps Research Institute）的前研究员尼古拉斯·朔尔克（Nicholas Schork），根据总销售额罗列了排名前 10 位的药物，并统计了其反应性，即预期临床反应。[26] 如图 2-3 所示，患者对这些药物无反应的比例远远超出了大众的普遍认知。以安律凡（Abilify）为例，只有 20% 的患者真正因服用该药物而受益。总体而言，在服用这些药物的患者中，有 75% 的患者并未获益或未达到预期效果。其中，一些药物每年的销售额超过 100 亿美元，如修美乐（Humira）、恩利（Enbrel）、类克（Remicade）等，我们可以想象这其中存在多少浪费。

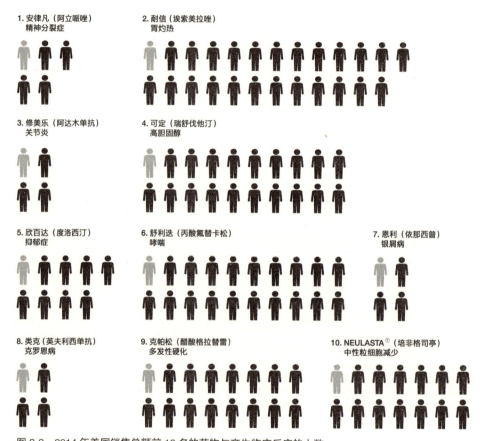

图 2-3　2014 年美国销售总额前 10 名的药物与产生临床反应的人数
（灰色小人代表产生临床反应者，黑色小人代表无反应者）

资料来源：N. Schork, "Personalized Medicine: Time for One-Person Trials," *Nature* (2015): 520(7549), 609–611。

这些数据并不能简单地说明药物不起作用，或只是为了牟取某种暴利。相反，在大多数情况下，这些药物不起作用的原因是，医生未能预测出哪类人群

---

① NEULASTA 在国内尚未上市，无中文商品名，其药品通用名为培非格司亭。——译者注

会对该药物产生反应,或未能获取足够多的患者信息,无法得知患者是否属于有积极反应的人群。从不明智的诊断到治疗,这些临床实践问题如今被不断地延续和加剧:普遍存在的医疗错误、非必要的介入治疗和药物滥用。

除了这些已经明确且可能已经给患者造成伤害的非必要检查和治疗、误诊之外,我们再来了解一下衡量医疗健康的三个最重要的指标:寿命、婴儿及儿童死亡率,以及孕产妇死亡率。在美国,这些指标看起来都很糟糕,并且明显比经济合作与发展组织(简称"经合组织")的其他19个成员方都更糟糕(见图2-4和图2-5)。当然还有其他理由可以解释这些异常值,如美国国内持续恶化的社会经济不均衡现象,这似乎是导致黑人产妇死亡率异常高的一个非常重要的因素。[27]

我并不是说其他国家都在实行深度医疗,而是想说美国过度沉迷于浅度医疗,且证据确凿,这不止体现在那些基本医疗都无法保证的低社会经济地位人群之中。美国的预期寿命在"经合组织"中是唯一在下降的,而美国的医疗支出却一直在增加,这非常令人担忧。

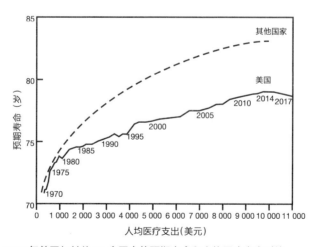

图2-4　1970—2017年美国与其他24个国家的预期寿命和人均医疗支出对比
资料来源:改编自 M. Roser, "Link Between Health Spending and Life Expectancy: US Is an Outlier," *Our World in Data* (2017)。

多年来，卫生经济学家一直在谈论"改变曲线"，想让成本变得更低，让效果相同甚至更好。但在过去的几年里，美国人的寿命曲线逐渐走低，开支曲线急剧持续走高。我们确实在改变曲线，不过是朝着错误的方向！

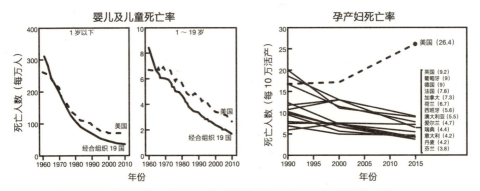

图 2-5　美国与其他国家的婴儿及儿童死亡率（左图）和孕产妇死亡率（右图）对比

资料来源：左图改编自：Thakrar et al., "Child Mortality in the US and 19 OECD Comparator Nations: A 50-Year Time-Trend Analysis," *Health Affairs* (2018): 37(1), 140–149. 右图改编自：GBD Maternal Mortality Collaborators, "Global, Regional, and National Levels of Maternal Mortality, 1990–2015: A Systematic Analysis for the Global Burden of Disease Study 2015," *Lancet* (2016): 388(10053).

> 我想说的是，我们今天的浅度医疗会导致大量浪费、不理想的结果和不必要的伤害。浅度医疗是非智能医疗。这与信息时代的大背景大相径庭，因为我们已经有能力为任何个人生成并处理大量的数据。我们还要更深入、更长远、更透彻地研究健康数据。每个个体的大数据，都有可能用于提高诊断和治疗的准确性。由于它的体量远远超过任何人、任何医生的处理能力，所以我们还不能很好地使用它。这也就是为什么我们需要改变医学诊断的方式，以及改变临床医生的基本决策过程。

接下来，就让我们一同来探讨这个问题。

Deep Medicine

03

医疗诊断：
人工智能工具与医生结合提高诊断和预测的精确性

医生要成为优秀的诊断者，需要掌握大量的疾病特征，每种特征都指向一种疾病概念和症状、可能的疾病先兆和原因、可能的病情发展和结果，以及治愈或减轻病症的潜在干预手段。

——丹尼尔·卡尼曼（Daniel Kahneman）

计算机科学的主要效能很可能在于提升医生的智慧，甚至在某些情况下大规模取代医生。

——威廉·施瓦茨

在医学院的第三个学年年初，我在纽约罗切斯特的思创纪念医院（Strong Memorial Hospital）担任临床见习医生，当时我就像身处棒球赛开幕日首局上半场一样激动。我所在的小组有 10 个人，导师是亚瑟·莫斯（Arthur Moss）博士，他是罗切斯特大学的一位备受追崇的心脏病专家和老师，也是我的偶像导师之一。在查房前，我们会在会议室先进行热身训练。

莫斯医生看上去十分令人难忘：他眼珠漆黑，盯着我们时会眯起眼睛，一头黑发中有些许银丝。他穿着长到膝盖以下的白色外套、木炭裤、黑色袜子和黑色翼尖鞋。那天早上，他要教我们进行疾病诊断的基础知识。

莫斯医生走到黑板前，开始在黑板上书写患者的一些相关特征。他首先写了"男性，66 岁，出现在急诊室"，然后问道："如何进行鉴别诊断？"

初看起来，这很奇怪，因为提供的信息太少，根本无从下手。但莫斯医生认为，医生每次在评估病例时，对每一条信息都不能放过，无论是某种症状、体征，还是某项实验室检查结果，然后要迅速找出最合理的病因。

我们这群缺少经验又渴望成为医生的医学生给出的答案有：心脏病、癌症、卒中、意外事故等。

接着，莫斯医生又写下一种症状：胸痛。小组的讨论结论是，患者肯定是心脏病发作。

莫斯医生冷漠地看着我们，然后说我们都错了，让我们考虑导致这位患者胸痛的其他原因。于是，我们又提出了其他可能性，如主动脉夹层、食管痉挛、胸膜炎、心包炎、心脏挫伤等。

莫斯医生继续在黑板上写"胸痛已辐射到颈背部"。我们于是又将诊断聚焦到心脏病发作和主动脉夹层上。

随后莫斯医生补充说，患者刚才突然昏倒了。我们终于做出了诊断：主动脉夹层。他终于微笑着说："正确。"莫斯医生告诉我们，当遇到胸痛患者时，永远不能忘记主动脉夹层的可能性。这种情况经常被漏诊，而这往往是一个致命的错误。

接下来的挑战更难了。擦除黑板上的字迹后，莫斯医生写下：女性，33岁，被送进医院。我们的回答有乳腺癌、怀孕并发症、意外事故等。莫斯医生对我们给出的贫乏的答案很失望。他又写下另一个症状：皮疹。我们的鉴别诊断扩展到感染、药物不良反应、昆虫或动物咬伤、毒葛反应[①]等。莫斯医生对我们的答案再次感到失望，不得不提供另一种症状来帮助我们：面部皮疹。但这似乎并没有

---

① 毒葛（Poison Ivy），广泛生长于美洲，又叫毒藤。人接触毒葛后，皮肤会出现严重的炎症和水肿，通常会在两三周内自动消失。——编者注

引导我们走上正轨，我们仍被困在相同的鉴别疾病名单中。之后，他又给这位神秘的患者追加了一条描述：非裔美国人。

小组里的一位组员低声说："狼疮？"她答对了。因为她知道狼疮在有非洲血统的年轻女性中尤为常见，其中一个标志便是患者面部有蝶形红斑。

这就是我们学习医学诊断的方法。它是自上而下的，需要我们立即对一些通用描述做出反应，并迅速提出一系列假设、推测和阶段性结论。我们被灌输了"常见病高发"这样的观点，这也是贝叶斯定理的逻辑基础。我们会程式化地利用直觉，而不是分析技能。但贝叶斯定理依赖于先验，而我们作为缺乏经验的医学生，虽然饱览群书，但亲历的患者很少，所以常常无法继续下去。对于这种方法，那些诊治过数千名患者的老医生更具优势。

现代医疗诊断方法的缺陷

我们正在学习的这种诊断方法，在丹尼尔·卡尼曼看来，可以被视为"第一系统思维"（或称系统1）的一个例子。这种思维是自动的、快速的、直觉的，通常毫不费力。[1]它使用启发法（heuristics）或经验法则：通过反思，绕过分析过程，快速找到问题的解决方案。相比之下，"第二系统思维"（或称系统2）是一个涉及大量分析的、缓慢的思考过程，它发生在大脑的另一区域，甚至和"第一系统思维"有着不同的代谢需求。有人可能会认为主诊医生更依赖于"第二系统思维"，而实际上并非如此。多项研究表明，他们的专长主要源于混合了直觉、经验和知识的启发法。事实上，40多年前，医生们被教授的方法是快速反思假设生成法，以此方法为代表，"第一系统思维"被认为是获得正确诊断的范本。如果一位医生在会诊患者的5分钟内完成了诊断，其准确率是惊人的98%；但如果他没能在5分钟内获得诊断思路，那么最终的诊断准确率只有25%。[2]

然而，这种诊断方法在急诊室却备受挑战。急诊时，医生必须迅速评估每位患者，然后将其收治入院或令其回家。一次错误的诊断可能导致患者出院后很快死亡。在美国，每年有近20%的人会被送往急诊室，处于高风险的人群相当巨大。一项关于Medicare①患者急诊室评估的大型研究显示，美国每年有超过一万人在被送回家后一星期内死亡。在这些人当中，既有曾被诊断出患有重病的，也有完全未被诊断出疾病的。[3] 实际上，这种情况并非急诊室独有。[4] 另外，根据美国国家科学院在2015年发布的一项具有里程碑意义的报告显示，大多数人在其一生中将至少经历一次误诊。[5]

上面的这些数据暴露了临床医生误诊所导致的严重问题。"第一系统思维"（我称之为"快速医学"）经常失效，要想获得精确的诊断，许多习惯性的诊断方法都需要改进。之后我们可以推进"第二系统思维"。卡尼曼曾说过："阻止源于'第一系统思维'的错误方法原则上很简单：意识到你处于认知雷区的迹象后，减速，并从'第二系统思维'借力。"[6] 但迄今为止，尽管研究有限，试图用"第二系统思维"补充"第一系统思维"的尝试都不太成功：要求医生进入分析模式，再有意识地放慢思考速度，最后诊断的准确性并未得到明显的提高。[7]

其中一个主要原因是，使用"第一系统思维"或"第二系统思维"并不是唯一的相关变量，其他因素也会对诊断产生影响，比如在医学教育中缺乏对诊断技能的重视。美国内科医学认证委员会为研究生医学教育制定的22个里程碑中，只有两个与诊断技能有关。[8] 一旦医生受过培训，其诊断水平会与他的整个职业生涯息息相关。令人惊讶的是，没有任何系统可供医生在其职业生涯中获得有关其诊断技能的反馈。在《超预测》(*Superforecasting*)一书中，菲利普·泰洛克（Philip Tetlock）说道："如果没有得到反馈，自信心的增长会远快于准确性的提高。"[9] 相较于对诊断技能缺乏重视，另一个导致诊断失误的问题更容易被忽视，那就是缺乏对深层认知偏差和扭曲的认识。而这些，至今仍未被纳入医学院诊断教学之中。

---

① Medicare为美国联邦老年医疗保险。——译者注

在《思维的发现：关于决策与判断的科学》(The Undoing Project: A Friendship That Changed Our Minds)一书中，迈克尔·刘易斯（Michael Lewis）写了关于加拿大医生唐纳德·雷德尔迈耶（Donald Redelmeier）的故事。雷德尔迈耶年少时曾受到阿莫斯·特沃斯基（Amos Tversky）和丹尼尔·卡尼曼的启发。[10] 在森尼布鲁克医院（Sunnybrook Hospital）创伤中心实习期间，雷德尔迈耶要求同事们放慢速度，克服"第一系统思维"，尽量避免判断中的心因错误。"当一个可以一次性完美解释所有事情的简单诊断忽然出现在你脑海中时，你要非常小心。这时候你需要做的是，停下来审视一下这一想法。"[11]

曾有一名患者因心律不齐而被误诊为甲状腺功能亢进，最后却发现他是肋骨骨折和肺部塌陷。雷德尔迈耶称这一误诊为代表性启发法（representativeness heuristic）的一个例子。代表性启发法是一种基于过去经验而做出决策的思维捷径，最早特沃斯基和卡尼曼曾对此进行过描述。认知偏差问题在许多医生身上普遍存在，代表性启发法之类的思维模式就是一个例子。人类通常会遇到的偏见形形色色、种类繁多，但我只想强调一些会影响诊断准确性的偏见。[12] 需要说明的一点是，医学上这些根深蒂固的认知偏差只是人的天性，与是否在做诊断或推荐治疗无关。但一旦关乎医疗决策，其影响便会攸关生死。

事实上，一些导致误诊的认知偏差是非常容易预测的。人类目前大约有一万种疾病，医生不可能记住关于这些疾病的所有要点。如果在做鉴别诊断时，医生记不住所有可能的相关信息，那么他们就只能根据记忆中"可得"的部分进行诊断，而这最终可能导致诊断错误。这就是"可得性偏差"。

还有一类偏差，往往是由医生每次只与一位患者打交道导致的。1990年，雷德尔迈耶和特沃斯基在《新英格兰医学杂志》上发表的一项研究表明，由于每位医生诊疗接触的患者相当有限，他们的医学判断可能会受某些个别患者的影响，尤其是最近接触过的患者。[13] 医生们的亲身经历往往可以推翻来自大样本人群的硬数据，例如，在判断一位患者是否患有某种罕见病时，只因之前遇到过有类似症状的患者，这些经历将左右医生的后续诊断。我曾诊治过一位卒中患者，他的心脏瓣膜上出现了一种非常罕见的肿瘤——乳头状纤维母细胞瘤。自那之后，后来的许多患者总会令我联想到他们是否也得了同种罕见病。更复杂的是，如雷德尔迈耶所发现的那样，80%的医生认为他们并不会受此影响。

我不禁联想到一个我曾亲身体会过的有关这种偏差的例子。通常，植入冠状动脉支架诱发心脏病的可能性很小，这类心脏病发作很少伴有症状，但可以用血液心肌酶检查进行诊断，鉴定心肌细胞是否受到损伤。20世纪90年代，我和同事发表了一系列论文，研究关于被称为围手术期心肌梗死的疾病。当时，大多数心脏病专家都认为我们错了，他们认为这个问题完全被夸大了。当时，一位心脏病专家每年做的手术可能不到100例，或至多几百例，而且他们并不经常使用血液化验来评估患者的心脏是否受损。另外，所有医生都有一种偏见，那就是他们认为自己医术高超，自己的手术治疗不会是引发心脏病的原因。在此，医生的认知偏差正受到相对有限的临床经验及未能系统寻找证据的影响。

除此之外，基于规则的思维方式也可能导致偏差。心脏病医生在为急诊患者诊断心脏病时常常出现这种偏差。如图3-1所示，只有对超过40岁的患者，医生才会怀疑其可能是心脏病发作。证据很清楚，正如斯蒂芬·库森（Stephen Coussens）在《离散行为：急诊室中的启发式思维》（*Behaving Discretely: Heuristic Thinking in the Emergency Department*）一文中所表明的观点：数据中存在明显的不连续性（见图3-1左图），医生往往会认为低于40岁的患者都太年轻，因此不太可能患有致命性心脏病，即使40岁的患者患病风险实际上并不比39岁的患者高多少（见图3-1右图）。这样的想法带来的问题是：在分析患者90天随访数据后，库森发现，许多被误认为太年轻而不可能患有心脏病的人，随后都出现过心脏病发作。[14]

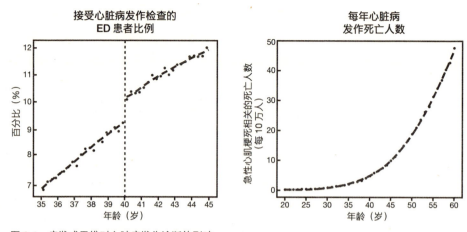

图 3-1 启发式思维对心脏病发作诊断的影响
资料来源：改编自 S. Coussens, "Behaving Discretely: Heuristic Thinking in the Emergency Department," *Harvard Scholar* (2017)。

医生普遍存在的偏差之一就是过度自信，卡尼曼将其称之为"医学的流行病"。[15] 为了支持这一观点，他开展过一项关于医生对自身诊断自信度的回顾性研究，该研究对尸检确定的死因与医生在患者死亡前做出的诊断进行了比较。"那些对自己的诊断'完全肯定'的医生，有 40% 的情况都是错误的。"刘易斯也认同这种偏差："这个职业好像就是为证明个人决策很明智而设置的。"[16] 在 1974 年《科学》杂志上的一篇经典论文中，特沃斯基和卡尼曼讨论了面向确定性事物时的偏差，他们列举了人类在处理不确定性的事件时所依赖的不同类型的启发式思维方法。[17] 不幸的是，几乎每种场景都存在证据缺失的情况，医学同样永远存在不确定性；而应对这种不确定性，我们往往会产生对专家意见的依赖，我将其称为"基于权威的医学"。[18]

这种过度自信可以被归类为确定性偏差，也称为"我方立场偏差"，即倾向于接受支持自身观念的信息，而拒绝与之相悖的信息。[19] 过度自信往往和解释深度的错觉密切相关，尤其是当人们相信自己知道的比实际知道的要多的时候。很明显，无论哪种类型的偏差，人们常常在做出关键决定时丧失理性，包括医生在内。

特沃斯基做的另一项经典实验进一步证明了简单推理的缺失。他针对斯坦福大学的肿瘤科医生开展了一项调查：让肿瘤科医生为晚期癌症患者选择一种手术。当提供的患者信息有 90% 的存活率时，82% 的医生会选择它；但当被描述为有 10% 的死亡风险时，只有 54% 的医生会选择这一选项。只要把"生存"和"死亡"这两个词以及相应的百分比调换一下，就会导致选择上的显著变化。

于是，我们知道了很多关于误诊的信息，而其中很大一部分是由于认知偏差造成的。一项针对 583 例由医生报告的误诊病例的研究发现，误诊最主要的原因是没有第一时间思考诊断问题（见图 3-2），这是"第一系统思维"和"可得性偏差"的结果。[20] 诊断失败或延迟是美国医疗事故诉讼中最重要的原因，2017 年，这两项占美国医疗事故诉讼的 31%。[21] 当受影响的医生被问及如果再次发生这些状况时，他们会采取哪种不同的方法，最常见的回答是他们希望有更好的病历资料，这再次反映了医生会诊时病历记录速度和质量问题的重要性。显然，最重要的是减少误诊的发生，即使我们永远达不到零失误。

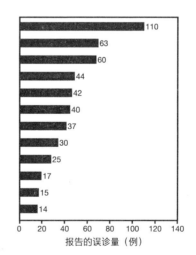

图 3-2　583 例医生报告的病例样本中医疗误诊归因情况

资料来源：改编自 L. Landro, "The Key to Reducing Doctors' Misdiagnoses," *Wall Street Journal* (2017)，主要参考 G. Schiff et al., "Diagnostic Error in Medicine: Analysis of 583 Physician-Reported Errors," *Arch Intern Med* (2009): 169(20), 1881-1887。

无论是浅度医疗还是快速医疗，它们本身都面临较为严峻的问题，因此，两者都需要予以解决。**即使医生对患者有深入的了解，也能收集全面的数据（通常非常罕见），思维缺陷及经验不足也将影响医生的诊疗。**日积月累，医生从成百上千的患者诊疗过程中积累了经验，而这些经验正是医生"第一系统思维"的基础。但正如我已提到的，目前还没有哪种机制能为医生定期提供反馈，告诉他们做得正确与否。虽然每位医生都要花数十载来积累这些经验，但实际上这些经验依然非常有限。说得再极端一些，那些接诊过成千上万名患者的医生，与大样本统计能汇总的医生数据比起来，个体医生所能积累的经验仍然少之又少。

接下来，我来谈一谈计算机的使用。

计算机在医疗诊断上的应用

在线工具是一种潜在的可以帮助医生的工具。尽管我们已经听闻一些关于通过网络搜索帮助做出困难诊断的奇闻逸事，但这种简单的症状查找尚未被证实是一种准确的诊断方法。最早被医生和现在的患者使用的症状检查器之一，是伊莎贝尔症状检查程序（Isabel Symptom Checker），它涵盖了 6 000 多种疾病。在为一名五六十岁的北美男性患者进行诊断时，当我输入"咳嗽"和"发热"后，程序提示"可能的"诊断有流感、肺癌、急性阑尾炎、肺水肿、回归热、非典型肺炎和肺栓塞。除了流感和非典型肺炎之外，几乎所有这些诊断都很容易被排除，因为该患者的症状与这些疾病毫不相关。

2015 年，《英国医学杂志》（*British Medical Journal*）发表的一项研究中，对 23 例症状检查进行评估时，在信息输入到系统后，诊断的正确率仅为 34%。[22] 尽管结果不佳，但近年来用于检查症状的移动应用程序数量激增。它们虽然都纳入了人工智能的方法，但是还未被证明具有模拟医生诊断的准确性，因此我们不应该把这些当作金标准。设计此类应用程序的初创公司也开始收集症状列表之外的信息，询问患者一系列问题，如患者的健康史。反复问诊可以减少误差，提高准确性。其中，一款名为 Buoy Health 的应用程序，采用了超过 1.8 万份临床医学出版物、1 700 种医疗症状描述，以及超过 500 万名患者提供的数据。

然而，通过一系列症状可以做出正确诊断的观点似乎过于简单。当我们倾听患者主诉时，症状很明显不是存在或不存在这种二元的；相反，症状是微妙的、带有主观色彩的。如一位主动脉夹层患者可能不会将自身的感觉描述为"胸痛"；心脏病发作时，患者可以伸出紧握的拳头（列文氏征），表示自己有一种压迫感而不是疼痛，也可能是一种烧灼感，患者感觉不到压力或疼痛。更复杂的是，对于这些诊断应用程序来说，症状是主观的，患者如何通过口述、面部表情和肢体语言等传达信息至关重要，而这些通过几个词往往难以捕捉到。

计算机还可以帮助获得第二诊断意见，有助于提高正确诊断的概率。在梅奥诊所（Mayo Clinic）的一项研究中，研究人员对近 300 名连续转诊的患者进行了调查，结果发现，只有 12% 的患者的第二诊断意见与转诊医生的诊断一致。[23]更糟糕的是，第二诊断意见通常无法实现，部分原因在于额外费用的产生、诊断预约困难，甚至找不到相关的医学专家。尽管我们还在面对面会诊与通过远程让更多医生参与诊疗意见之间权衡利弊，但远程医疗确实让更多医生参与诊断的过程变得更容易。

20 世纪末、21 世纪初的几年中，我在克利夫兰诊所工作时，我们启动了一项名为"我的咨询"（MyConsult）的在线服务。现在，这项服务已经提供了数万种不同的第二诊断意见，但其中许多意见与最初的诊断结果产生了分歧。

医生希望能与同事一起众包数据，寻求诊断上的帮助，以提高诊断的准确率。虽然不完全是"第二系统思维"，但这种方法利用了来自多位专家的反思性输入和经验。近年来，市场上出现了一些针对医生的智能手机应用程序，包括 Figure One、HealthTap 和 DocCHIRP。其中 Figure One 就非常受欢迎，医生可以通过共享医学影像，让同行协助快速诊断。我所在的斯克利普斯团队最近在

Medscape Consult（医景咨询）平台上发布了数据，Medscape Consult 是一款美国当前使用最广泛的医生众包应用程序。[24] 在启动之后两年内，该应用程序就拥有了稳步增长的 3.7 万名医生用户，覆盖了 200 多个国家和许多专业领域，且寻求的帮助能快速得到答复。有趣的是，用户的平均年龄超过 60 岁。

而 HumanDx（人类诊断项目）则是一个基于网络和移动应用程序的平台，已有来自 40 个国家的 6 000 多名医生和实习医生使用。[25] 在一项针对 200 多名医生和计算机算法诊断检查结果对比的研究中，医生的诊断准确率为 84%，而计算机算法的准确率仅为 51%。无论对于医生还是人工智能来说，这一结果都有些令人沮丧，但在许多组织的支持下，如美国医学协会、美国医学专科委员会及其他顶级医学委员会，领导者们希望集医生与机器学习的智慧于一体来提高诊断的准确率。内科医生尚塔努·农迪（Shantanu Nundy）分享的一则逸事让我们看到了希望。[26]

农迪曾参与会诊过一位 30 多岁的女性患者，该患者身体僵硬，关节疼痛。他对该患者是不是类风湿关节炎不太确定，于是他在 HumanDx 上发布了如下信息：女性，35 岁，双手疼痛及关节僵硬 6 个月，怀疑是类风湿性关节炎。他还上传了患者发炎的手的照片。几小时内，数名风湿病学家确认了诊断的正确性。到 2022 年，HumanDx 计划至少招募 10 万名医生，并使用人工智能工具和医生众包结合的方式，加入自然语言处理算法技术，将关键数据定向发送给合适的专家。

另一种通过众包来改善诊断模型的方式则是结合了公众科学。CrowdMed 公司开发了一个平台，在医生和外行人之间建立了一种经济激励的竞争关系，让他们来破解疑难杂症。接纳非临床医生一同参与诊断的方法很新颖，而且已经产生了让人意想不到的结果：该公司的创始人兼首席执行官贾里德·海曼（Jared Heyman）告诉我，外行人诊断的准确率有时甚至比参与的医生还高。我们在斯克利普斯研究所的团队还没有机会检查他们的数据及确认最终诊断的准确率。但是，一旦得到证实，我们可能会解释为：外行人通常有更多的时间对病例进行深入研究，从而在复杂的病例中找到正确答案，这充分体现出"慢工出细活"以及深度尽职调查的价值。

IBM 沃森与医学机构的合作案例

通过沃森（Watson）超级计算机和人工智能技术，IBM 大胆地宣传了其旨在改善医疗诊断和疗效的宏伟计划（见图 3-3）。2013 年，IBM 开始与领先的医疗中心合作，并花费数十亿美元兼并其他公司；同时还利用患者数据、医学影像、患者病史、生物医学文献和账单信息等进行训练。[27] 到 2015 年，IBM 声称沃森已收录了 1 500 万页医学内容、200 多本医学教科书和 300 种医学期刊。每天发表的大量出版物无疑代表了医学界庞大的知识库，但这确实值得深挖。2016 年，IBM 甚至以 26 亿美元的价格收购了储文健康分析公司（Truven Health Analytics），从而让该公司有权分析一亿份患者档案。种种行径都显示出沃森对医疗数据的贪婪。[28]

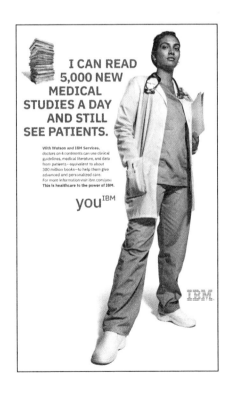

图 3-3　IBM 沃森广告

广告中的文字为：我可以每天阅读 5 000 份新的医学研究，同时仍然能给患者看病。借助沃森和 IBM 的服务，四大洲的医生都可以使用临床指南、医学文献及来自患者的数据（相当于约 3 亿本书），来帮助他们提供个性化医疗。

几年前,沃森团队拜访了斯克利普斯研究所,向我们展示了如何使用它们的平台:输入症状名称后,通过概率排序,得出鉴别诊断。但如果我们想将该平台应用于未知的疾病基因组测序项目,必须投入超过100万美元,当时斯克利普斯研究所负担不起。其他一些研究中心并没有被这笔花费吓倒,但反馈也褒贬不一。

2016年,北卡罗来纳州立大学莱恩伯格综合癌症中心(UNC Lineberger Comprehensive Cancer Center)在《60分钟》这档电视节目中,报道并发布了万众瞩目的研究结果。癌症中心主任、现任美国国家癌症研究所所长诺曼·沙普利斯(Norman Sharpless)表示,他对利用人工智能改善癌症治疗效果持怀疑态度。在癌症中心对1 000名癌症患者的治疗方案中,仅凭沃森通过对同行评审的癌症文献进行系统分析,就能确定出30%的治疗方案。[29] 虽然提出治疗方案并不能与提高诊断水平相提并论,但沃森能消化每年发表的16万多篇癌症研究论文的能力,可能就是帮助患者的机会。这项研究发表的第一篇经同行评审的文章,为北卡罗来纳州立大学的1 000名患者确定了合适的临床试验,其中300多人最初都被肿瘤专家漏诊。[30]

MD安德森癌症中心(MD Anderson Cancer Center)是美国最领先的癌症中心之一,而IBM沃森与该中心的合作可以说是一场惨败的经历,其中许多失误都值得我们引以为戒。最基本的失误之一,就是将获取数百万页的医疗信息等同于理解或使用这些信息。正如测试沃森系统的MD安德森癌症中心项目负责人琳达·秦医生所说:"教机器读取病历比任何人想象的都难。"[31] 事实证明,要让机器找出非结构化的数据、首字母缩写词、速记短语、不同的写作风格和人为错误,并不是那么容易。纪念斯隆·凯特琳癌症中心(Memorial Sloan Kettering Cancer Center)的马克·克里斯(Mark Kris)博士参与了"沃森肿瘤解决方案"(Watson for Oncology)系统的早期培训,他对此观点进行了回应:"改变认知计算系统并不是轻而易举的,需要将其带入文献中,带到真实案例中。"[32] 由于临床数据零散,加上医学文献缺乏证据,该计划未能显示出太大的价值。

沃森与MD安德森癌症中心的合作项目耗资6 200万美元,最终以失败告终。

该项目一次又一次地错过了截止期限，并把注意力从一种癌症转移到另一种癌症上，还计划了一些从未起步的试点项目。[33] IBM 前经理彼得·格罗伊利希（Peter Greulich）在回顾该项目时得出如下结论，也许就不足为奇了："IBM 应该放弃试图治愈癌症的想法。他们在没有管控好如何构建产品的情况下就开始营销。"[34] 值得一提的是，哈佛医学院生物医学信息学系负责人艾萨克·科恩则认为："最热门的报道也许是 MD 安德森癌症中心创建了一个白血病的诊断平台，包含 150 多种潜在方案，研究人员利用沃森系统建立了这一平台……然而这一系统从未被使用过，可以说它并不存在。"[35]

IBM 沃森在治愈癌症方面遇到的问题也代表了其为改善医学诊断所做的努力。尤瓦尔·赫拉利（Yuval Noah Harari）在《未来简史》中曾说："即使是最勤勉的医生，也记不住我曾经所有的病痛和体检情况。同样，没有一个医生能够熟悉每种疾病和药物，或者阅读每本医学杂志上发表的每篇新文章。最糟糕的是，医生有时会感到疲劳或饥饿，甚至会生病，这会影响判断力。难怪医生有时会存在误诊，或者他们建议的治疗方法不尽如人意。"[36] 当然，计算机有很大的潜力，但到目前为止，实现承诺的可能性还很小。不仅是 IBM 公司，所有涉足医疗健康行业的科技公司都低估了收集和汇总数据的难度。

尽管我们距离赫拉利的想法实现还很遥远，但我们确实需要计算机来辅助诊断。**面对个人海量且不断增长的数据和信息的挑战，以及与之相上下的医学出版物的语料库数量，我们必须将诊断从一门艺术升级为数字化的、以数据驱动的科学，这一点至关重要。**到目前为止，有限的前瞻性临床研究可以表明，这一目标最终将成为现实。

狭义的人工智能诊断工具

在此之前，我们都在关注患者作为整体的诊断，而不是专注某些特定领域，如对医学扫描影像、病理切片、心电图，或音频和语音的解释。正是在理解这些特定模式的过程中，机器才取得了实质性的进步。

接下来，我要探讨的是关于狭义人工智能诊断的一些进展。在脑部疾病诊断方面我们已经看到，对卒中患者或脑部影像有细微变化的患者的扫描影像解释，机器已经拥有了更高的准确率，可以作为后续阿尔茨海默病的可靠提示；对于心脏研究，我们已经有了应对心律失常的心电图和超声心动图的准确解读；在癌症方面，机器可以很好地对皮肤病变和病理切片进行诊断；基于视网膜影像来确诊许多眼科疾病，我们也已经做了很多工作；对声音（包括音频和语音）的处理分析有助于诊断创伤后应激障碍或脑外伤，甚至咳嗽的音频波形也已经被用来协助诊断哮喘、肺结核、肺炎和其他肺部疾病。

来自 FDNA 公司的 Face2Gene 应用程序也值得一提，因为它可以帮助诊断 4 000 多种遗传疾病，其中许多疾病目前都很难查明。这款应用程序曾在几秒钟内，通过识别一个孩子独特的面部特征来确诊其患有罕见科芬－西里斯综合征（Coffin-Siris syndrome）；而在一些家庭中，则需要长达 16 年的医学评估才能做出诊断。该应用程序的开发者通过对患病个体的影像进行深度学习，识别出罕见而独特的面部特征群（综合征的标志），从而确诊。至今已有 60% 的遗传学家和遗传咨询师使用过该应用程序，这是件好事，因为它的广泛使用可以不断扩展知识资源，从而更准确地诊断出更多罕见病。

由此，我们可以再次看到一种狭义的人工智能工具在改善医学诊断方面所取得的惊人成就。它不但非常聚焦，还对机器处理的速度非常快，且费用更低。据估计，在医学影像处理方面，一台机器 24 小时内可以读取超过 2.5 亿份扫描文件，成本仅约为 1 000 美元。[37]

虽然这些听起来充满希望,但很肤浅,要真正理解这一愿景并揭示其缺陷,我们需要对人工智能技术进行更深入的研究。在本章中,我谈论了很多关于人为偏差的问题,但是作为人类文化的一部分,这些偏差也可能会被嵌入人工智能工具中。由于医学领域的人工智能发展远远落后于其他领域,如无人驾驶汽车、人脸识别和游戏,因此我们可以借鉴这些领域的经验来避免类似的错误。

在接下来的两章中,我将浅谈深度学习,再深度剖析其问题。大家将洞悉人工智能改变医学将面临的挑战的必然性。不过医生和患者都应该更清楚地了解幕后的真相,而非盲目地接受算法医学的新时代。这样,当我们在未来拜访"算法医生"时,才能做到全副武装。

Deep Medicine

04

从深度学习到深度医疗：
人工智能的成功先例对医疗健康领域的启发

未来的人工智能革命在规模上将与工业革命旗鼓相当，甚至有可能带来远比工业革命更快速、更巨大的变革。
——李开复

人工智能可能是人类做过的最重要的事情。人工智能……其意义远比电或火更加深远。
——桑达尔·皮查伊（Sundhar Pichai）

2016年2月，一家名为AliveCor的小型初创公司聘请了两位具有人工智能专长的谷歌员工——弗兰克·彼得森（Frank Petterson）和西蒙·普拉卡什（Simon Prakash），请他们来改造公司的智能手机心电图业务。AliveCor公司当时的处境较为艰难。在这之前，他们已经开发出第一款记录单导联心电图的智能手机应用程序，到2015年，他们甚至能够将心电图显示在苹果手表上。乍一看，这个应用程序有显著的优势，但它在其他方面似乎没什么实用价值。尽管有科斯拉风险投资公司（Khosla Ventures）和其他公司对其进行了大笔风险投资，但该公司依然面临着很大的生存威胁。

虽然如此，但彼得森、普拉卡什和团队中的另外3名人工智能专家却雄心勃勃，因为他们肩负着双重使命：一个是开发一种可以被动检测心律失常的算法；另一个是通过手表捕捉心电图，从而确定血液中的钾含量，这个想法并不疯狂。彼得森当时刚被AliveCor聘为工程副总裁，他高个子、蓝眼睛、黑头发、前额稍秃，同大多数工程师一样，他也有点内向。在谷歌，他牵头了 YouTubeLive 和 Gaming 项目，并领导了 Hangouts（环聊）工程。在此之前，他曾凭借为《变形金刚》、《星际迷航》、《哈利·波特》系列和《阿凡达》等电影设计和开发软件，获得过 1 次奥斯卡金像奖和 9 次故事片奖。普拉卡什是产品和设计副总裁，他的个头没有彼得森高，也未获得过奥斯卡奖，但他特别英俊，黑头发，棕色眼睛，看上去就像从好莱坞电影片场走出来的。他年轻的外表与 20 年的产品开发经验（包括领导谷歌眼镜设计项目）看起来很不相符。他曾在苹果公司工作 9 年，直接参与了第一代 iPhone 和 iPad 的开发，回想起来，这些背景可能会被认为有点讽刺意味。

与此同时，位于 6 公里之外的苹果公司也组建了一支团队，该团队由 20 多名工程师和计算机科学家组成，他们的目标是通过手表来诊断心房颤动。这支团队在苹果公司拥有近乎无限的资源以及强大的团队支持。公司负责苹果手表的开发和发布的首席运营官杰夫·威廉姆斯（Jeff Williams）曾明确表示，苹果手表是未来不可或缺的医疗设备。我曾有幸以顾问的身份访问过苹果公司，了解该项目的进展，这个项目的重要性和优先级毋庸置疑。对于该项目，苹果公司似乎稳操胜券。

从表面上看，苹果公司的目标似乎更容易实现，因为在当前阶段，我们对通过手表测定血液中的钾含量几乎不抱任何期望。但正如我接下来将要回顾的，深度学习时代已经颠覆了很多预期。

人工智能可以监测人类无法监测的东西

这个通过心电图测定血钾水平的想法，最早并不是来自 AliveCor。在梅奥诊所，保罗·弗里德曼（Paul Friedman）和他的同事当时正忙于研究心电图中 T 波部分的细节，以及它与血液中钾含量的关系。在医学上，我们几十年前就已知道，高T波意味着血钾高，而血钾水平超过5.0 mEq/L很危险①。肾病患者都具有发展成高钾血症的风险。血钾水平超过5.0 mEq/L越高，由心律失常引起的猝死风险则越大，特别是对于晚期肾病患者或血液透析患者。弗里德曼的结论仅仅是基于12例患者透析前后心电图与血钾水平的相关性分析得出的。2015年，他们在一份不知名的心电生理学杂志上公布了他们的发现，这篇论文的副标题是"一种新型'无血'血液检测的概念验证"。[1]他们在报告中称，血钾水平即使在正常范围内发生变化，甚至低于0.2 mEq/L的变化，也可以由心电图机器检测到，但无法通过肉眼追踪到。

弗里德曼和他的团队对此充满期待，希望通过智能手机或智能手表获得心电图，并将人工智能工具纳入其中，但弗里德曼团队并未投奔美敦力（Medtronic）和苹果等大公司。2016年2月，就在彼得森和普拉卡什加入前不久，他们选择与AliveCor总裁维克·冈多特拉（Vic Gundotra）洽谈合作，冈多特拉之前也是谷歌的工程师。他曾告诉我，加入AliveCor是因为他相信心电图中还有很多信号尚待挖掘。[2]到2016年年底，梅奥诊所和AliveCor正式决定共同推进这一合作项目。

梅奥诊所庞大的患者数据库为AliveCor提供了丰富的训练数据集，包含超过130万张十二导联心电图。这些心电图是过去20多年来从患者身上收集到的。除此之外，他们还采集了心电图后1～3小时内相应的血钾水平数据。如此一来，用于开发算法的数据都准备到位了。然而，当他们真正开始分析时，数据却令他们感到一头雾水。

在图4-1中，横坐标代表研究中的真值，即实际的血钾水平；纵坐标代表算法预测值。坐标轴内的数据随处分布，毫无规律。有些血钾水平真值接近7 mEq/L，但预测值却只有4.5 mEq/L，这种错误率是不可接受的。AliveCor团队曾多次前往明尼苏达州的罗切斯特处理大型数据集，试图找出问题的根源。当时

---

① mEq，毫克当量，浓度单位。通常，血钾水平的正常范围为3.5～5.0 mEq/L。——编者注

正值隆冬时节，冈多特拉回顾那3个月，称他们仿佛陷入了"绝望之谷"。

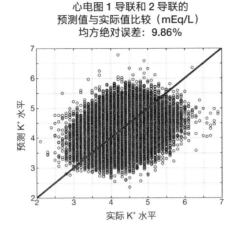

图 4-1　梅奥诊所从心电图中预测血钾水平与实验室实际检测血钾水平的误差散点图
资料来源：AliveCor 公司。

普拉卡什和彼得森的团队对数据进行了仔细分析。起初，他们认为可能是混入了死后尸检数据，于是决定回头检查数据根源。梅奥诊所对其庞大的心电图数据库进行了过滤，只提供了门诊患者的数据，让样本向健康人倾斜。可以想象，能在门诊周围走动的人群中，高血钾的样本量变得相当有限。如果换个方向：分析所有住院患者，结果又会怎么样呢？这不仅使得样本中高血钾的人群比例增高，而且血钾水平数据也更接近于做心电图时的水平。

AliveCor 团队还认为，也许所有的关键信息都不像弗里德曼团队之前认为的那样，即存在于 T 波中。那么，为什么不分析整个心电信号，推翻"有用的信息都被编码在 T 波中"这一假设呢？后来，团队要求梅奥诊所拿出一个更好、更广泛的数据集来进行研究，梅奥诊所做到了。现在，他们的算法可以对包含完整的心电图波形的 280 万例心电图进行测试，而不再局限于分析心电图的 T 波与 428 万份血钾水平数据的关系。那么，这其中究竟发生了什么？

后来这两个团队终于找到了原因，将错误率下降到了 1%，受试者工作特征

(ROC)① 曲线从图 4-2 中的 0.63 提高到 0.86。ROC 曲线被认为是最好的指标之一（这一说法已受到高度质疑，目前正努力开发更好的性能指标），用来显示和精确量化真阳性率与假阳性率的关系。AliveCor 最初获得的曲线下面积为 0.63，被认为很差。一般来说，0.80～0.90 是好的，0.70～0.80 则一般。他们还进行了前瞻性研究，通过 40 例同时拥有心电图和血钾水平结果的透析患者的数据，进一步验证算法的预测结果。如今，AliveCor 拥有数据和算法，可以向美国食品药品监督管理局（FDA）提交申请，从而获得许可，将通过智能手表检测血钾水平的算法推向市场。

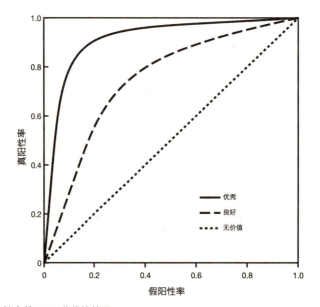

图 4-2　真假阳性率的 ROC 曲线比较图
资料来源：改编自 "Receiver Operating Characteristic," *Wikipedia* (2018)。

在 AliveCor 的经历中，有许多重要的经验教训，对于任何想要将人工智能应用到医学中的人来说都非常宝贵。当我采访彼得森，问他在这段经历中的收获

---

① receiver operating characteristic，简称 ROC，是一种用于评估预测精确度的指标。曲线下面积表示精确度，1.0 说明预测值近乎完美；0.5 则刚好在对角线上，说明结果如抛硬币一般随机，对预测完全"无意义"。——编者注

时，他说："不要过早地过滤数据……我之前在谷歌，维克和西蒙也在谷歌，我们以前都吸取过这个教训，但有时候，不得不多经历几次教训才能真正记住。当你为机器提供足够的数据，并且倾向于原始数据时，它的学习效果往往最好。因为但凡你有足够的数据，算法就能够自己过滤掉干扰。"[3]

彼得森还说："在医学应用研究中，你往往会觉得数据不足，然而医学数据不像搜索查询那样，每分钟可以生成10亿的流量数据……当你有一个拥有100万个医学条目的数据集时，它就是一个庞大的数据集了。所以，谷歌处理的数量级不是大1 000倍，而是大100万倍。"过滤数据以便进行人工标注的想法很糟糕，大多数人工智能在医学上的应用都没有意识到这一点，但是，彼得森告诉我："我认为这是这个行业需要做出的一个巨大转变。"[4]

目前，我们可以看到一些基本的深度学习算法的发展。正确标记数据以及获得真值数据，都至关重要：如果想让算法的输出结果有用，那么算法的输入必须正确。采集血钾水平的时间距做心电图的时间越远，预测的准确率就越小。将患者样本过滤到只剩门诊患者，是因为一开始参与研究的人似乎认为这是最好的分析对象，但这一行为几乎扼杀了整个项目，就像当初人们认为有价值的输入应该是T波，而不是整个心电信号一样。

深度学习人工智能的关键就是输入和输出。正如人工智能领域的"摇滚明星"吴恩达所说："输入和输出的映射是一种新的超能力。"算法需要"喂入"数据，越多越好，但这些数据需要包含大量全范围的输入值，只有这样才能获得输出的靶心。这让我想起在重症监护病房照顾患者的状况：每天要评估的关键指标之一，就是患者每天输入的液体与排出的尿液之间的比较。如果没有准确的输入和输出记录，我们可能会对患者做出不恰当的诊疗方案，如增加静脉输液或开利尿剂。而在这两种情况下，不恰当的"输入"和"输出"都可能导致患者死亡。

在开展智能手表监测血钾水平项目的同时，AliveCor还在尝试进行房颤监测，房颤是一种可引发卒中风险的心律失常。我们一生中患房颤的风险超过

30%，房颤患者每年发生卒中的概率是 3%。因此，诊断一个没有症状的人是否患有房颤非常重要，可以预先知道此人是否需要预防性血液稀释剂。早在 2015 年，AliveCor 的创始人之一、心脏病专家戴维·阿尔伯特（David Albert）在一次科学会议上就提出了这一想法，即深入了解一个人在休息和活动期间的预期心率，从而为个体提供一个可能的安全心率范围。比方说，一个人坐着的时候心率通常是 60 次/分，但突然间上升到了 90 次/分，而手表加速计监测到此人是坐着的状态，那么算法就会判断此人出现了异常，提醒此人记录心电图：只需把手指放在测量表带上即可完成。

普拉卡什和彼得森的团队共同开发了一种名为 SmartRhythm 的深度学习算法，它是一种利用一个人最近 5 分钟活动数据形成的神经网络。基于实用性，这个算法必须与智能手表或其他可连续评估心率的设备相集成。2015 年，苹果公司发布了第一款手表，当时这款手表只能记录 5 小时的心率。后来的第二、第三代苹果手表都有连续评估心率的功能，使用的是光学体积描记传感器。第三代苹果手表的电池续航时间也得到了改善，可以连续 24 小时记录心率，而这正是 SmartRhythm 所需要的。这是人们第一次，至少在醒着的时候，被诊断出房颤，从而降低了卒中的风险。

2017 年 11 月 30 日，在彼得森和普拉卡什加入公司不到一年半后，FDA 批准了 AliveCor 的 Kardia 手环，代替了苹果手环，帮助用户检测房颤，提醒"可能的房颤"。这是 FDA 批准的第一个帮助消费者进行医疗自我诊断的人工智能算法。

与此同时，苹果公司利用 AliveCor 发布 Kardia 手环的时机，在同一天宣布启动一项名为"苹果心脏研究"（Apple Heart Study）的大型临床试验，该试验将与斯坦福大学合作，目的是利用心率传感器检测房颤。[5] 苹果公司的检测原理是基于不规则的心率，从而促使医生进行远程医疗。之后再发给患者一张类似创可贴的贴片，让他们戴上至少一星期，以进行连续心电图记录。这比在手表带上用拇指诊断房颤迂回得多。如此看来，我们可以说苹果公司被 AliveCor 打败了。

这段击败纪录至少保持了 9 个月。2018 年 9 月，苹果公司在年会上大张旗鼓地发布了第四代苹果手表对焦检测算法,该算法已经通过FDA认证,它是"第一款提供给消费者的场外心电监护仪",并能"终身守护人的健康"。事实上,这两个说法都不完全对。[6]

AliveCor的血钾水平和房颤监测两个项目,展示了人工智能许多独特的功能,如监测人类无法监测的东西、推翻人类的偏见,以及在真正个性化的基础上提供监测。这些监测心率和血钾的算法可能看起来只是小进步,但它们代表着可实现的目标及可转化为实用价值。AliveCor的成功表明,在医学的人工智能时代,以弱胜强绝对可能。

简述人工智能的发展

在这一章中,我将对这些进展进行初步讨论,另外,我还会解析本书中提到的其他进展是如何起作用的。不过,我不打算对深度学习这一技术发展背后的核心进行太深入解析。感兴趣的可阅读Google Brain团队中年轻、杰出的专职科学家伊恩·古德费洛(Ian Goodfellow)及其同事编写的《深度学习》(*Deep Learning*)。[7] 我尽量避免讨论具体的技术细节,只讨论研究的技术中与医学最相关的部分。然而,医学之外的一些借鉴同样很有必要,因为人工智能在其他领域的发展远比在医学领域的应用领先许多。如果没有先驱者和他们的坚持,我们就不可能把人工智能应用到医学上。因此,我将先回顾主流的先例,以及专业术语和时间轴。

在表4-1和图4-3中,我为大家罗列了贯穿全书的关键术语的词汇表。其中有一条术语我想特别强调一下,不仅因为它非常重要,还因为并非所有人都认同它的确切含义。我在描述AliveCor项目时,已经多次使用"算法"这个词,但"算法"究竟是什么?我始终认为,从简化论角度来看,它是一个简单的逻辑指令"if this, then that"(如果发生A,那么执行B);但因为本书在本质上是关于算法在医学中的应用及其影响的,因此需要对这个词进行拓展。我的朋友、华盛顿大学计算机科学教授佩德罗·多明戈斯（Pedro Domingos），在他的著作《终极算法》(The Master Algorithm)中，将"算法"定义为"告诉计算机该做什么的一系列指令"，并详细说明"每个算法都有一个输入和一个输出"。[8]这听起来很简单，但涉及的范围甚广，也包括一些基本的东西，比如将数字输入计算器。但佩德罗又说："如果每个算法都突然停止工作，那将是世界末日。"显然，算法不仅仅是"if this，then that"这么简单！

加州大学伯克利分校的教授马西莫·马佐蒂（Massimo Mazzotti）进一步阐述了算法的意义，我截取了一部分对当前人工智能能力的描述的结合。

> 显然，简单的定义已经不适用了，我们现在很少使用"算法"这个词来指代一组指令。相反，这个词现在通常表示在物理机器上运行的程序，以及它对其他系统的影响。因此，算法已经变成了代名词，这也是它们产生如此多暗示性隐喻的部分原因。现在的算法能够做事，也决定了现实社会中的很多重要方面。它们产生了新的主体形式和社会关系，它们是10多亿人实现目标的途径。它们将我们从众多无关结果中解放出来：它们可以开车，可以生产商品，可以决定客户是否有信用，也可以买卖股票，从而塑造全能的金融市场，它们甚至还可以拥有创造力。事实上，根据工程师和作家克里斯托弗·斯坦纳（Christopher Steiner）[①]的说法，它们已经创作出了交响乐，这些乐曲甚至"像贝多芬的作品一样动人"。[9]

在《未来简史》中，尤瓦尔·赫拉利赋予了算法非凡的重要地位，并给出了我所见过的最宽泛的定义——算法是有机体和人类的结合。

> 当今教条认为，有机体是算法，算法可以用数学公式表示……"算法"可以说是世界上最重要的概念。如果我们想要了解生活和未来，我们应该尽一切努力去理解算法是什么，以及算法是如何与情感相联系的……对所

[①] 创业公司 Aisleso 共同创始人及联席 CEO，曾任《纽约时报》的作者，其著作《油价30元/升》中文简体字版已由湛庐文化策划、中国人民大学出版社出版。——编者注

有哺乳动物的生存和繁殖而言,情绪是至关重要的生化算法……我们所做的 99% 的决定,包括关于配偶、职业和习惯的最重要的生活选择,都是基于我们称之为感觉、情感和欲望的高度精确的算法做出的。[10]

赫拉利把这种对算法能力的信念称为"数据主义",他对未来持悲观态度,甚至说:"智人(*Homo sapiens*)是一种过时的算法。"[11]

我们只需要三个资料来源就可以了解整张蓝图(对于表 4-1 中的大多数其他术语,我坚持使用唯一的定义)。总的来说,我认为,对于算法这一概念的"维度、色彩和重要性"方面的描绘,这些定义都比较到位。把算法看作是存在于连续体上的一个产物,对理解也很有帮助,这个连续体从完全由人类引导过渡到完全由机器引导,而机器引导一侧的最远端便是深度学习。[12]

表 4-1 算法术语表

人工智能	创造智能机器的科学和工程,这些机器有能力像人类一样通过一系列技术来实现目标
神经网络	模拟大脑中强适应性的神经元的工作方式,而不是人类指导的死板指令的软件结构
深度学习	一种神经网络,由算法组成的机器学习的子集,允许软件通过处理多层数据网络来训练自己执行任务
机器学习	计算机不需要明确编写学习过程就能学习的能力,有超过 15 种不同的方法,如随机森林、贝叶斯网络、支持向量机等,它们使用计算机算法来学习示例和经验(数据集),而非预先定义的、基于硬性标准的方法
监督学习	一个基于标记数据的试错过程,在训练过程中算法会对正确的输出与实际输出进行比对
无监督学习	训练样本没有标记,算法仅仅寻找模式,进行自我学习
卷积神经网络	使用卷积原理的一种数学运算,一般需要两个函数来产生第三个函数;因此,它并没有提供整个数据集,而是被分解成重叠的小块,形成小的神经网络和最大池化①,主要用于图像处理
自然语言处理	机器试图像人类一样"理解"语音或书面语

---

① Max pooling,卷积神经网络中最常见的概念,通常是将输入的图像划分为若干矩形区域,然后对每个子区域输出最大值。——编者注

续表

生成式对抗网络	一对联合训练的神经网络，一条是生成器网络，另一条是辨别器网络；前者生成错误图像，后者尝试从正确图像中将其识别出来
强化学习	一种将注意力转移到抽象目标或决策制定上的机器学习，一种在现实世界中学习和执行动作的技术
循环神经网络	对于涉及持续输入的任务，如语音或语言，此神经网络一次处理单个输入序列中的单个元件
反向传播	一种用来指示机器应该如何改变其内部参数的算法，这些参数用来从前一层的表现形式计算每一层的表现形式，然后通过网络向后传递有效信息；驱动如何随时间进行更新；信号通过网络自动返回、更新和调整权重值
表征学习	允许具有原始数据的机器自动发现在检测或分类中所需表征的方法
迁移学习	人工智能从不同任务中学习并将其原有知识应用于全新任务的能力
通用人工智能	在没有明确编程的情况下，执行一系列广泛的任务，包含任何人类的任务

资料来源：*Artificial Intelligence and Life in 2030*, S. Panel, ed. (Stanford, CA: Stanford University, 2016); J. Bar, "Artificial Intelligence: Driving the Next Technology Cycle," in *Next Generation* (Zurich: Julius Baer Group, 2017); Chollet, F, *Deep Learning with Python.* (Shelter Island, New York: Manning, 2017). T. L. Fonseca, "What's Happening Inside the Convolutional Neural Network? The Answer Is Convolution," *buZZrobot* (2017); A. Geitgey, "Machine Learning Is Fun! Part 3: Deep Learning and Convolutional Neural Networks," *Medium* (2016); Y. LeCun, Y. Bengio, and G. Hinton, "Deep Learning," *Nature* (2015): 521(7553), 436–444; R.Raicea, "Want to Know How Deep Learning Works? Here's a Quick Guide for Everyone," *Medium* (2017); P. Voosen, "The AI Detectives," *Science* (2017): 357(6346), 22-27。

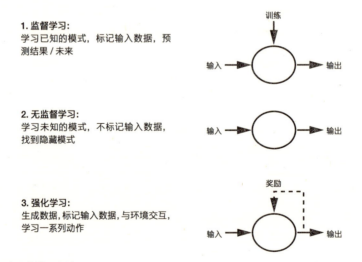

图 4-3　三种深度学习方法

资料来源：改编自 G. Choy, "Current Applications and Future Impact of Machine Learning in Radiology," *Radiology* (2018): 288(2): 318–328。

如今，人们对人工智能议论纷纷，很容易认为它是某种新发明，但从概念上讲，它至少可以追溯到80多年前。1936年，艾伦·图灵（Alan Turing）发表了一篇关于强大的自动化智能系统——通用计算机的论文，标题为《论可计算数及其在判定性问题上的应用》(*On Computable Numbers, with an Application to the Entscheidungsproblem*)。[13] 即使我对这篇36页精彩论文中的大量等式并不理解，如对Entscheidungsproblem（判定性问题）我既不懂怎么发音，也不知道它是什么，但我依然同意他的说法："我们现在可以证明，判定性问题是无法解决的。"图灵在1950年发表的另一篇论文被认为是人工智能领域的经典参考文献。[14]

1943年，同为电气工程师的沃伦·麦卡洛（Warren McCullogh）和沃尔特·皮茨（Walter Pitts）发表了第一篇描述"逻辑单元"的论文，并命名了一种人工神经元。人工神经元是后来广为人知的神经网络的基础和模型。考虑到神经元和电路之间惊人的相似之处，这些开创性的电气工程师想到模拟大脑学习的方法也就不足为奇了。"人工智能"一词是约翰·麦卡锡（John McCarthy）在1955年提出的。1958年，《纽约时报》报道过弗兰克·罗森布拉特（Frank Rosenblatt）的"感知器"（Perceptron），用今天的术语说，就是单层神经网络，这无疑是炒作的缩影——"电子计算机的胚胎"。《时代周刊》对此则预测："能够走路、说话、观察、书写、繁殖，并且能意识到自身的存在。"就在不久之后，1959年，阿瑟·塞缪尔（Arthur Samuel）首次提出"机器学习"一词。表4-2中的时间轴列出了很多其他关键的时间点。

表4-2　　　　　　　　　　人工智能发展一览表

时间	事件	人物或公司
1936年	图灵论文	艾伦·图灵
1943年	人工神经网络	沃伦·麦卡洛、沃尔特·皮茨
1955年	"人工智能"一词被创造出来	约翰·麦卡锡
1957年	预测人工智能在10年后将在国际象棋中击败人类	赫伯特·西蒙（Herbert Simon）
1958年	感知器（单层神经网络）	弗兰克·罗森布拉特
1959年	"机器学习"被提出	阿瑟·塞缪尔

续表

时间	事件	人物或公司
1964 年	第一台聊天机器人"伊丽莎"(ELIZA)诞生	
1964 年	"我们所能知道的比我们所能述说的要多"	迈克尔·波拉尼(Michael Polanyi)的悖论
1969 年	人工智能可行性问题	马文·明斯基(Marvin Minsky)[①]
1986 年	多层神经网络	杰弗里·欣顿(Geoffrey Hinton)
1989 年	卷积神经网络	杨立昆
1991 年	自然语言处理神经网络	塞普·霍克雷特(Sepp Hochreiter)、于尔根·施米德胡贝(Jurgen Schmidhuber)
1997 年	"深蓝"在国际象棋比赛中获胜	加里·卡斯帕罗夫
2004 年	自动驾驶、莫哈韦(Mojave)沙漠(DARPA 挑战赛)	
2007 年	ImageNet 发布	
2011 年	IBM 沃森在《危险边缘》(Jeopardy!)节目中击败人类冠军	
2012 年	多伦多大学开发的 ImageNet 分类和视频识猫的软件	Google Brain 的杰夫·迪安(Jeff Dean)、吴恩达
2014 年	深度人脸识别	Facebook
2015 年	DeepMind 对决 Atari 游戏	戴维·西尔弗(David Silver)、德米斯·哈萨比斯(Demis Hassabis)
2015 年	第一次人工智能风险会议	迈克尔·泰格马克(Max Tegmark)
2016 年	AlphaGo 围棋之战	戴维·西尔弗、马克斯·哈萨比斯(Max Hassabis)
2017 年	AlphaGo Zero 围棋之战	戴维·西尔弗、马克斯·哈萨比斯
2017 年	Libratus 扑克之战	诺姆·布朗(Noam Brown),图奥马斯·桑德霍尔姆(Tuomas Sandholm)
2017 年	人工智能 Now 研究所成立	

尽管在今天看来,这些技术都很重要,但在人工智能最初存在的几十年里,它们并不是该领域的核心。人工智能领域最初是基于逻辑的专家系统飞速发展而

---

① 马文·明斯基是人工智能之父,人工智能领域首位图灵奖获得者,其经典著作《情感机器》剖析了人类思维的本质,其中文简体字版已由湛庐文化策划、浙江人民出版社出版。——编者注

来的，计算机科学家们意识到这些工具不起作用时，悲观情绪开始蔓延并变成主基调。这种恶化，加上研究产出的严重减少和资助的缩减，导致了大约持续了20年的所谓的"人工智能寒冬"。

"深度学习"一词是由里娜·德克特（Rina Dechter）在1986年提出的，后来由杰弗里·欣顿、杨立昆和约书亚·本吉奥（Yoshua Bengio）普及，之后开始发展。到20世纪80年代末，多层或深度神经网络（Deep Neural Network，简称DNN）获得了相当大的关注，这一领域又恢复了生机。1986年，杰弗里·欣顿和他的两位同事在《自然》杂志上发表了一篇关于反向传播的论文，为神经网络中的自动纠错提供了一种算法，重新点燃了人们对这一领域的兴趣。[15] 通过调整前层神经元的权重来达到网络输出的最大准确性，正是深度学习的核心。正如欣顿的博士后杨立昆所说："他的论文基本上就是第二波神经网络发展的基础。"[16] 几年后，杨立昆被誉为"卷积神经网络之父"，卷积神经网络至今仍被广泛用于图像的深度学习。

直到1997年，IBM的"深蓝"在国际象棋比赛中击败了加里·卡斯帕罗夫，公众才开始关注人工智能的发展。美国《新闻周刊》（Newsweek）称这场比赛为"大脑的最后一战"。虽然IBM采用"深蓝"这一命名可能在表达上使用了一种深度神经网络算法，但它其实只是一种基于规则的启发式算法。不管怎么说，这是人工智能首次在一项任务中战胜人类的世界冠军。然而，这场比赛却助长了人工智能对抗人类的一场战役，如2017年《纽约客》中的一篇文章的标题是这么命名的：《人工智能对抗医学博士》。[17] 人类与技术之间的对抗关系被重新点燃，而这种对抗关系可以追溯到蒸汽机和第一次工业革命时代。

20年后（2017年左右），卡斯帕罗夫在其著作《深度思考》中，对人工智能的关键转折点提出了非凡的个人见解。比赛结束一个月后，他在《时代周刊》上写道，他觉得自己能感觉到"桌子对面的一种新智慧"。他回忆道："围坐在桌边的摄影师不会打扰计算机。你不能通过看对手的眼睛来了解他的情绪，不能看他的手在计时器上方是否略显犹豫，也不能预估他对自己的选择是否有信心。我认为国际象棋是一场心理战，而不仅仅是智力战，没有心理准备，从一开始就令人不安。"关于那场历史性比赛，卡斯帕罗夫的两句话让我印象深刻：一句是"我根本没有处于比赛的状态"；另一句是"至少'深蓝'并没有以打败我为乐"。[18] 这将是我们讨论人工智能能否为医学效力的重要议题。

尽管"深蓝"与深度学习没有太大关系，但这一事件揭示了技术时代即将来临。2007年，由李飞飞发起的 ImageNet 项目具有重要的历史意义。ImageNet 是一个包含 1 500 万张标记图像的庞大数据库，作为计算机视觉的一项工具，它因帮助加快深度神经网络的应用而一举成名。与此同时，微软和谷歌公司基于深度神经网络对语音识别的自然语言处理也在全面展开。2011 年，IBM 沃森在《危险边缘》节目中击败了人类冠军，人类与机器之间的较量引起了公众更多的关注。尽管当时使用的人工智能技术相对原始，与深度学习网络无关，而是依赖对维基百科内容进行快速访问，但 IBM 还是将其作为人工智能的胜利，并对此进行了巧妙的营销。

在接下来的 10 多年里，机器表现出色。2012 年，杰弗里·欣顿和他在多伦多大学的同事发表了一项研究。该研究显示，深度学习在大规模图像识别方面取得了显著的进展。[19] 2012 年，未标记图像识别技术取得了显著进展。当时，由吴恩达和杰夫·迪安领导的 Google Brain 团队开发了一个基于 100 台计算机和 1 000 万张图像的系统，可以在 YouTube 视频中识别出猫。据报道，到 2014 年，Facebook 的人脸识别准确率高达 97%。在医学方面，2017 年《自然》杂志发表了一篇里程碑式的论文，探讨了利用深度神经网络诊断皮肤癌的问题，其准确性与皮肤科医生诊断的准确性相当，这表明人工智能技术已对我们感兴趣的领域产生了影响。[20] 而且，正如我们将看到的，尽管"深蓝"与沃森的命名不当或营销不当，但深度神经网络和相关神经网络在游戏中确实占据了主导地位，包括 Atari、AlphaGo 和扑克。

深度神经网络的应用实例

如今,人工智能发展势头的变化与5亿年前寒武纪生命大爆发一样极富戏剧性,这与深度神经网络的成功息息相关。从很多方面来看,如果没有以下4大关键要素的完美协同,深度神经网络时代是不会到来的。第一,用于训练的庞大数据集,比如ImageNet的120万张带标签的图像;YouTube庞大的视频库,每分钟可以增加300小时;特斯拉收集的驾驶数据,每小时可以增加160万千米;航空公司收集的飞行数据,每次飞行可以增加500千兆字节(Gb);或是Facebook每天数十亿张图片和45亿次语言翻译。[21] 第二,专用图形处理器(GPU),用于运行具有大规模并行架构的计算密集型功能,这种架构起源于视频游戏行业。2018年,光学衍射深度神经网络(D^2NN)发布后,佩德罗·多明戈斯说:"走进图形处理器的时代,我们现在可以以光速进行深度学习。"[22] 第三,云计算及其经济存储海量数据的能力。第四,开源算法的开发模块,如谷歌的TensorFlow、微软的Cognitive Kit、加州大学伯克利分校的Caffe、Facebook的PyTorch和百度的Paddle等,这些算法都使得人工智能的应用变得更加容易。

深度神经网络的结构(见图4-4)就像一个侧翻的总汇三明治①。但是,与静态的BLT三明治②不同,我们会让数据在计算的各层之间移动,从原始感知数据中提取高级特征,继而获得一个真实的计算序列。重要的是,这些图层不是由人类设计的;事实上,它们对人类用户是隐藏的,当深度神经网络与数据交互时,它们会通过杰弗里·欣顿的反向传播技术进行调整。

举一个机器被训练读取胸片的例子。成千上万张胸片由放射科医生进行读片并贴上诊断标签,这为网络学习提供了真值(见图4-5)。一旦经过训练,该网络就可以进行读片。这些数据要经过多个隐藏的神经元层,5~1 000层不等,

---

① 总汇三明治(club sandwich),美国最常见和最经典的三明治品种,通常以三层的方式来摆盘。——译者注

② BLT 是 bacon(熏肉)、lettuce(生菜)和 tomato(番茄)的首字母缩写。——编者注

每一层都要对胸片中的不同特征（如形状或边缘）做出反应。随着图像进入更深的图层，特征和结构变得更加复杂。网络越深（按层数计算），它从输入图像中提取的信息就越复杂。在最顶层，神经元已经对特征进行了完全的区分，并根据之前的训练来预测胸片显示的内容。[23] 深度神经网络的结构在功能上可以被认为是一种通用功能，或一种通用技术，就像蒸汽机或电力一样。[24] 同时，就像那些设备技术一样，这些神经网络可用于解决各种各样的问题。在用于医学领域之前，这些网络主要应用于4大领域：游戏、语音、图像和无人驾驶汽车。在探索深度学习对医学的作用时，每个领域的应用经验都值得我们学习。

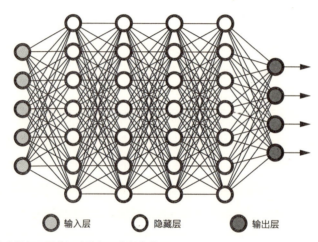

图 4-4 具有多个神经元层的深度神经网络架构体系

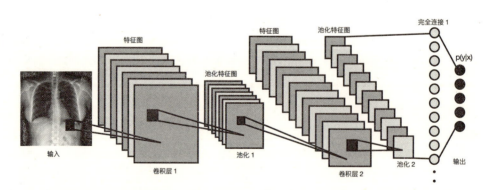

图 4-5 深度卷积神经网络诊断胸片示意图

游戏

早在 1997 年"深蓝"与卡斯帕罗夫的历史性对抗国际象棋比赛之前，人工智能就已经能战胜其他游戏中的人类专家，包括奥赛罗棋（Othello）、跳棋（有 5 000 亿种可能位置）和拼字游戏。[25] 但对于这些游戏，人工智能只是使用了基于规则的算法，有时也被称为"老式人工智能"，或"有效的老式人工智能"。2015 年，当 DeepMind 打败经典的 Atari 电子游戏时，情况发生了改变。《自然》杂志中一篇论文的第一句话，就对此事件做了描述，这为后续人工智能深度神经网络的发展提供了重要铺垫："我们需要研发一种面对各种挑战性任务能够建立广泛能力的算法，这是人工智能的一个核心目标。但在此之前，这个目标从未实现过。"该算法将卷积神经网络与强化学习相结合，让球拍不断从砖墙上反弹来击中砖块。[26]

对迈克斯·泰格马克来说，这是一个"不可思议"的时刻，正如他在《生命 3.0》（Life 3.0）①一书中所描述的那样："人工智能只是被简单地告知，在有规律的时间间隔内稳定输出数字，这使得我们（而非人工智能）能识别要按的键，从而实现得分最大化。"DeepMind 的负责人德米斯·哈萨比斯称，在"人类从自己构建的人工智能中学到这一点"之前，DeepMind 的游戏学习策略无人知晓。因此，我们可以将其解读为人工智能不仅超越了人类专业人士在电子游戏中的表现，也超越了它的创造者。从那以后，又出现了许多其他电子游戏，包括 49 种不同的 Atari 游戏。[27]

一年后，也就是 2016 年，基于深度神经网络的人工智能开始直接挑战人类，当时一个名为 AlphaGo 的程序击败了围棋世界冠军李世石。AlphaGo 在 16 万次真实游戏中，对 3 000 万个棋盘位置进行了大量深度学习训练。国际象棋大师爱德华·拉斯克（Edward Lasker）表示："围棋的规则如此优雅、有组织，且富有

---

① 泰格马克在《生命 3.0》中探讨了有人工智能相伴的未来是什么样子的，本书中文简体字版已由湛庐文化策划、浙江教育出版社出版。——编者注

严格的逻辑性，如果宇宙中的其他地方存在智能生命形式，那么它们应该都会下围棋。"[28] 它的优雅或许可以解释为什么有超过 2.8 亿人观看了现场比赛。然而，这一数字远不如围棋中可能的下法种类——数量约为 $2.081681994 \times 10^{170}$，大约是 200 个 10^{168}，远超宇宙中原子的数量，这就是为什么围棋是比跳棋或国际象棋更具有挑战性的趣味游戏。[29] 围棋至少有 3 000 年的历史，2015 年，围棋专家曾预测，人工智能至少还需要 10 年才能获胜。通过监督和强化学习的方式，人工智能将深度神经网络与"有效的老式人工智能"相结合，"有效的老式人工智能"采用了蒙特卡洛树搜索（Monte Calro Tree Search）。[30] 事实证明，制胜的关键一步（第 37 步）被认为极具创造性，尽管它是由机器创造的；或许更重要的是，这是在无视人类智慧的情况下创造出来的。[31]

在如此复杂而古老的游戏领域，人工智能无疑取得了非常巨大的成就。但没过多久，这一成就就被取代了。2017 年秋，超越 AlphaGo 的下一个迭代算法 AlphaGo Zero 席卷了整个游戏世界。[32] AlphaGo Zero 通过随机移步开局，与自己进行了数百万场比赛。在《自然》杂志上发表的论文《不需要人类知识，即可掌握围棋》（*Mastering the Game of Go Without Human Knowledge*）中，研究人员得出结论称："在只掌握基本规则、没有人类示范或指导、没有其他知识的情况下，一种算法可以被训练到超人水平。"这是一个惊人的以少制胜的案例：AlphaGo Zero 只需不到 500 场训练，而 AlphaGo 则需要 3 000 万场；AlphaGo Zero 的训练耗时 3 天，而 AlphaGo 则需几个月；AlphaGo Zero 只有一个单独的神经网络，而 AlphaGo 有两个；AlphaGo Zero 只要一个张量处理单元（TPU）芯片就能执行，而 AlphaGo 则需要 48 个 TPU 和多台机器来进行。[33]

如果这还不够，仅仅几个月后，就有一篇文章称，AlphaGo Zero 的算法只输入基本规则，没有国际象棋的先验知识，在自学 4 小时后就能达到冠军水平。[34] 这大概又是一个令泰格马克感到"不可思议"的时刻，他写道："与 AlphaGo 相比，令人震惊的消息不是 AlphaGo Zero 轻松击败了人类棋手，而是它轻松击败了人类人工智能的研究人员。他们已经花了几十年时间，期待能亲手制造出更好的国际象棋软件。"[35]

在最受欢迎的扑克游戏《德州扑克》中，人工智能也在类似的超级加速发展过程中达到了超人水平。扑克是一种不完整信息游戏。在完整信息游戏中，所有玩家都拥有相同的信息，这种情况被称为信息对称，AlphaGo、Atari 电子游戏、国际象棋和《危险边缘》都是如此。但是在扑克游戏中，并不是所有玩家都完全了解过去的事件。玩家拿到的牌只有玩家自己知道，因此可以虚张声势。《科学》杂志上有 3 篇论文对此进行了讲述。

第一篇论文发表于 2015 年 1 月，来自阿尔伯塔大学的计算机科学团队。这个团队使用两种后悔最小化（regret-minimizing）算法（他们称之为 CFR+，即虚拟后悔最小化），用他们的话来说，就是"软弱"地面对游戏，他们还"证明这个游戏是庄家的胜利游戏"。[36]

第二篇论文发表于 2017 年 2 月，同样来自阿尔伯塔大学及其合作者，他们发表了所谓的 DeepStack 算法。顾名思义，DeepStack 是使用深度神经网络来击败职业扑克玩家。[37] 这些不起眼的人工智能优势并未持续很久。

第三篇论文发表于 2017 年 12 月，来自卡内基·梅隆大学的两名计算机科学家，他们发布的 Libratus 算法在与顶级专业人士的比赛中表现出真正的超人水平。与 AlphaGo Zero 一样，Libratus 算法并不针对特定的游戏，而是适用于不完整的隐藏信息游戏。然而，与 DeepStack 和 AlphaGo Zero 相反，此算法没有使用深度神经网络。[38] Libratus 算法能够推断出世界上最优秀的扑克玩家何时在虚张声势，并在如此复杂的游戏中击败他们，这是一个不小的成就。神经网络在游戏领域取得的非凡且迅速的成就，无疑激起了人们对人工智能在医学领域的一些异想天开的期望。但是，游戏和人类健康的相对重要性截然不同。让机器在游戏中打败人类是一回事，而将人类健康和机器医学放在一起，则是另一回事。这也是为什么我不愿看到用"游戏规则改变者"这个词来形容所谓的医学进步。

图像

ImageNet 例证了人工智能领域公认的一个观点：数据集，而非算法，将是限制人类级别的人工智能发展的关键因素。[39] 2007 年，现任斯坦福大学计算机科学家且在谷歌兼职的李飞飞发起了 ImageNet 项目，对于"在理想情况下算法需要从大数据中培育"这一观点，她持反对态度；相反，她更追求对图像的深入标注。李飞飞意识到，算法与大数据本身无关，而是与仔细全面标注的大数据有关。几年前，她曾说："我认为图像和视频中的像素数据是互联网的暗物质。"[40] 在年度 ImageNet 挑战赛中，许多不同的卷积神经网络（如 AlexNet、GoogleNet、VGG Net 和 ResNet）被用于对图像进行分类，以识别出最佳图像。图 4-6 显示了过去几年人工智能在降低图像识别错误率方面的进展。截至 2017 年，ImageNet 在图像识别方面明显优于人类，错误率从 2010 年的 30% 下降到 2016 年的 4%。李飞飞在 2015 年的 TED 演讲《我们如何教计算机理解图像》已被播放了 200 多万次，这是我最喜欢的演讲之一。[41]

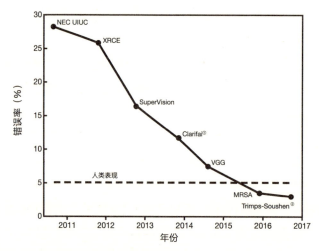

图 4-6　深度学习人工智能在图像识别方面的表现

资料来源：改编自 Y. Shoham et al., "Artificial Intelligence Index 2017 Annual Report," *CDN AI Index* (2017)。

---

① 原文为 Clarfal，疑为作者笔误。——编者注
② 原文为 Sousten，疑为作者笔误。——编者注

ImageNet 大量精心标注数据的开源特征，对机器进行图像解释的发展起到了至关重要的作用。随后，谷歌在 2016 年建立了开放图像数据库，其中包含 6 000 个类别的 900 万张图像和开放源码。

人脸识别一直是图像识别的焦点。人脸识别的准确率尽管已经飙升至 94% 以上，但也引发了争议，因为它可能侵犯隐私并助长歧视。[42] 2017 年，和三星之前所做的一样，苹果的 iPhone X 的 Face ID 也采用人脸识别作为生物识别密码解锁手机。这项技术使用前置传感器扫描 3 000 个点，然后形成脸部 3D 模型。[43] 这引起了人们对隐私的担忧。截至 2018 年，半数美国成年人的面部图像被存储在至少一个数据库中，警方可以对其进行搜索。Karios 等公司表示，他们已经识别了 2.5 亿张面孔。[44] 甚至有人声称，DNA 标记能够准确预测一个人的面部特征，从而确定其身份，但此说法招致了严厉指责。[45] 相反，我们可以通过智能手机的人工智能应用软件 Face2Gene 来进行面部特征识别，协助诊断罕见的先天性疾病。[46] 其他研究表明，它在推动医疗诊断方面有着更广泛的用途。[47]

通过图像进行个人识别不仅限于人脸。AliveCor 开发了一个四层深度神经网络，可以通过心电图来识别个人身份。如果使用者使用他人的传感器，它会告知"这看起来不像你"。心电图甚至可以作为一种有用的生物特征，不过它可能发生的动态变化令人怀疑。

同样，人脸识别也不仅用于判断一个人的身份。早在 2014 年，加州大学圣迭戈分校的研究人员就利用机器学习人脸来诊断疼痛，结果显示，这种方法比人类的感知更准确。[48] 除了量化疼痛之外，人脸识别在压力和情绪方面也表现出相当大的潜力，我将在后面的章节进行深入探讨。

不得不说一下图像分割，它其实是指将一幅数字图像分割成多个片段或像素集，依赖于传统的算法和人类专家的监督。现在，深度学习对这一过程的自动化产生了重大影响，提高了其准确性和临床工作效率。[49]

声音、语音、文本识别和翻译

处理文档和处理像素不同,因为对于一张图像来说,它始终是存在的,而文档,无论是语音还是文本,都是按时间先后顺序排列的。深度神经网络已经改变了这一被称为"自然语言处理"的领域。值得注意的是,在 2017 年,从电话语音进行语音识别的机器精确度已经达到了与人类相当的水平(见图 4-7)。[50] 微软已经证明,人工智能比专业速记员更能胜任语音的转录。这一进展使得亚马逊的 Alexa 和其他语音助手成为可能,它们在医疗健康领域有着广泛的应用。我预计,语音平台将成为虚拟医疗助手的基础平台,本书后面有专门的一章来阐述这一系统的设计及其系统特征。

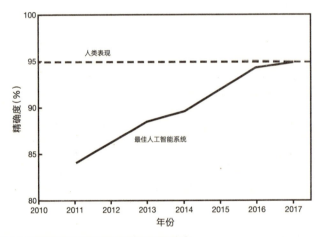

图 4-7 深度学习人工智能在声音识别方面的机器精确度
资料来源:改编自 Y. Shoham et al., "Artificial Intelligence Index 2017 Annual Report," *CDN AI Index* (2017)。

人工智能最引人注目的发展领域之一是机器翻译。谷歌的副总裁兼翻译业务负责人费尔南多·佩雷拉(Fernando Pereira)曾说道:"我从未想过在我的职业生涯中能见证这一切。我们一直在稳步前进,不,不是稳步,而是激进。"[51] 类似于 AlphaGo Zero 围棋算法正被部署用于围棋之外的许多游戏,谷歌在 2017 年发布了一个能够进行迁移学习的翻译系统,这是迈向"通用国际语言"的一步。到 2016 年底,超过 500 亿月度用户每天需要 1 400 亿个不同语言的词汇。[52] 通过相机拍照，谷歌翻译能翻译 37 种语言，通过声音能翻译 32 种语言，其翻译能力与日俱增，很快就能覆盖 100 多种语言。当然，谷歌翻译以及同步进展的语言翻译，可以被视为人工智能在促进人类交流方面的重大贡献。

文本本身的机器识别，包括手写识别、用算法总结（我没有用"理解"这个词）冗长文本的能力，以及从文本转成音频的能力，也都取得了相当大的进展。[53] 谷歌的 WaveNet 和百度的 Deep Speech 是运用深度神经网络自动生成音频的例子。[54] 值得注意的是，目前的技术能力已经实现了将文本转换成语音且与人声难以区分的目标。[55]

人脸识别和其他生物识别技术在汽车领域也有有趣的应用：它们可以用于启动汽车时的身份认证；通过声音和面部线索检测司机的情绪状态或困倦程度，可以用来提高驾驶安全性。[56] 2017 年，美国发生了 4 万多起致命车祸，几乎都是人为失误导致的。人工智能在汽车领域的最大贡献可能是驾驶汽车。不过很明显，我们在这方面需要更多的努力。[57]

无人驾驶汽车

近年来，除非你住在山洞里，才有可能远离关于无人驾驶汽车的浮夸言论。当你在 YouTube 上看到特斯拉"司机"玩游戏、写字、跳上后座和阅读书籍的视频时，你会很容易产生人工智能就在身边的感觉。[58] 虽然这是迄今为止人工智能取得的最高成就，但与事实还是有差距的。

美国汽车工程师协会将无人驾驶分为 5 个等级（见图 4-8），其中 5 级表示汽车完全自动驾驶，即汽车可以在任何时间、任何地点、任何条件下做任何事情，而且车内的人无法控制车辆。如果可实现的话，这一目标也要走一段漫长的路程，估计至少几十年。[59] 4 级意味着汽车在大多数情况下是自动的，不排除人员做后备的可能。3 级是条件性自动驾驶，需要人工接手车辆控制。大多数人都熟悉 2 级，它类似于巡航控制或车道保持，自动化程度非常有限。

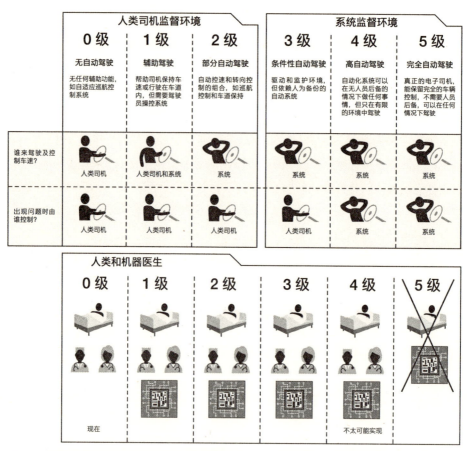

图 4-8 不同等级的自动驾驶汽车和人工智能医疗
资料来源：改编自 S.Shladover, "The Truth About 'Self-Driving' Cars," *Scientific American* (2016)。

整个汽车行业显然都将目光聚焦在了对人员后备要求相对有限的 4 级上，这依赖于多种技术的协同。这一集成的多任务深度学习系统可以跟踪其他车辆、行人和车道标记。汽车感知是通过摄像机、雷达、物体反射的光脉冲和人工智能"多域控制器"的组合实现的，其中人工智能"多域控制器"使用深度神经网络来处理决策的输入和输出。目前，通过软件模拟人类感知能力仍然被认为是一个艰巨的挑战。计算机视觉已将识别行人的错误率从 30 帧中的 1/3 降至 3 000 万帧中的 1/3。拥有快速学习的能力后，使用相同操作系统的所有自动驾驶汽车之间的通信和共享也将变得更智能。然而，除了感知之外，还有其他挑战。尽管 4 级允许人为干预，但如果汽车在该级别运行时遭遇"死机"或"崩溃"的情况，它们将面临灾难性的故障。

我将自动驾驶汽车和人工智能的医学实践相提并论，作为本书最重要的对比之一。虽然在理想的环境和交通条件下，自动驾驶汽车达到4级很可能实现，但医学不太可能超越自动设备的3级水平。某些任务可能可以由人工智能来完成，如通过算法准确诊断皮肤损伤或耳部感染等，但对医学整体而言，在任何时候、任何情况下，我们绝不能容忍没有人类医生和临床医生的监督。2级部分自动化，如自动驾驶中的巡航系统和帮助驾驶员进行车道保持一样，在未来可为医生和患者提供很大帮助。让人作为算法诊断和治疗建议的后备，属于条件性自动化，随着时间的推移，对于某些有特定条件的人来说，这种3级自动化也是可以实现的。

前面总结的4大人工智能领域还不完全，据最新报道，人工智能能做的各种各样的任务还有一长串，表4-3中列出了一些。

表4-3	近年来人工智能已完成的各种任务
击败验证码	辨别艺术品真伪
创造新乐器	自动存储
判决艺术史	分选乐高块
破解魔方	制作假视频、假照片
股票投资组合管理	在购买前一周预测购买情况
写维基百科文章	将文本转换为艺术
唇读	人工喜剧
设计网站	通过输入帧创建慢模式视频
裁剪衣服	绘画
创作歌曲	保密协议检查
发现能源材料	挑选成熟水果

续表

大脑"shazam"（脑波音乐）①	清点并识别野生动物
书写文本	组装家具
作画	创作电影预告片
识别口音	隔墙感应人体姿势
创作诗歌	辩论
进行人口普查	预测余震
文本到语音的转换，并附带口音	推荐时尚

如果人工智能之前从未给你留下任何深刻印象，我希望这篇总结能够传递出人工智能的多能性，并为已经取得的成就提供历史依据，尤其是近年来人工智能的快速发展。但此过程中也会有很多负面声音，引发诸多担忧。

在下一章，我将系统地探讨人工智能的不足之处，从中提炼出医学领域的一些显著特点，并评估它对医学的价值。

---

① 功能磁共振信号（functional magnetic resonance imaging，简称 fMRI）转换为音乐，属于脑波音乐的一种。shazam 是一款听音识曲的功能 App。——译者注

Deep Medicine

05

突破局限:
深度学习亟须解决的八大问题

人工智能远不如一只老鼠聪明。
——杨立昆

我常告诉学生,不要被"人工智能"的名字误导,其实没有什么是人工的。人工智能是人类创造出来的,为的是协助人类,并最终影响人类的生活和社会。
——李飞飞

2017年底，我到谷歌拜访李飞飞，当时正是人工智能被大肆吹捧得最厉害的时期。李飞飞说，我们可能需要再经历一次人工智能寒冬，让一切都冷静下来，通过一些现实生活中的验证使人工智能的泡沫散去。大家纷纷预测：世界末日即将到来，失业将大量出现，医生将被替代……这无疑是一次彻彻底底的夸大其词。当我想到并做了一些关于人工智能负面问题的调研以后，我意识到自己可以写本书专门聊聊这一话题。对于人工智能可被蓄意或不经意地用于非法和不正当目的这一情况，我们每个人可能都不会感到惊讶。我们将有选择地对深度医疗所面临的一些潜在的负面问题进行分析，包括人工智能本身的方法论问题，人工智能加剧偏见和不公平、模糊真理和侵犯隐私等问题，当然还有它对我们的就业甚至生存带来的威胁。

问题一：神经网络的功能局限性

"方法论"这一术语指的是从输入到输出的所有内

容,以及输出以后的结果。对于神经网络来说,用于训练和预测的数据的质量和数量如此出色,使得这一方法论"占了便宜"。至今,绝大多数人工智能的工作是基于结构化数据(如图像、语音、游戏等),这类数据以特定的格式被高度组织化,方便检索,容易处理、储存和查询,并且可被全面分析。然而,有非常多的数据未打标签或者标注,不是"干净"的数据,不是结构化的数据。医疗领域存在大量非结构化数据,如电子病历中的自由文本。人工智能至今无一例外地均采用了监督学习的方法,必须"喂入"真值才能进行训练。任何错误的标注或"真值"都会使网络的输出结果无意义。举个例子,一般来说,不同医生对同一份影像扫描结果的解释往往不一致,这就容易使得真值站不住脚。"干净"的数据意味着要么将所有不完整、不相关、不精确、不正确的内容都挑出来,要么改造它们,使其符合被纳入训练的标准。

即使数据被清理过、标注过、结构化过,它们还是会突然产生很多问题。例如,一旦把时间维度考虑进去,随着时间的迁移,模型的性能也会随之下降,数据便会产生偏移。[1]

AliveCor 的故事揭示了数据的选择对偏差的影响。当梅奥诊所将所有住院患者刻意剔除后,因第一个数据集中高钾血症的患者人数不足,团队最后差一点儿终止整个项目。总的来说,必须有足够的数据覆盖信噪(noise-to-signal)问题,以进行精确的预测,避免过度拟合,这本质上就是用神经网络来镜像有限的数据集最核心的问题。需要重申的是,谷歌搜索、Facebook、YouTube 等网站上无疑有大量的数据,但对医疗来说,不会有数以亿计的数据量,典型的数据量也仅以千计,偶尔能达到百万级别。诸如此类的数据集不需要深度神经网络,一旦使用,就会出现输入内容不足、输出结果不可信等大量的问题。

尽管普遍认为,深度神经网络具有从重约 1.35 千克、拥有千亿计的神经元和万亿计的突触的大脑中进行建模学习的能力,但需要强调的是,这一结论毫无依据。实际上,神经网络并不属于神经系统。谷歌的深度学习专家弗朗索瓦·肖莱(François Chollet)在《Python 深度学习》(*Deep Learning with Python*)一书中写道："没有任何证据表明，大脑实现了任何类似于现代深度学习模型中使用的学习机制。"² 当然，机器为什么必须模仿大脑，也没有充分的理由，这只是简单的逆向拟人化思考罢了。当我们看到机器展示一些智能的表象后，我们就会赋予其人性，并思考某种程度上大脑是不是一种和中央处理器（CPU）一样的认知处理部件。

基于深度学习的人工智能与人类学习有显著的区别和互补性。从儿童发展的例子来看，Facebook 的人工智能开辟者杨立昆对这个关键问题的看法是："孩子们非常善于学习人类对话以及生活中的常识。我们认为，一些人类的学习范式的东西还未被发现和认知。我个人认为，目前影响人工智能领域取得真正进步的主要障碍，就是这个难题一直无法得到解决。"³

机器需要很大的数据集来学习，而孩子们只需要非常少的输入。不是只有机器擅长深度学习，如果使用贝叶斯概率方法，孩子们也可以做很多推理和演绎。正因为是孩子，他们对世界是如何运转的可以很快地形成自己的理解。当遇到陌生状况时，孩子们会表现出对新鲜事物的适应能力。婴儿只需要几分钟就能从最小的未标注的案例中学会抽象的类语言规则。⁴ 正如微软的沈向洋所说："今天的计算机可以很好地执行特定的任务，但对于通用的任务，人工智能仍无法同一个孩子相比拟。"这让我想起约翰·洛克（John Locke）的"白板说"，这一学说可以追溯到约公元前 350 年的亚里士多德。洛克 1689 年的经典著作《人类理解论》（*Essay Concerning Human Understanding*）认为，人类的思维原本是一块白板。

当然，神经网络也像一块白板，但包括盖瑞·马库斯（Gary Marcus）①在内的许多研究人员认为，在人工智能研究人员能够解释人类天赋和先天构造以前，计算机不可能以孩子成长的速度那样熟练掌握一项技能。⁵ 尽管在具体有限的任

---

① 纽约大学心理学和神经科学教授，新硅谷机器人创业公司 Robust. AI 的 CEO 兼创始人。他与另一位人工智能领域的专家欧内斯特·戴维斯（Ernest Davis）合著的《如何创造可信的 AI》，对当下人工智能大潮进行了反思。该书中文简体字版已由湛庐文化策划、浙江教育出版社出版。——编者注

务上，计算机可以变得无与伦比，但就像肖莱所说的，"从成千上万的具象且垂直的任务中展现出超人类的表现，发展出像一个蹒跚学步的孩子拥有的正常智力和常识，这一过程还没有可行的路径"。对于医学来说，有吸引力的部分正是人工智能学习可与人类特有的关键特征（如常识）相结合。

我们常常将机器的能力归因于"读"扫描图片或幻灯片，但它们真的不会读。机器缺乏理解能力，这一点根本不用强调。李飞飞在一次关于计算机视觉的TED演讲上提到，识别不是理解，是没有上下文的。机器翻译的"a man riding a horse down the street"就是一个很好的例子，其实这句话原来的意思是"一个人骑在高高的雕像马上，哪儿也去不了"。因此，我们还处在图像识别的平台期。我问李飞飞，2018年人工智能的发展有什么改变或进步，李飞飞回答说"一点也没有"。

甚至在最基本的物体识别上，深度学习也存在问题。有两项研究可以例证，其中一项被称为"房间里的大象"①，另一项研究可被称为"看见鬼魂"②。[6-7]

一些专家认为，深度学习已发展到了极限，再发展下去很难超越当前有限的功能水平。"深度学习之父"杰弗里·欣顿甚至质疑整个方法学。[8]尽管他研发了神经网络中用于误差修正的反向传播算法，但他最近表示，他对反向传播算法已经产生了"深深的怀疑"，他的观点变成：我们应该"扔掉一切，重新开始"。[9]由于这项技术依赖大量的标签，所以欣顿预计这种依赖带来的效率低下最终可能会导致技术淘汰。[10]欣顿致力于缩小人工智能和孩子之间的鸿沟，并提出了"胶囊网络"（capsule networks）的概念。[11]很明显，他对建立生物学和计算机科学之间的桥梁非常感兴趣。对欣顿来说，这需要超越目前深度神经网络的平面层：胶囊网络具有"垂直柱"③来模拟大脑的新皮质。胶囊网络架构的性能目前还不

---

① 在这项研究中，研究人员向计算机展示了一幅客厅的场景，系统准确识别出沙发、人、椅子和书架上的书；但当研究人员引入一头大象的图像后，系统全乱了。——编者注
② 此项研究可证明深度学习的"脆弱性"。在该研究中，在图中不存在人物的情况下，系统也会辨认出一个人来。——编者注
③ Vertical column，原意指与软脑膜垂直并贯穿皮质全层的柱状结构。——编者注

够出色，但是要知道，反向传播算法也是花了几十年才被接受的。胶囊网络是否也会经历这一过程并最终被接受，当下判断还为时过早，但是欣顿指出的深度神经网络方法论的漏洞，可以说是当头一棒，着实令人感到不安。

AlphaGo Zero 的获胜也带来了一些问题。前面提到了发表在《自然》杂志的文章《不需要人类知识，即可掌握围棋》，其作者对此次胜利曾大张旗鼓地宣扬。[12] 当我问起盖瑞·马库斯对这件事的看法时，他说那简直太荒谬了，"AlphaGo Zero 的专家团队是一支由 17 人组成的世界级专家团队，其中一名还是世界上最杰出的棋手之一。他们竟然一本正经地说'不需要人类知识'，这太可笑了。"我问他为什么觉得这是 DeepMind 的炒作，他回应道："他们是个非常渴望媒体关注的组织。"[13] 马库斯并不是唯一一个指责 AlphaGo Zero 的人，何塞·卡马乔·科利亚多斯（Jose Camacho Collados）也指出了几个关键点，如缺乏透明度（代码无法公开获取）。鉴于需要向计算机教授游戏规则和一些以往的游戏知识，研发者声称"完全从'自游戏'中自学习"明显有些夸大，同时"这一领域的研发人员准确地描述……我们的成果，尽量不要助长（通常是利己的）这一领域的错误信息或故弄玄虚"。[14] 迄今为止，部分人工智能所取得的最大成就可以说被过度美化了。

同所有类型的科学一样，人们都非常关注"摘樱桃策略"①所带来的问题，以及缺乏再现性。很多研究都测试过一系列神经网络的数据，但我们只在出版物中看到这些工作，或者测试数据集与验证数据集差异非常大。数据不够开放，如不发布源代码，就会影响再现性，这仍然是许多研究报道的问题。关于这一领域的另一点也让我非常堪忧：出版内容的质量不高。人工智能在游戏领域应用的文章都非常引人注目，往往刊登在《自然》《科学》等顶级杂志上。但大多数与医学相关的研究只会作为预印本出现在 arXiv 等网站上，且这些预印本未经过同行审查。人工智能所取得的进步不应该绕过专家同行经得起时间考验的评审过程。此

---

① cherry-picking，指的是在成熟市场中，精心挑选一个高端细分市场，用一种与其他供应商有差异的、并被顾客视为优于其他供应商的产品和服务组合，向该细分市场发起进攻。——译者注

外，迄今为止，大多数发表的医学研究都是回顾性的，在计算机中模拟形成，尚未在真实的临床环境中进行前瞻性验证。

问题二："黑匣子"属性带来的不可靠性

如果说人类大脑和人工智能有什么唯一的共同之处，那便是不透明。我们对神经网络的学习能力仍知之甚少，也无法通过询问人工智能的系统来了解它是如何产生输出结果的。

在具有历史意义的 AlphaGo 对李世石的比赛中，第 37 步就是一个典型的例子：算法的开发者无法解释它是如何发生的。同样的现象也出现在医疗人工智能中。曾经在一项将皮肤病变归类为癌变或良性的任务中，深度学习的诊断能力竟然与 21 名获得专业委员会认证的皮肤科医生组成的团队相当。该算法的发明团队，斯坦福大学计算机科学学院，至今仍无法解释该算法成功的具体原因。[15] 还有一个例子同样来自医学领域。我的同事乔尔·达德利（Joel Dudley）曾在西奈山伊坎研究所（Mount Sinai's Icahn Institute）工作。达德利带领他的团队开发了一个名为"深度患者"（Deep Patient）的项目，旨在研究电子病历中的数据是否可用来预测 78 种疾病的发生。当被用于超过 70 万名西奈山的患者时，神经网络技术利用原始病历数据的无监督学习，采用堆叠式降噪自动编码器（stacked denoising autoencoder），能够预测出精神分裂症的发病率及在其他情况下的发作时间，这对医生来说是非常难以预测的。达德利很好地总结了人工智能黑匣子的问题："我们可以建立这些模型，但我们不知道它们是如何运作的。"[16]

事实上，我们已经接受了医学中的种种黑匣子。例如，电休克疗法对重度抑郁症非常有效，但我们不知道它是如何起作用的；许多药物在无人能做出解释的情况下似乎仍然非常有效。作为患者，但凡我们能感觉更好或有好的结果，我们都愿意接受这种人为的黑匣子。那么面对人工智能算法，我们也应该如此吗？佩德罗·多明戈斯告诉我,他会接受"准确率达到99%而机理仍是黑匣子的方法",这好过于"能揭示清楚机理但准确率只有80%的方法"。[17]

但这并不是主流观点。2017年,纽约大学成立了人工智能Now研究所,致力于研究人工智能所带来的社会影响。人工智能Now报告中提出的最主要的建议就是:任何"高风险"事项,如刑事司法、医疗、福利和教育,都不应依赖人工智能黑匣子。[18] 2018年,欧盟《通用数据保护条例》(General Data Protection Regulation)生效,该条例要求,对于系统自动做出的决定,研发公司必须向用户做出解释。[19]

这就触及了医学问题的核心。即使机器所使用的算法经过了严格的测试和充分的验证,医生、医院和医疗系统也需要对机器可能做出的决定负责。对患者而言,欧盟所要求的"解释权"其实赋予了他们了解自身健康以及疾病管理关键知识的权利。此外,机器也可能会"生病"或"被黑"。试想一下,如果一个有关糖尿病的算法获取并处理关于血糖水平、身体活动、睡眠、营养和压力等多层次的数据,但算法中出现了一个小故障或漏洞,导致它推荐了错误的胰岛素剂量,那么这一算法该怎么办?如果一个人犯了这样的错误,可能会导致患者出现低血糖昏迷或死亡。但如果一个人工智能系统犯了这样的错误,它可能会伤害或害死成百上千个人。任何时候,机器在做出医学决定时,都应该有清晰的定义和解释。

此外,还需要开展大量的模拟工作来测试算法的漏洞和存在的问题。关于模拟测试范围和结果的透明性也极其重要,特别是对于医学界的接受与否。虽然现在已有非常多商业化的算法在医疗实践中得以应用,如对影像的解释,但对它们的运作机制仍缺乏相关解释。放射科医生对每次扫描都应该进行反复检查,以确保无误。试想:如果一位放射科医生非常忙碌、注意力不集中、自满,从而忽略了一些内容,那么对于患者来说会有怎样不利的结果?

有一项名为"可解释的人工智能"的研究计划,试图理解为什么某一算法会得出它所得出的结论。因而,当我们看到计算机科学家转向使用神经网络来解释神经网络的运作机制时,一切也许就不奇怪了。例如,谷歌有一个叫作"Deep

Dream"的项目,其本质就是一个反向深度学习算法。它并不是用于识别图像,而是通过生成图像来发现算法的关键特征。[20] 有趣的是,人工智能专家希望通过人工智能系统性地修复它所有的缺陷,就像外科医生说的那样:"怀疑它的时候就切掉它。"

至今,我们已经遇到了一些解开算法黑匣子的医学案例。2015年,曾有一项使用机器学习来预测肺炎住院患者是否会有高风险严重并发症的研究,该算法错误地预测到,有哮喘病史的肺炎患者更不容易出现严重并发症——该预测结果可能会引导医生忽视哮喘患者。[21] 最终,研究人员通过定义每个输入变量的影响值,试图理解算法中未知的内容,算法才得以修复。[22]

可以预见的是,未来在理解人工智能神经网络的内在运作机制方面,我们将会投入更多的努力。尽管为了纯粹的利益我们已经习惯接受医学上的妥协,习惯权衡治疗效果和风险,但随着人工智能成为医学不可分割的一部分,机器的黑匣子仍然无法被大多数人接受。很快,在无法解释的情况下,我们就会开展医学领域的随机试验,来验证算法比标准护理模式能显现出强大的优势。到时,我们对黑匣子机器的容忍度,无疑将受到空前的考验。

问题三:人工智能再现的人类偏见和不公平

在《算法霸权》(*Weapons of Math Destruction*)一书中,凯西·奥尼尔(Cathy O'Neil)提道:"很多模型都将人类的偏见、误解和偏差编程进了软件系统,从而使系统不断掌控我们的生活。"[23] 偏见在我们的算法世界中已经根深蒂固,它广泛地影响着人们对性别、种族、民族、社会经济和性取向的认知。这种影响可能极其深远,包括谁能得到工作,甚至一次工作面试的机会,专家人士是如何进行打分排名的,刑事案件是如何进行司法制裁的,或者贷款能否被批准下来,等等。我会用一些例子来证明这个问题有多么严重。

在一篇名为《男人也喜欢购物》(Men Also Like Shopping)的论文中，某研究团队评估了两组图像，每组都包含超过 10 万张带有详细标签的复杂场景的照片。[24] 这些图片所展现的性别偏见显而易见：购物和烹饪，与女性有关；体育、教练和射击，与男性有关。其中在一张照片中，一位男性在厨房做饭，其输出结果非常失真，该图片被标记上了"女性"的标签。更糟糕的是，在此基础上训练的图像识别会放大这种偏见。曾经有一种可在训练中减少这一偏见的方法，但它要求程序员找出这些偏差并指出需要纠正的内容。即使这样做了，原始数据集还是存在嵌入的问题。[25] 此外，卡内基·梅隆大学的一项研究发现了关于性别偏见的另一个典型案例。这项研究发现，男性远比女性更有可能收到谷歌发布的高薪工作的招聘广告。[26]

另一项人工智能的项目研究了网络上约 8 400 亿个单词的标准语料库，发现了关于性别和种族偏见以及其他负面态度（如精神疾病或老年人的姓名）的许多典型证据。[27] 使用网络作为这项研究的来源，只是将我们根深蒂固的历史文化偏见凸显了出来。2015 年，当一款名为 Photos AI 的谷歌应用错误地将"黑人"标记为"大猩猩"时，引起了不小的轰动。[28] 新闻媒体 ProPublica 的一篇叫作《机器偏见》(Machine Bias) 的曝光文章提供了有力的证据，该篇文章证明，一种常用的商业算法错误地预测了黑人被告未来犯罪的风险更高，而白人被告的风险评分自动向低风险倾斜。[29] 警方在预测犯罪发生地点时所使用的算法，也存在对穷困地区的偏见，而臭名昭著的"同性恋雷达"(Gaydar)研究中所使用的人脸识别算法，对同性恋者同样存在偏见。[30-31]

还有一些意想不到的方法路径会产生性别偏见，但它们确实又很重要。以一款名为 NamePrism 的应用程序的开发为例，这款应用程序旨在识别和防止歧视。[32] 这款由石溪大学（Stony Brook University）和几家大型互联网公司共同开发的应用程序，采用了一种可以从名字中推断种族和国籍的机器学习算法，对数百万个名字进行了训练，其准确率约为 80%。但当机构审查委员会和研究人员推进该项目时，他们没有料到这款应用会助长歧视。但它确实被这样使用了！[33]

这些领先科技公司的工作人员和高管身份均缺乏多样性，因而对改变这些状况毫无用处。在许多公司里，白人男性占多数让人们更难意识到对女性的性别歧视，这点必须引起注意，因为这将是人工智能算法无法解决的问题。

人工智能 Now 研究所已经解决了偏见问题，研究所建议，"严格的预发布试验"对于人工智能系统很有必要，"以确保它们不会放大由于训练数据、算法或系统设计等因素引起的偏见和错误"。此外，继续监督任何有关偏见的证据仍有必要，一些使用人工智能的组织希望实现这一点。[34] 导演凯特·克劳福德（Kate Crawford）总结道："随着人工智能成为新的基础设施，就像水龙头里的水一样无形地流过日常生活，我们必须了解它带来的短期和长期影响，并确认它对我们所有人都是安全的。"[35] 为了推进公平性，在系统性地审计算法方面，我们已经开展了大量工作。[36] 人工智能已被用来解决维基百科的性别偏见，人们甚至还就"人工智能算法的偏见是否比人更少"这一话题展开了争论。[37-38]

在医学研究中，由于参与研究的患者很少能反映整个群体的情况，所以偏见早已被纳入这一体系中。少数群体的代表性往往不足，有时甚至根本未被纳入研究中。在基因组学研究中，这一点尤其值得注意，原因有二：第一，在大型队列研究中，欧洲血统的人构成了大部分或所有的研究对象。这导致了第二个原因：他们作为样本对大多数人的价值有限，因为许多疾病和健康的基因组学具有祖先特异性。将这些数据作为人工智能算法的输入数据，然后将其应用于对所有患者的预测或治疗中，这种方法可能会带来麻烦。这一点在皮肤癌的人工智能研究中得到了证明，迄今为止，这项研究只在极少数有色皮肤患者中进行。[39]

人工智能加剧了本已严重的经济不平等，这一状况还将愈演愈烈（在美国等许多地区，这种不平等仍在不断加剧），这种潜在的不平等也会对医疗产生影响。尤瓦尔·赫拉利在《未来简史》一书中预测："20 世纪的医学旨在治愈患者，但 21 世纪的医学正日益以提升健康为目标。"[40] 人工智能专家李开复也这么认为，他强调，需要"最小化人工智能所引起的富穷差距，以及国家之间和国家内部的差距"；他还强调了考虑人工智能系统带来的社会影响的重要性，包括有意识和无意识的影响。[41] 对于较低社会经济阶层的人来说，以下是三重打击：人工智能的偏见经常对他们产生负面影响、他们最容易失业、他们最难以获得和使用人工智能相关的医疗工具。我们需要相当多的先见之明和策略，使得有效的、有影响力的人工智能工具对所有人都可用，从而克服这些令人担忧的问题。

问题四：人工智能可能导致的虚假性

从某种程度上来说，假新闻、假图片、假语音和假视频都是人工智能的产物。我们看到假新闻的制造者在 Facebook 上如何针对定向人群影响 2016 年的美国大选，以及各种公司的网络广告如何利用人工智能引诱人们，甚至可以说引诱人们"上瘾"，这些问题变得越来越糟。我们曾经讨论过如何通过图像处理（PS）来"塑造"我们看到的东西，而使用人工智能工具进行 PS 已经达到前所未有的以假乱真的地步，这不仅是重绘图像，而是重写现实。

创业公司 Lyrebird 可以从一个人的声音短样本中模拟出几乎真实的音频。[42] 人工智能算法 Houdini 可以"劫持"音频文件，通过人工智能改变其发音，使它们听起来和人的声音一模一样，但又能欺骗其他人工智能算法（如谷歌 Voice），使其检测出完全不同的内容。[43] 华盛顿大学的研究人员利用神经网络伪造了一段奥巴马总统从未发表过的演讲视频，几乎无法通过肉眼识别出来。[44]

生成式对抗网络（Generative Adversarial Networks，简称 GAN）是人工智能的一种算法模型，正被频繁地应用于诸如此类的目的。当初，伊恩·古德费洛意识到，图像生成的发展落后于图像识别，于是他在 2014 年研发出 GAN。古德费洛做的早期研究很快被英伟达（Nvidia）的一个团队跟进，他们随后建立了一个更好、更高效的 GAN，制作出的假名人图像的质量之高前所未有。[45] 之后，基于 GAN 又衍生出很多优化的应用，这些算法的快速发展无疑增加了人们辨别真假的难度。似乎所有类型的内容都可以被无限操作,真实的界限已经变得模糊不清,这是我们这个真理衰亡时代最不需要的东西。

问题五:人工智能中的隐私安全隐患

很多人说,我们已经到了毫无隐私可言的地步。人脸识别准确性的进步也正验证了这些断言。像谷歌的 FaceNet、苹果的 Face ID 和 Facebook 的 DeepFace,这样的人脸识别算法,可以很容易地从上百万张人脸中识别出一张脸。而基于人工智能的面部数据只是识别一个人的方法之一,基因组数据的人工智能识别是另一种识别方法,该方法曾被用于寻找金州(Golden State)的一个连环杀手。基因组学家、再鉴定专家亚尼夫·埃利希(Yaniv Erlich)曾断言,通过大型消费者基因组数据库,"在不久的将来,几乎所有欧洲裔美国人的身份都能被识别"。[46]除此之外,诸如视网膜图像或心电图等有效的生物识别技术,在未来也可用于类似应用。还有机器视觉人工智能的"奥威尔幽灵"(Orwellian),这种无处不在的监控摄像头,虽然提高了识别能力,却也牺牲了人们的隐私。

2017 年,人工智能公司 DeepMind 和英国皇家自由伦敦国家健康基金会信托基金的故事,凸现了医学界的紧张氛围。[47] 2015 年 11 月,在未经明确同意的情况下,英国国民健康服务体系(National Health Service,简称 NHS)委托 DeepMind 将一个可识别个人身份信息的患者电子病历数据库,从 NHS 系统转移到 DeepMind 自己的系统中,这些数据包含了 160 万英国公民 5 年多的记录。DeepMind 希望用这些数据研发一款名为 Streams 的智能手机应用,提醒临床医生关于患者肾脏损伤的情况,改善英国每年因肾脏损伤导致 4 万人死亡的状况。解决问题的初衷值得称赞,但当时 DeepMind 在医疗服务方面几乎没有经验。所以,尽管 DeepMind 多次保证其接收到的数据"永远不会与谷歌账户、产品或服务相关联",但还是不乏有人对该公司获得这些数据感到担忧。[48]这就是问题所在。Verily 是一家曾在谷歌旗下专注于医疗健康的公司,后来从谷歌独立出来。

当我拜访该公司时，公司高管告诉我，新公司成立的部分原因是为了避免外界认为其与谷歌有关联。

无论公司如何保证，目前还没有方法能真正追踪到公司对这些庞大的NHS数据做了些什么。这些数据包括患者药物过量、堕胎、心理健康治疗、HIV阳性实验室检测等各种记录。2017年底，英国监管机构认定这些数据的来源并不合规。[49]为了回应这些担忧，DeepMind最终建立了一个数字账本系统，提供对任何患者数据进行访问的审计跟踪。而事实上，最理想的情况应该是，从项目一开始就将这一账本系统纳入其中，从而保证数据的隐私和安全。

最后，DeepMind开发的Streams应用程序免费提供给NHS，反应良好，显著减少了追踪患者肾脏功能障碍相关信息所需的时间，并被护士、医生和患者权益团体广泛接受。一位名叫萨拉·斯坦利（Sarah Stanley）的护士在使用这款应用时表示："我们在不到30秒的时间里就对患者进行了筛选，而这一过程在过去需要4小时。"[50]一家名为"理解患者数据"（Understanding Patient Data）的组织负责人妮科尔·佩琳（Nicole Perrin）很支持这一项目："我认为，重要的是我们不能因噎废食，不能因过度在乎其中的问题和潜在的风险，而让一家拥有如此优质专家和资源的公司错失参与医疗健康行业的机会。"[51] DeepMind人工智能团队的乔·莱德萨姆（Joe Ledsam）补充道："我们应当更加关注模型的风险和安全，而非相反。"

DeepMind的案例引出了许多与大数据相关的医疗隐私问题：未得到适当的授权同意、不透明，以及越来越多的科技寡头（谷歌、亚马逊、苹果、Facebook、微软）全面致力于医疗健康行业所带来的"科技冲击"。尽管它们研发出了重要的产品，帮助到了临床医生和患者，但也从中得到了宝贵的教训。[52]

关于深度学习侵犯隐私的另一个例子，是发表在《美国国家科学院院刊》（*Proceedings of the National Academy of Sciences*）上的一篇论文。[53]通过将200个城市的2 200万辆汽车的5 000万张谷歌街景图与公开数据相结合，斯坦福大学人工智能实验室的研究人员及其合作者，准确地判断出公众投票模式、种族、教育、不同邮政编码或选区的收入等情况。虽然深度学习算法并未估算出具体个人或家庭层面上的收入，但可以肯定的是，许多科技公司都有这样的数据，通过类似的神经网络分析可以得出这些信息。最引人注目的案例是，剑桥分析公司通过提取 Facebook 数据对大多数美国成年人的个人资料进行了扩展，并通过算法定向发布假新闻，最终改变了 2016 年美国的选举结果。[54]

随着对自动化网络攻击和人工智能产品（如无人驾驶汽车）可能失控的风险关注，人们对潜在的黑客攻击越来越担忧。我们已经看到，目前有非自动驾驶汽车被远程入侵，并在驾驶时失控。[55] 因此，一方面，在黑客时代，所有使用人工智能的操作都需警惕不良数据对系统的破坏、人工智能恶意软件、人工智能机器人，以及不同人工智能之间的对抗战争（主系统拒绝入侵者）；另一方面，很多利用深度神经网络促进网络安全的努力也在进行中。但显然，它们还没有站稳脚跟，如艾可菲（Equifax）、雅虎、安德玛（Under Armour）等公司都发生了大规模数据泄露事件。有一项被称为"差分隐私"（differential privacy）的技术，使用一组被称为"教师模型全体隐私聚合"（Private Aggregation of Teacher Ensembles）的机器学习算法，在不获取具体的病史资料的情况下，从而能保护个人身份信息。[56] 然而，这种对有限数据的使用可能会导致模型偏向特定的子集，从而放大隐私和偏见之间的相互作用。

问题六：人工智能对伦理和公共政策的挑战

近年来，人工智能的发展速度一直在加快，因此出现了一些呼吁使用测速仪和新的监管措施的声音。[57] 艾伦研究所人工智能研究院（Allen Institute for AI）的首席执行官奥伦·埃齐奥尼（Oren Etzioni）就是其中一员，他提议："为了谨慎起见，要放慢人工智能的发展速度。"虽然人工智能并没有直接造成本章讨论的诸多典型的伦理问题，但这些问题在人工智能的发展过程中的确被放大了，如

"同性恋雷达"研究、NHS 和 DeepMind 的合作、种族偏见，或者不经意中造成的不平等问题。然而，关于人工智能伦理方面的反馈并不一定局限于这些传统的问题。人工智能的伦理问题有两个基本层面：一是机器伦理，即人工智能系统本身；另一个是更广泛的层面，而非特指算法。

关于机器伦理的一个典型案例就是：在事故即将发生时，无人驾驶汽车如何在进退两难之间做出选择，而无论它如何反应，人都将死亡。这是"电车困境"的现代版。让-弗朗索瓦·博纳丰（Jean-Francois Bonnefon）和他的同事深入研究了无人驾驶汽车的困境，他们使用了超过 1 900 人的数据进行输入和模拟。[58] 在车遇人的 3 种情况中（见图 5-1），没有一种选择的结局是好的。这只是一个关于"谁和多少人将要死亡"的问题。由于道德价值观、文化规范和个人利益的冲突，我们无法得出正确的答案，但大多数受访者并没有选择牺牲自己来换取"更大的利益"。显然，在设计控制自动驾驶汽车的算法时，尝试解决这些问题将是一个艰巨的任务，并已被列为"当今人工智能领域最棘手的挑战之一"。[59-60]

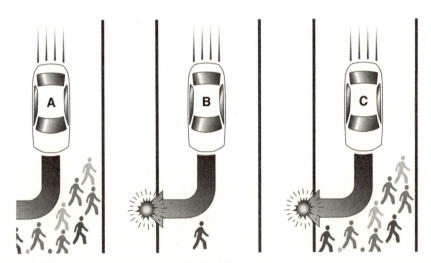

图 5-1 自动驾驶汽车遇到 3 种交通情况时的处理方案
汽车必须决定：(A) 多个行人死亡或一个行人死亡，(B) 一个行人死亡或车上的乘客死亡，(C) 多个行人死亡或车上乘客死亡。
资料来源：改编自 J. F. Bonnefon et al., "The Social Dilemma of Autonomous Vehicles," *Science*(2016): 352(6293), 1573-1576。

关于这一两难问题的另一个问题是：谁应该参与算法设计？消费者、制造商，还是政府？正如人们所料，企业对政府监管不感兴趣，包括微软和谷歌在内的许多公司都成立了自己的内部道德委员会。他们认为，监管机构的介入可能会起到反作用，在一些边缘问题上拖延自动驾驶汽车的使用，而自动驾驶汽车在总体上将会减少交通事故的死亡人数，这一点已经很明显了。但是，我们并没有从大局角度来考虑。每年有超过 125 万人死于人类驾驶，其中大多数是由于人为失误，社会却对这种状况视而不见。[61] 将计算机引入社会产生了一种认知偏见，而不是认识到它带来的净效益。当自动驾驶汽车撞死人的时候，人们对自动驾驶汽车的危险发出了强烈的抗议。2018 年，一辆优步（Uber）无人驾驶汽车在亚利桑那州造成一名行人死亡。当时，汽车的算法检测到有一个行人在黑暗中过马路，但没有停车；而后备的人类驾驶员也未对此做出反应，因为她太信任汽车了。[62] 在这一事件中，我会质疑优步公司的道德准则，而不是人工智能本身，因为在未进行充分算法测试和人类驱动程序备份的情况下，优步过早地推进了这一程序。

在医学领域，人工智能的监管问题尤为重要。目前，我们还处于医疗算法监管的早期阶段，只有有限数量的算法获得了批准。但问题不只是有多少基于人工智能的算法或更多的申请提交或通过审批了，而是这些工具正在或将要通过更大的数据集及自身的自学习能力进行不断的演变。这就需要制定新的审查和批准的基本规则，上市后还要进行监管；同时，监管机构需要引入具有人工智能专业知识的新的工作人员。如果为未经合理验证或易被黑客攻击的算法开绿灯，可能会产生灾难性的影响。

出于对违反职业操守及其带来的伤害的担忧，人工智能 Now 研究所以及全球各地的许多其他组织，正在为促进道德和安全的人工智能发展而努力，包括 OpenAI、Pervade、Partnership on AI、未来生命研究所（Future of Life Institute）、AI for Good 峰会，另外，加州大学伯克利分校、哈佛大学、牛津大学和剑桥大学等也做出了学术贡献。然而，正如人工智能 Now 研究所指出的那样，没有一家科技公司追踪自己遵守道德准则的情况。当我读到印度传统 IT 巨头印孚瑟斯公司（Infosys）的医疗人工智能报告《医疗人工智能：疗效和伦理的平衡》（*AI for Healthcare: Balance Efficiency and Ethics）时，我非常有共鸣。[63] 但是，虽然该报告认为，整个行业和IT行业的组织需要"建立道德标准和义务"，但它没有说明这些标准和义务是什么。在医疗领域，不排除有人很可能会故意研发一些不道德的算法，如根据保险或收入状况预测患者的医疗建议等。由此看来，我们还有很多工作要做。

问题七：人工智能对工作岗位的巨大影响

我已经记不清看过多少篇关于"人工智能（或机器人）会取代你的工作吗？"类似的文章了，但对于所有这些消极的预测，似乎有相同数量的预测走向相反的方向。麻省理工学院数字经济倡议的负责人埃里克·布林约尔松（Erik Brynjolfsson）是我首先推荐的一位专家，他说："数百万的工作岗位将被取消，数百万新的工作岗位也将被创造出来为大众所需要，更多工作岗位将发生转变。"[64] 从数字上看，高知特信息技术公司（Cognizant Technology Solutions）预测，未来15年里将新增21种工作岗位类别；1 900万个工作岗位将消失，2 100万个新岗位将出现。[65] 同样有意思的是，人工智能专家杰瑞·卡普兰（Jerry Kaplan）[①] 认为："在我们熟悉的创造和衰退的资本主义周期中，工作岗位会从一些大类向另一些大类切换发展，人工智能终究会改变我们生活和工作的方式，提高我们的生活标准。"[66] 麦肯锡全球研究院的一份长达160页的报告，也认同岗位增减的整体平衡的观点，该报告展现了一个深入的全球视角，它强调，具体工作机会的增减在世界不同区域将有显著的不同。[67]

很明显，就业岗位将会发生巨大的转变和颠覆，而应对这些变化并不像

[①] 杰瑞·卡普兰是斯坦福大学人工智能与伦理学教授，开平板电脑与智能手机先河的人工智能商业化先锋，其代表作《人工智能时代》阐述了人机共生下财富、工作与思维的未来，该书中文简体字版已由湛庐文化策划、浙江人民出版社出版。——编者注

将煤矿工人培训成数据矿工那么简单。斯坦福大学贫困与技术中心主任伊丽莎白·梅森（Elisabeth Mason）认为，美国有几百万的工作空缺，而我们现在有了优化匹配的工具，就是利用人工智能来帮助解决这一问题。[68]据经合组织2018年的一份报告估计，全球超过40%的医疗工作可以实现自动化——这就是我们可能要面临的颠覆程度。[69]在人工智能领域，可用的人才和需求之间存在着巨大的不匹配。有很多报道称，拥有人工智能专业知识的刚毕业的博士，起薪从30万美元到100多万美元不等；这些应届毕业生大多来自学术界或其他科技公司。甚至有人开玩笑说，人工智能领域专家的薪资上限应该相当于美国职业橄榄球联盟的薪资。[70]比起为失业的人（或人工智能领域的求职者）寻找新的工作，如今更大的挑战可能是创造新的工作，而这些工作并不比现在的工作更好，而且很可能很大程度上还是由机器完成的。

我们正处于并将继续处于适应这些变化的艰难时期。加里·卡斯帕罗夫在《深度思考》中提醒我们关于"自动化、恐惧、最终接受"的这一循环过程，尽管"自动电梯的技术自1900年以来就已存在"，但直到20世纪50年代（1945年英国航空公司电梯操作员罢工事件后），该技术才被接受，因为当时"人们对坐没有操作员的电梯感到极其不舒服"。科技行业的一些领导者正在加大资金投入，为技术的被接受铺路，如谷歌向旨在帮助工人适应新经济的非营利组织捐赠了10亿美元。[71]在接下来的章节中，我将讨论几乎所有类型的医疗工作者的工作变化，包括新工作、旧工作和转变的工作。

问题八：人工智能带来世界末日的恐惧

如果我们今天已经不存在了，就不用再担心人类健康和人工智能了。我们是否以及何时才能创造出具有超智能的自主智能体——像生命体一样运作，设计和建立它们自己全新的迭代，至少能像人类一样完成任何目标，目前还不清楚。然而，在《终结者》、《2001：太空漫游》中及《黑客帝国》中的特工史密斯身上，我们已经接触过很多"天网"的概念，显然我们也已经接受了这一观念。

这些广受欢迎的电影塑造了拥有人工智能的机器，许多科幻电影已经被证明有先见之明，所以对人工智能的恐惧不应该那么令人惊讶。[72]我们从很多知名人士那里听到关于世界末日的预测，如史蒂芬·霍金（"发展全面的人工智能可能终结人类"）、埃隆·马斯克（Elon Musk）（"我们正在用人工智能召唤恶魔"）、亨利·基辛格（Henry Kissinger）（"可能会造成历史断裂，并瓦解整个人类文明"）及比尔·盖茨（"可能比核灾难更危险"）等。当然，也有许多专家持相反的观点，包括爱丁堡大学的艾伦·邦迪（Alan Bundy）和杨立昆（"不会出现《机械姬》或《终结者》中的场景，因为我们不会融入诸如饥饿、权力、繁殖和自我保护等人类驱动因素来制造机器人"）。[73-74]或许并不意外，杨立昆的老板马克·扎克伯格也不担心，他曾写道："一些人不断制造恐慌，认为人工智能是一个巨大的危险，但对我来说这似乎太过牵强，它们远比不过疾病的传播、暴力等带来的灾害。"[75]一些人工智能专家甚至还戏剧性地改变了他们的观点，比如加州大学伯克利分校的斯图尔特·拉塞尔（Stuart Russell）。[76]

未来学家们考虑这个问题的任何一种角度，或者即便两种角度是对立的，都没有错。[77]特别让我感到高兴的是，吴恩达和埃隆·马斯克对人工智能和火星之间的联系建立的截然不同的观点。吴恩达认为："担心机器人杀手会变多，就好比我们还未定居火星就已经在担心火星的人口过剩一样。"[78]而马斯克认为，机器人杀手的潜在增长是我们需要征服火星的一个原因，一旦人工智能要起流氓或者拥有人性的时候，火星可以为我们提供一个避难所。[79]

马斯克的深切担忧促使他和萨姆·奥尔特曼（Sam Altman）成立了一家价值10亿美元的非营利机构OpenAI，该机构旨在为推进更安全的人工智能而努力。此外，他还向未来生命研究所捐赠了1 000万美元，部分资金用于构建关于人工智能发展的最糟状况，以便以后能够预测和避免此类情况的发生。[80]麻省理工学院的物理学家，也是未来生命研究所的创始人迈克斯·泰格马克，组建了一个由人工智能专家组成的国际小组，预测我们何时能会看到机器如人类一般智能。他们的共识是：2055 年。同样，牛津大学人类未来研究所和耶鲁大学的研究人员，在一项针对机器学习专家的大型调查报告中得出结论："在未来的 45 年内，人工智能将有 50% 的概率在所有任务中超过人类，并在 120 年内实现所有人类工作的自动化。"[81] 有趣的是，人类未来研究所的创始人尼克·波斯特洛姆（Nick Bostrom）是《超级智能》（*Superintelligence*）一书的作者。《纽约客》杂志中一篇深入的专题文章称他支持人工智能是"世界末日的发明"。[82] 泰格马克指出，这种情况发生的可能性很低："可以说，超级人工智能与一颗巨大的小行星（如导致恐龙灭绝的那颗）撞击地球的概率相同。"[83]

> 不管未来如何，今天的人工智能依然是狭义的。虽然我们可以想象，通用人工智能会将人类当作宠物，抑或是把我们所有人都杀死，但是，是时候该明白我们所面临的时代了：我们现在处于"生命 2.0"时代，正如泰格马克将我们分类为"人类"，我们也的确是。作为人类，我们可以重新设计软件，学习复杂的新技能，但对于调节自身的生物硬件我们却能力有限。而"生命 3.0"时代是否会到来，是否会出现既擅长设计硬件又能设计软件的生物，还有待观察。因此，在不久的将来，核心问题不在于人类是否会灭绝，而在于人工智能将如何改变我们和我们的生活方式；而对于医疗目的而言，人工智能将如何改变行医之人。泰格马克建议我们应集体开始将自己标榜为"意人"（*Homo sentiens*）。

我们不妨仔细想想：如果穿上医生的外套，"意人"会是什么样子。

Deep Medicine

06

"有模式"的医生：
最有可能被人工智能取代的三类医生

如果某个医生可以被机器取代，那么他就应该被机器取代。
——沃纳·斯莱克（Warner Slack）

从某种程度上来说，放射科医生的日常工作是一种犯罪，因为他们在此过程中正在杀人。
——维诺德·科斯拉（Vinod Khosla）

几年前，在经历了一场剧烈的腹部和背部疼痛之后，我被诊断出左侧肾脏和输尿管有结石。左侧输尿管中有两块平均直径超过 9 毫米的大结石。即使大量喝水并服用坦索罗辛等药物，我还是无法将结石排出体外。我只好用碎石术来解决——通过碎石机产生的高能声波，在体外对准输尿管区域，击碎结石。虽然术前会进行全麻，但整个过程还是相当痛苦，我也不例外。

手术一周后，我满心期盼结石已经完全碎裂甚至消失，只需花几分钟，做一个简单的泌尿系统（肾脏、输尿管、膀胱）X 线片检查，就能知道结果。拍摄的技术人员检查了影像图片，确保质量没问题。我问她是否还可以看到我左侧输尿管内的结石，她说不确定；我自己看了影像后，同样也不能确定。因此，我要求与放射科医生沟通。

在美国，这种情况很少发生。除非放射科医生是进行介入操作的，也就是直接参与治疗的医生（如将设备放入血管中），否则放射科医生很少与患者直接接触，无论是讨论扫描结果还是其他。正常情况下，放射科医生会整天待在暗室里看片子，然后进行解读和提交报告。而大多数专科医生都太忙，他们不会亲自查看患者的X线片，仅依赖放射科医生传来的报告，便开始与患者沟通结果。

这一过程有点像买车：你向营业员咨询，却总见不到经销商。当你与营业员谈判时，他们得向经理请示。医学扫描也类似，你有可能永远只能见到拍片技师，而见不到解读影像报告的医生。在美国，通常情况是这样的，片子拍好后，你需要坐着等一会儿，拍片技师会和报告医生进行当面或电子沟通；等确定片子质量达标后，你就可以穿上衣服离开了。

在等候区坐了15分钟后，我被领回到暗室见放射科医生。通过屏幕反射的荧光，我看到了一个黑发、留着胡须的白人男性。他和我年纪相仿，看上去和蔼可亲，对于我的来访似乎很高兴。他拉过椅子让我坐在他旁边。当时我就在想：为什么他要穿着长长的白大褂，而不是我想象的那样，穿的是牛仔裤和休闲服，或者睡衣？

这位放射科医生提取了许多与我的肾脏相关的数字化扫描结果，并将其投射在大屏幕上，进行并排比较。几个月前用于最初诊断的扫描影像显示结石确实存在，所以之前的扫描结果可用于和新拍的泌尿系统X线片做对比。放射科医生把新的影像放大了很多倍，聚焦在结石区域。令我感到恼火的是，结石不仅仍然存在，它们的大小也没有任何变化，只有一个往下移动了一点。治疗带来的改善微乎其微，我的肾脏仍然肿胀，这说明还存在一些阻塞，不知道这种情况会持续多久，是否会造成永久性的损伤，我对此感到非常担心。尽管有很多坏消息，但这次见面让我对自己的病情有了更深的了解，远远超过了与泌尿科医生进行的沟通。放射科医生示意，碎石术大概率是失败了，在他看来，考虑到结石的大小和所在部位，还是应该通过手术来清除。放射科医生本身与开展此类手术没有任何利益关系，因此，与我从外科医生那里得到的身体状况评估相比，从他这里得到的建议，无疑更加独立客观。

这一次，患者（我）和放射科医生的会面可能只是一个例外事件，但这可能就是未来发展的方向。

放射科医生

在过去的 50 多年中，放射学发生了重大的变化。随着多媒体技术从模拟化到数字化的发展，影像变得非常易于存储和查找，影像的分辨率也越来越高。而且，以数字化方式获取图片就无须再等待 X 线片的冲洗。而笨重的老式交流发电机阅读器，上面有一张张拷贝胶片，通常按当天患者的字母顺序来排列，需要等上几分钟才能显示想要的扫描影像。主治医生及其团队的实习生，每天会到地下室直接与放射科医生一起核验患者的情况。

但现在，借助图片存档和通信系统（picture archiving and communication systems，简称 PACS），这种见面已经很少了，转诊医生只是远程阅读报告，理想情况下可能远程查阅影像图片本身，不过这种情况并不常见。宾夕法尼亚大学医学院放射科的所罗伯·杰哈对这一变化做了很恰当的比喻："以前的放射科医生掌控着交流发电机上的控制平板，他们简直就是宇宙的中心。而如今，有了 PACS 和先进的成像技术以后，放射科医生几乎成了木星的卫星，无名而多余。"[1] 从平片（plain film）到 CT、PET、核素扫描以及 MRI，影像扫描变得更加高效，然而影像解读却并非如此。

最经典的医学影像就是胸部 X 线片，全世界每年大约会扫描 20 亿次。这些影像通常很难解读，尤其是当它们被用于肺炎诊断时。心力衰竭和许多其他重叠特征（如瘢痕、肿块或结节、积液或塌陷的肺组织）可能会混淆诊断（见图 6-1）。[2]

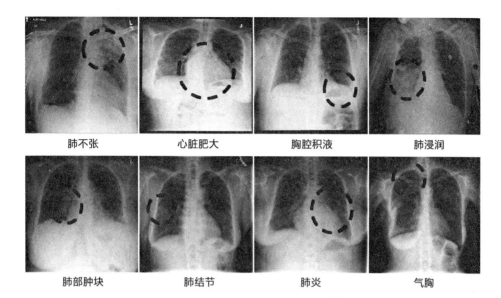

图 6-1 胸部 X 线片检查中 8 种不同的表现

资料来源：改编自 X. Wang et al.,ChestX-ray8: Hospital-Scale Chest X-ray Database and Benchmarks on Weakly-Supervised Classification and Localization of Common Thorax Diseases, *arXiv* (2017)。

当然，如果机器可以准确而快速地读取胸部 X 线片，这将会是该领域向前迈出的重要一步。正如吉迪恩·刘易斯-克劳斯（Gideon Lewis-Kraus）所形容的："用来识别猫的神经网络可以用于 CT 扫描影像的训练，训练的样本量可以远超最好的医生所见过的影像数量。"[3] 当然，大量的影像只是其中一部分，机器还需要学习如何对它们进行解释。尽管眼前还有难题亟待解决，但杰弗里·欣顿已经宣称："我认为，如果你是放射科医生，你就像动画片中的'大笨狼怀尔'①。你已经在悬崖的边缘，但尚未向下看，而脚下便是万丈深渊。人们应该立即停止培训放射科医生。更显而易见的是，5 年后，基于深度学习的机器会比放射科医生做得更好。"[4]

2017 年底，由吴恩达带领的一个斯坦福大学计算机科学团队声称，他们已

---

① Wile E. Coyote，也叫歪心狼，美国华纳公司出品的动画片的角色之一。"大笨狼怀尔时刻"通常比喻突然意识到前途渺茫时，急速下滑的时刻即将到来。——编者注

经具备这样的能力。吴恩达发文说:"放射科医生应该担心他们的工作吗?最新消息:我们现在的算法通过分析胸部X线片诊断肺炎,比放射科医生做得更好。"基于121层的卷积神经网络,对从3万多名患者中获得的11.2万份影像数据进行深度学习,研究团队总结其算法"超过了放射科医生的平均表现"。[5]但值得注意的是,他们的算法结果只对比了4名放射科医生,且存在严重的方法论问题。[6]美国加州理工学院的计算生物学家利奥尔·帕奇尔(Lior Patcher)写道:"高调的机器学习研究人员将他们的结果推销给公众,会导致其他所有人的状况变得更糟。如果科学家一次又一次地炒作,而不是真正地揭示科学,公众该如何相信他们?"[7]

人工智能领域的领导者杰弗里·欣顿和吴恩达暗示,从目前得到的数据来看,我们还无法判定放射科医生是否将成为"濒临灭绝的物种"。不过,这些断言在众多研究人工智能的医学报告中频频出现,而每项研究都存在一个共通的问题,即它们都是回顾性的、由计算机模拟的、非可重复性的研究,在许多层面还存在数据解读的缺陷。正如从事机器学习的放射科医生德克兰·奥里甘(Declan O'Regan)给我写的信中所说:"任何博士都可以通过训练深度学习网络来对影像进行分类,在表面上达到人类的水平,实现交叉验证①。但是进入现实场景中,它们均表现不佳。"

一名放射科医生每年阅读约两万项研究报告,相当于每天50～100项,这个数字还在稳定增长。[8]虽然每次检查X线片的数量是个位数,但超声有数十张,而CT扫描影像和MRI影像则有数百张,这些数字同样在不断增加。每年,美国总共有超过8亿次医疗扫描检测,总计产生约600亿次影像,即每两秒就生成一张影像。[9]虽然如此,放射科医生通过培训和经验建立识别模式,使得自己能够快速识别出异常状况。哈佛大学的注意力研究员特拉夫顿·德鲁(Trafton Drew)博士说:"如果你能旁观放射科医生所做的工作,你绝对会相信他们就是超人。"[10-11]就像前文提到的"第一系统思维"方式,它是反射性的模式匹配,

---

① Cross-validation,机器学习建立模型和验证其参数的常用方法。——编者注

而不是逻辑分析。但是放射科医生仍然遭受"疏忽性失明"的困扰，也就是说，他们会越来越专注于寻找特定的事物，以至于错过实际上就在他们眼前的"意外"数据。曾经有这么一个试验：一群放射科医生正在解读影像，看其中是否有癌症信号特征；在这些影像数据中插入一张穿着大猩猩套装的男士挥舞拳头的照片，结果，83%的放射科医生没有注意到这位男士。[12]

一些研究表明，医学影像解读中存在的错误比公认的要多很多，误报率占2%，漏报率超过25%。鉴于每年8亿次的医学影像检测量，这意味着大量解读存在犯错的风险。值得注意的是，31%的美国放射科医生经历过渎职索赔，其中大部分与漏诊有关。[13]

而有了精准的机器辅助，放射科医生定会从中受益。例如，在一项单纯区分5万张X线片正常与否的设计严谨的研究中，算法的准确率达到了95%，使用该算法将能够帮助过滤值得一探究竟的X线片，这对放射科医生的分类工作大有益处。[14]医学影像解读的困境不仅与人类注意力的丧失或错误有关，时间也是一个主要因素：与之前的放射科医生每年可以检查两万张影像相比，现在的机器则可以研究数百万甚至数十亿张影像。例如，医学影像公司Merge Healthcare在2015年被IBM收购，当时其算法已经处理超过300亿张影像。[15]此外，医学影像上的每个像素或体素（像素的三维等价物）中都有大量信息，人眼可能看不到，如纹理、染料变化程度或信号强度。这整个领域，有时也被称为放射组学，已经发展到能对潜伏在扫描数据中的特征进行研究的程度了。[16]例如，该领域研究产生了一种新的度量单位——亨氏单位（Hounsfield unit，简称Hu），它是一种描述结石密度标准的度量单位，可以揭示结石的矿物成分，如草酸钙或尿酸，并提示成功率最高的疗法。这同样非常适合机器读取：算法可对扫描中的数据进行更深层次的量化，从而揭示许多尚未被识别的价值。

有几个例子可以说明这一关键点。梅奥诊所研究团队发现，大脑MRI影像的纹理可以预测特定的基因组异常，特别是1p/19q共缺失，该特征与某些类型的脑癌有关。[17]同样，通过深度学习算法读取结肠癌患者的MRI扫描结果，可以揭示患者是否具有关键的被称作 KRAS 的肿瘤基因突变，这将对治疗决策产生重大影响。[18] 一项针对 1 000 多例乳腺 X 线影像的机器学习研究，结合活检结果来判断患者是否具有患癌高风险，结果显示，超过 30% 的患者可以避免进行乳房外科手术。[19] 利用深度学习解读髋部骨折的 X 线片，可以让诊断结果同使用更高级、更昂贵的影像技术一样准确，如 MRI、核素骨扫描或 CT，而对于这些设备，医生在直接通过 X 线影像得出不确定结果时才会使用。此外，通过具有 172 层的卷积神经网络，使用超过 6 000 张 X 线片中的 1 434 176 个参数进行训练，并经过超过 1 000 名患者的验证，最终，算法的准确率被证明超过 99%，这一表现可媲美经验丰富的放射科医生。[20] 来自多个科研医学中心的大量报告已经显示，深度学习可以应用在各种扫描影像上，包括肝脏、肺部结节和骨龄的 CT 扫描影像。越来越多的证据表明，机器可以完成准确的诊断工作。

加州大学旧金山分校开发了一个针对 1 600 多名患者胸部 CT 的 3D 卷积神经网络，其中 320 名患者被确诊为肺癌。[21] 东京大学开发了用 CT 影像区分肝脏肿块的六层卷积神经网络，应用于 460 名患者，与实际相比，其准确率达到了 84%。[22] 宾夕法尼亚州的盖辛格健康机构（Geisinger Health）使用近 4 万次头颅 CT 扫描影像进行学习，展示了机器诊断脑出血方法的高精准度。[23] 荷兰拉德堡德大学的研究发现，使用超过 1 400 幅乳腺 X 线片进行深度学习的神经网络，其解读的准确率与 23 位放射科医生相近。[24] 斯坦福大学的卷积神经网络使用了 1.4 万多份 X 线片学习如何量化骨龄，给出的结果与 3 位放射科专家的结论相同。[25] 韩国首尔国立大学的计算机科学家开发并验证了使用超过 4.3 万份胸部 X 线片学习的算法，经过训练，该算法可以检测肺癌结节。该算法在 4 项回顾性队列研究中相当准确（AUC = 0.92～0.96）。同经过专业委员会认证的放射科医生相比，这一算法具有明显的优势；而当医生与算法结合在一起时，准确性更高，此时算法可以提供额外"第二读者"的价值。[26]

当然，你也可以不用卷积神经网络就能进行影像处理，尽管影像处理的算法正在取得长足进步。

科研医学中心并不是追求该项技术的唯一团体。许多公司已经对医学影像进行了深度学习，包括 Arterys、Viz.ai、Imagen、Enlitic、Merge Healthcare、Zebra Medical Vision、Aidoc、Bay Labs、RADLogic 和 Deep Radiology 等。这些公司在特定类型的影像解读方面都取得了进展。如 Arterys 公司专长于心脏 MRI 影像。2017 年，该公司的医学成像人工智能算法首次获得 FDA 认证。2018 年，Viz.ai 公司的深度学习算法获得了 FDA 的认证，该算法能根据头颅 CT 扫描诊断卒中，并能通过电子信息即时通知临床医生。此后不久，Imagen 公司使用机器处理骨骼影像获得了 FDA 的认证。Enlitic 公司对成千上万的肌肉骨骼扫描影像自动裁切处理，使其算法不仅能够以极高的准确性诊断出骨折，甚至当裂缝区域小到只有 X 线片的万分之一大小时，它也能够聚焦微裂缝的位置。Zebra Medical Vision 公司证明了一种卷积神经网络能够以 93% 的准确率检测出椎骨压缩性骨折，而放射科医生则有超过 10% 的概率漏诊。[27] 该公司还使用深度学习来进行心脏钙化评分预测。[28] 所有这些放射学人工智能公司都在努力实现其扫描读取功能算法的商业化。2017 年末，Zebra Medical Vision 公司在 50 家医院部署，分析了超过 100 万次扫描，其速度几乎是放射科医生的上万倍，而每份扫描只需一美元。[29]

很显然，深度学习和机器对放射学的发展在未来将会起到重要作用。但是，某些声明可能显得过分激进了，例如，吴恩达曾提出"放射医生可能比其行政助理更容易被取代"；[30] 凯蒂·科克利（Katie Chockley）和伊齐基尔·伊曼纽尔（Ezekiel Emanuel）在其论文《放射学的终结？》（*The End of Radiology?*）中认为，放射学作为一个蓬勃发展的专业可能在未来 5～10 年内消失。[31] 风险投资家维诺德·科斯拉曾说过："放射科医生的角色会在 5 年之内过时。"我非常了解维诺德，也与他探讨过这个问题。他并不是说放射科医生本身会过时，而是他们目前作为主要解读扫描影像的角色将会消失。另一个极端是，医疗专家兼《平价医疗法案》（*Affordable Care Act*）的框架设计者伊曼纽尔，他在《华尔街日报》上的一篇文章中说道："机器学习将取代放射科医生和病理科医生，解释数十亿数字化 X 线片、CT 和 MRI 扫描影像，在识别病理学异常方面将比人类更可靠。"[32]

即使人们很容易被放射学算法的前景冲昏头脑，放射科医生中也存在一种迫在眉睫的恐惧，即计算机霸主正在为某种接管行动做准备。加州大学旧金山分校放射学研究员菲尔普斯·凯利（Phelps Kelley）在调研了行业现状后表示："最大的担忧是，我们可能会被机器取代。"[33] 在美国，放射科是收入最高的医学专业之一，放射科医生每年的收入可高达 40 万美元。[34] 安德鲁·比姆（Andrew Beam）和艾萨克·科恩对 Zebra Medical Vision 的算法进行了优化，根据他们的说法，该算法仅需花费 1000 美元就能在短短 24 小时内解读 2.6 亿张扫描影像。这清楚地表明，用机器代替放射科医生将是更经济的选择。将数字化的放射影像解读外包，已成为医院越来越流行的节省成本的措施。例如，美国外包公司 vRad（Virtual Radiologic）雇用了 500 多名放射科医生进行放射影像解读。美国大约有 30% 的医院都在使用该项服务。而近年来，此类外包业务已在成倍增长，现在已成为医院外包的第一大专业服务。医院也减少了对放射科医生的培训：在过去的 5 年中，美国放射科住院医师岗位减少了近 10%，尽管实践中的放射科医生人数一直在稳步增加，2016 年曾达 4 万多人。

鉴于放射学的发展趋势，为什么不直接外包给机器呢？目前，这一做法仍然不可行。谷歌负责医疗业务的副总裁格雷戈里·穆尔（Gregory Moore）本身是一名放射科医生，他评论道："我们至少需要成千上万种算法协作，才能接近目前放射科医生所能完成的水平，距离这天的到来还需要一段时日。"[35]

之前，我曾指出整合每位患者所有临床数据有多么困难，即使同时拥有患者电子健康记录和扫描数据的机器学习公司和卫生系统，也难以实现这一目标。更糟糕的是，几乎每个人（或者说，几乎每个美国人）一生中都接受过许多不同医疗机构的医疗健康服务，这大大地增加了获取其完整数据集的难度，给基于计算机的影像分析带来了重大挑战。

而放射科医生能够提供比机器更全面的评估。假设每次扫描检查都存在某种原因，如胸部 X 线片"排除肺癌"。狭义的人工智能算法对于排除或指向肺癌的诊断可能非常准确；但是相比之下，放射科医生不仅要在 X 线片上搜寻肺结节或淋巴结肿大的证据，还要寻找其他异常现象，如肋骨骨折、钙沉积、心脏肥大和积液等。虽然通过学习机器也可以做到这一点，就像斯坦福大学的研究人员使用的40万张胸部X线片来训练算法，但到目前为止，对于医学影像的深度学习还是相当狭窄。

即使解决了这个问题，是否应该将放射学完全交给机器，也并不只是节省时间或金钱那么简单。我与放射科医生一起查阅扫描影像的经历，揭示了放射学的未来发展。即使我斥责那些关于未来放射学的大胆预测，但我还是相信，最终所有医学扫描将由机器解读。确实，正如尼克·布赖恩（Nick Bryan）断言的那样："我预计在10年之内，所有放射科医生解读的医学检测影像都会由机器预先分析。"[36] 我们需要谨记的是，影像不仅需要机器来分析，放射科医生也需要与时俱进。正如所罗伯·杰哈和我共同所写的那样："放射科医生如果要避免被机器取代，那么必须先允许自己被取代。"[37]

如果放射科医生能够适应并接受与机器，两者的合作一定前途无量。迈克尔·雷希特（Michael Recht）和尼克·布赖恩在《美国放射学会杂志》（*Journal of the American College of Radiology*）上发表的文章很好地阐明了这一点："我们相信，机器学习和人工智能可以让我们腾出更多的时间，发挥增加患者所重视的价值和影响的功能，以提高放射科医生的价值和专业满意度，重视并影响患者的照护，减少我们既不喜欢也不如机器的死记硬背的工作时间。"[38] 虽然这听起来有些讽刺，但杨立昆认为，人类在放射学领域实际上也有光明的前景。他认为，机器虽然能够自动化处理一些简单的案例，但这不会减少医院对放射科医生的需求。相反，它将使放射科医生的生活更加有趣，同时使他们避免因无聊、注意力不集中或疲劳而出现错误。[39]

放射科医生不仅可以拥有更有趣的职业生涯，而且通过与患者直接互动，在未来的深度医疗中也可以发挥不可估量的作用。有时放射科医生可以少做些事，也能为患者创造更多价值。正如加州大学旧金山分校的放射科医生马克·科利（Marc Kohli）所指出的那样："在很大程度上，我们对患者来说是隐藏着的，患者几乎看不到我们，唯一例外的就是当我们的名字出现在账单上时。这是一个大问题。"[40] 在美国，很多扫描检查没必要，甚至完全不合适。如今，放射科医生不再起单纯的把关作用。一旦患者提出拍片需求，就会有技术人员来执行。将来，在进行影像检查以解决诸如主动脉破裂问题时，新时代背景下的放射科医生会审核该扫描影像是否能将病灶真正显示出来，或者选择另一种类型的扫描影像会不会更好，如 MRI 或 CT。放射科医生将确认选择使用的扫描影像是必要且正确的，然后再将基本原理告知患者。

这也将为患者带来好处。通常，避免过度影像检查节省的成本与减少电离辐射相辅相成，而电离辐射具有诱发癌症的累积风险。放射科医生和机器之间的伙伴关系将实现更多成果，如今，一些鼓舞人心的研究显示，通过匹配的算法可以大大提高低剂量成像的影像质量，并降低电离辐射影响。从理论上讲，通过进一步改进，医院将有可能提供所谓的超低剂量 CT 扫描，通过消除对高功率组件的需求，可以将辐射减少几个数量级，甚至还能降低 CT 扫描仪本身的成本。而这将是一个出乎意料的转折：是机器对机器造成了影响，而不是机器对人类造成了影响。目前，影像增强算法也正在应用于 MRI，其目的是大大减少扫描所需的时间。它的发明者预计扫描效率将提高 3 倍，这对医院来说非常有吸引力，但获益最大的可能是患者。在以前，患者必须在可能诱发幽闭恐惧症的检查舱中经受巨大的撞击声且必须保持静止 60 分钟，而现在只要 10 分钟。[41] 所有这些让患者直接受益的技术，与后续使用人工智能实现更高质量的影像解读还是有所不同的。

除了把关控制，放射科医生的另一项重要职责是与患者讨论影像结果。现在，一些胸部成像中心已经能够做到了，但它尚未在所有类型的成像中心得到广泛采用，如若实现这一点，将产生很大影响。与患者交谈并更多地了解患者的症状或病史，这将有助于放射科医生评估影像结果，会提供与通常倾向于手术的外科医生不同的独立观点。对于根据机器概率分析输出的扫描发现，专家的解释工作变得尤其重要。举一个简单的例子："根据临床检查和 CT 特征，结节发展为肺癌的概率为 72%，良性的概率为 28%。"对这一诊断结果，患者的典型反应可能是："这么说，我得了癌症。"此时，放射科医生可以立即缓解患者的焦虑并解释说，有 25% 以上的概率这个结节不会发展成癌症。

还有一点，由人来整合和解释医学结果的需求在未来将变得更加明显。以对阿尔茨海默病的预测为例，基于 273 名 APOE4（载脂蛋白 E4）基因型患者的脑淀粉样蛋白扫描影像和随访临床数据，麦吉尔大学的一个研究团队开发了一种深度学习算法并对其进行了验证。该算法预测这些患者两年内患阿尔茨海默病的准确率为 84%。[42] 另一个令人生畏的例子是关于长寿的研究。由澳大利亚研究人员带领的一个团队对 60 岁以上人群的 15 957 项 CT 扫描影像进行了神经网络分析，建立并验证了一张 5 年生存率的图。根据死亡风险对患者进行划分，预期死亡率的区间为 7%～87%（见图 6-2）。[43]

尽管这些算法现在仅限于论文研究，并没有进入临床，但其中一部分被用于临床只是时间问题而已。在当今的医学专科中，只有那些对基于影像诊断算法的细微差别有深刻了解的放射科医生，才最适合向患者传达结果，并能就如何应对这些问题为患者提供指导。尽管有人断言"未来的放射科医生将是医学领域重要的数据科学家"，但我认为，这不一定是我们所要走的方向。[44] 相反，**我认为放射科医生可能会像真正的医生一样与患者建立更多联系。**

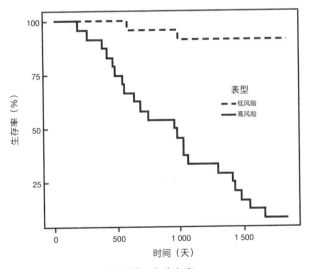

图 6-2　深层神经网络基于 CT 扫描影像描绘的 5 年生存率
资料来源：改编自 L. Oakden-Rayner et al., "Precision Radiology: Predicting Longevity Using Feature Engineering and Deep Learning Methods in a Radiomics Framework," *Sci Rep*(2017): 7(1), 1648。

为了使放射科医生能多花些时间在患者身上,他们作为把关者和独立解读人员的工作量(即将影像信息解读为文本)就必须压缩。人工智能算法已经可以执行影像的量化和分割,从而减轻放射科医生的工作流程负担。最终,机器将接管影像的初始读取并生成扫描报告的初始草稿,之后报告经过放射科医生的监督才能签署并正式发布。理想情况下,每位患者的全部医学信息都需要进行数据挖掘,并将其与扫描解读相结合。就目前而言,放射科医生通常需要通过人工检查来筛选电子病历,以将影像信息与患者的临床背景联系起来;而未来,有了人工智能算法的帮助,放射科医生将会节省大量时间。然而,要全面实现这一目标并将其作为常规操作,可能还需要几年的时间。

其实,在机器的影像解读能力可能超越医生这一观点形成之前,人们就已经发现其实鸽子就可能取而代之。50多年来收集的大量数据表明,鸽子可以区分复杂的视觉刺激,包括人脸的不同面部表情以及毕加索和莫奈的画作。2015年,理查德·利文森(Richard Levenson)及其同事测试了是否可以通过训练鸽子来解读放射科影像和病理学影像。[45] 该团队将12只鸽子放在手术房中进行学习,然后通过放大4倍、10倍和20倍,对胸部X线片和病理切片提示乳腺癌的微钙化和恶性肿块进行测试。鸽子通过群体共同做出的判断非常准确。因此研究人员得出结论,在"相对简易的任务"中,可以用鸽子代替临床医生。

病理科医生

与鸟类相比,机器仍然更可能作为放射科医生的补充。毕竟,机器不需要食物或笼子。但是,正如鸽子实验所表明的那样,病理科医生在未来将面临自己某些角色可能被机器取代的境况。

不同的病理科医生有着不同的角色和专长。一些人从事实验室医学,监督临床实验室测定;还有一些则从事法医或尸检。本书所讨论的病理科医生,正如外科医生或细胞病理学专家一样，他们通过解读人体组织的切片来明确诊断疾病。但存在的问题是：这种方法并不明确。

众多研究表明，病理科医生对病理切片的解读存在明显的差异性，无论是癌症、恶性肿瘤，还是存在移植排斥反应与否。例如，在某些类型的乳腺癌中，病理科医生之间的诊断一致的概率可能低至48%。[46] 即使都经过培训，经验丰富，且具有分支领域的专业知识，一些专业的病理科医生也显示出相当高的误诊率，且容易过度诊断。原因有很多，其中一些与诊断难度和组织样本有关。近年来，流行的做法是将"细针"抽吸器从身体外部插入器官之中，以获取组织样本，从而避免手术。该技术具有多种优点，如不需要手术室、无须全身麻醉或产生切口，因此患者的体验更好，且费用更低。但它的问题是，获得的组织样本最小。在细微检查中，次优样本可能无法完全展现组织或器官的情况，因此不太可能通过机器处理来改进，但诊断的许多其他方面则可以得到改善。

在以前，病理科医生的柜子里装满了载玻片，因此他们不得不盯着显微镜观察每个载玻片。现在，他们则是看着计算机屏幕。数字病理学，尤其是整体切片成像技术（whole slide imaging，简称WSI）已帮助提高了病理切片诊断的工作效率和准确性。这一技术使医生能够查看载玻片上的整个组织样本，而无须使用显微镜相机组件。不过，病理科医生采纳WSI和其他数字技术比预期要慢，这反过来又减慢了人工智能对病理学的渗透。不过，数字化时代还是来了。在未来，WSI最重要的功能是，它为神经网络影像处理在病理学中的应用打下了基础。

斯坦福大学的研究团队使用WSI开发了一种机器学习算法，用以预测肺癌患者的生存率，其准确性要优于目前使用肿瘤分级分期的病理学方法。通过这种算法，从影像中自动识别出数千个特征，其中240个特征被证明可用于非小细胞癌、肺鳞癌和腺癌的诊断。[47]

与此同时，其他一些深度学习应用于病理解读的研究同样令人鼓舞，许多都是在被称为"卡梅隆挑战赛"（Camelyon Challenge）的国际比赛中激发出来的。2016年，侯乐（Le Hou，音译）及其石溪大学的团队使用卷积神经网络对肺癌和脑癌组织切片影像进行了分类，准确率为70%～85%，其算法水平与一组社区病理科医生相近。[48]谷歌使用40倍放大率的高分辨率影像来检测癌症转移情况，其准确率高于92%，而病理科医生的准确率为73%；同时还将假阴性率降低了25%。[49]谷歌甚至给病理科医生足够的时间来检查组织切片的影像结果。然而，谷歌算法出现了始料未及的问题：算法会定期做出假阳性诊断。大型的乳腺癌检测深度学习研究中也出现了类似的问题：假阴性很少，但假阳性远超人类的诊断量。[50]

病理科医生诊断准确性的一个关键变量，是检查玻片的时间。巴巴克·贝吉诺迪（Babak Bejnordi）及其同事在一份报告中，评估了11名病理科医生在检测扩散到淋巴结的癌症方面的能力，并与一系列算法的检测结果进行了比较。[51]当对病理科医生进行了时间限制时，即在每张切片检测时间少于1分钟的情况下模拟常规病理工作流程，算法表现得更好；而病理科医生在不受时间限制检测玻片时，其准确性和算法相当。

与医学影像扫描一样，用于检查病理玻片的算法也能检查到许多肉眼可能会错过的细节，对此，即使是专业人员也不一定能捕捉到，如转移瘤的微观迹象。[52]同样，深度学习可以显著改善显微镜图像的质量，避免散焦或低质量的玻片成像问题。[53]与医学影像扫描一样，算法只能辅助，而不能代替人类病理科医生。麻省理工学院计算机科学和人工智能实验室的研究团队，使用400张WSI影像开发了一个27层的深层网络，用于诊断淋巴癌的转移。[54]该算法明显地降低了病理科医生的错误率，有趣的是，将病理科医生和机器算法结合所得结果最好，几乎没有错误。机器和人的这种互补性（机器和人都做出不同的正误判定），以及神经网络对组织病理切片影像质量的优化，都是非常值得关注的方向。已有多家公司关注到机器与人的这一协同作用，他们使用深度学习工具，开发了商业化的病理分析程序，包括3Scan、Cernostics、Proscia、PathAI、Paige.AI和ContextVision。例如，PathAI曾宣传，只使用算法有2.9%的错误率，只通过病理科医生的努力有 3.5% 的错误率，但两者结合可将错误率降至 0.5%。

病理科医生不仅可以解释病理切片，还可以在分子水平上检查样本，如通过识别组织 DNA 上的表观遗传甲基化模式来改善癌症诊断状况。与数字病理学和 WSI 一样，将分子诊断学纳入癌症组织的常规病理学评估，同样存在整体滞后的状况。一项将甲基化的脑癌样本机器分析结果与病理科医生对载玻片的评估结果进行比较的研究表明，当甲基化数据可获得时，算法的准确性更高。[55] 纽约大学的研究人员对病理玻片的另一项研究显示，诊断肺癌亚型的算法的准确性令人印象深刻（AUC=0.97）；而病理科医生却将一半的玻片分错了类。此外，他们的神经网络经过训练可以识别出 10 种常见的基因组突变模式，从玻片中预测出这些突变的准确性可达 0.73～0.86，作为一项较早期尝试的研究项目，这一结果非常重要。[56] 这一发现值得关注，因为它例证了机器算法查看人类不易识别的疾病特征的能力。随着分子诊断（包括 DNA 序列、RNA 序列、蛋白质组学和甲基化）的普及，人工智能分析对获取和处理大型数据集的优势和互补性，可能会成为备受病理科医生欢迎的福音。

正如病理科医生对切片的解释经常存在明显分歧一样，人们对深度学习进展的理解也存在差异。某知名病理学期刊曾对此发表过一篇文章，文章的作者是一个研究团队，他们认为"应当接受机器"：

> 当计算机可以提高解决病理科医生难处理的问题的准确性时，它们将会被越来越多地集成到病理工作流程中。可以想象，程序可以比人类更准确地计数有丝分裂或定量分级的免疫组化染色，还可以在载玻片上识别感兴趣的区域，以缩短病理科医生进行筛查的时间，就像在细胞病理学中所做的那样。我们预测，随着时间的推移，计算机的分类能力将越来越强，这将有助于减少病理科医生诊断的时间，并且在此过程中，也将减少将病理科医生当作显微学专家的需求。这样一来，病理科医生就能够将更多的认知资源集中在更高水平的诊断和咨询上，如通过整合分子形态和临床信息，协助制定针对特定患者的治疗和临床管理决策。[57]

相比之下,一篇副标题为"未来的盟友"的文章指出,迄今为止,深度学习算法的诊断准确性较差,并强调了人类的优势:"我们认为,病理诊断通常是一种经过深思熟虑的认知观点,这得益于我们的训练和经验,且受我们的启发和偏见的影响。"[58]

但这不仅是人类的认知。就像放射科医生一样,病理科医生也没有真正地面对患者。医生通常是传达报告的那个人,而他们对解释路径标本所涉及的细微差别通常一无所知。建立直接的患者接触机制以审查结果,对于病理科医生、患者及其临床医生而言,都可能具有变革意义。

人工智能在放射学和病理学上惊人的相似之处,促使我和所罗伯·杰哈共同撰写了一篇有关"信息学专家"的文章,该文章发表在《美国医学会杂志》(*JAMA*)上。[59]我们意识到,这两个专业的许多任务将由人工智能负责处理,这些专家具有基本相似之处,于是我们提出了一个统一的学科。通过联合的培养计划和认证,强调人工智能、深度学习、数据科学和贝叶斯逻辑等,而非模式识别,我们认为这将是一种自然的融合。由此一来,经委员会认证的信息学专家,将成为医疗团队中的宝贵力量。

肿瘤委员会就是一个很好的例子。在现代实践中,肿瘤委员会是一个跨学科的合作团队,负责审查每位患者的癌症诊断和治疗方案。通常,该委员会包括一名内科肿瘤医生、一名外科肿瘤医生和一名放射科肿瘤医生,他们的职能涵盖了为患者提供药物、外科手术和放射治疗。而随着人工智能在成像和病理学领域的地位日益提高,作为真正了解深度学习诊断和预后的算法的信息学专家,将成为该团队的重要成员。值得一提的是,IBM 沃森医疗撰写的第一篇经过同行评审的研究论文,将沃森人工智能基因分析技术的输入内容与北卡罗来纳州立大学某分子肿瘤委员会的输入内容进行了比较分析。在分子肿瘤委员会和沃森回顾性审查的 1 000 多份病历中,研究发现,超过 30% 的病历通过沃森人工智能信息得到了补充,尤其是针对特定突变的治疗方案。[60]

皮肤科医生

与放射学和病理学一样,皮肤病学也涉及很多模式识别。皮肤状况差是人们就医最常见的原因之一,占所有就医人数的 15%!但是与放射学和病理学不同的是,约 2/3 的患者的皮肤状况是由非皮肤科医生诊断出来的,而他们常常误诊:有文章指出其误诊率高达 50%。当然,专业的皮肤科医生不仅会检查并诊断皮疹和皮肤损伤,还会对其进行治疗或切除。然而,对皮肤问题进行模式识别是医学的重要组成部分,也是人工智能发挥重要作用的领域。在美国,执业的皮肤科医生相对较少,所以机器可以"大展拳脚"。

不过,用智能手机自拍,对皮肤损伤状况进行数字处理的应用模式,从一开始就跌宕起伏,遭遇了重重困难。虽然短时间内相关的移动应用程序激增,但它们的分析结果却存在很大差异。早在 2013 年,一项针对利用智能手机应用程序进行黑色素瘤诊断准确性的评估结果表明,癌症有 30% 的可能性被错误地归为良性。[61] 智能手机应用程序针对黑色素瘤的诊断准确率从 6.8% 跨至 98.1%。另一项研究则评估了 3 种手机应用程序,结果显示,与皮肤科医生相比,手机应用程序表现出较差的敏感性(21%～72%)和高变异的特异性(27%～100%)。[62]

皮肤科医生可能需要识别包括皮疹和皮肤损伤在内的诸多皮肤状况,但准确识别皮肤癌,则被认为是皮肤病学人工智能的主要目标。早期发现黑色素瘤,尤其在黑色素瘤扩散到淋巴结及全身之前,其治愈率为 99%,而晚期发现的治愈率仅为 14%。[63]

总体上来看,皮肤癌是人类最常见的恶性肿瘤。澳大利亚和新西兰的发病率最高,大约每 10 万人中有 50 例;美国则为每 10 万人中有 30 例。这意味着,每年有 540 多万美国人患皮肤癌,而每年在皮肤癌上的花费超过了 80 亿美元。20% 的美国人在个人的一生中会患上皮肤癌。幸运的是,非黑色素瘤的发病率是黑色素瘤的 20 倍。区分治愈率高的、最常见的角化细胞癌与恶性黑色素瘤,显得尤为重要。将无害的细胞生长误认为黑色素瘤,会导致不必要的活检,这在非皮肤科的医生中尤为常见。漏诊的情况则更糟：每年大约有1万名美国人死于黑色素瘤。

皮肤科医生诊断黑色素瘤的经典方法是，使用一种缩写为"ABCDE"的启发式方法，即皮肤表现为不对称（asymmetry）、边界（border）不规则、颜色（color）不止一种或分布不均、直径（diameter）较大（大于6毫米），且痣不断增大（evolving）。皮肤科医生不仅依靠经验和眼睛，还会使用皮肤镜放大并照亮目标病变。这与在不同光照条件下，以不同的距离和角度拍摄的皮肤病变照片截然不同。而在人工智能时代，迫在眉睫的一个问题是：深度学习是否可以模拟甚至超越这一模式？

2017年，《自然》杂志发表了一篇迄今为止最令人印象深刻的深度学习文章，封面标题是《学习到的病变》(*Lesions Learnt*)，该篇文章是关于皮肤癌诊断的深度学习算法。[64] 该算法有两个目标：一是准确地将病变区分为良性或恶性；二是如果病变为恶性，则鉴别其是否为黑色素瘤。斯坦福大学的安德烈·埃斯特瓦（Andre Esteva）及其同事使用了谷歌卷积神经网络算法 GoogleNet Inception v3。该算法首先对 ImageNet 的 128 万张非医学影像的 1 000 多个对象类别进行了预训练，再通过代表 2 032 种皮肤病的 129 450 张皮肤病变影像对神经网络进行训练（见图 6-3）。不过，这些影像中许多都是照片，不是活检，因此还需要对 1 942 个病变进行基于活检的诊断，从而对影像（包括照片和判断是否为恶性的皮肤镜影像）是否显示为癌症以及癌症是否为恶性进行明确的验证。测试结果经过了 20 多名董事会认证的斯坦福大学皮肤科医生的检验。参与研究的皮肤科医生在此之前都未看过研究中使用的病变，他们被问及是否会对病变进行活检，或者是否会告诉患者无须测试，让患者放心。在对 135 张不同皮肤癌的皮肤镜影像分类任务中，该算法的结果优于任何一位皮肤科医生；而在 130 张黑色素瘤影像和 111 张黑色素瘤皮肤镜影像诊断中，该算法的结果同样优于皮肤科医生的平均水平（见图 6-3）。

IBM 沃森重复了斯坦福大学的研究，使用卷积神经网络算法对皮肤癌进行评估,并将算法结果与 8 位专攻黑色素瘤的皮肤科医生的评估进行比较,结果显示,算法的准确率更高。[65] 随后,斯坦福大学的一个研究团队使用了该算法的一个优化版本,即谷歌的 Inception v4 CNN,对特定类型的黑色素瘤的诊断进行了测试。通过与 58 名皮肤科医生的分析进行对比,算法的结果优于大多数医生的表现。[66]

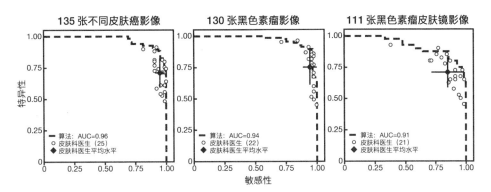

图 6-3 深度学习算法和皮肤科医生对皮肤癌诊断水平的对比

资料来源:改编自 A. Esteva et al., "Dermatologist-Level Classification of Skin Cancer with Deep Neural Networks," *Nature* (2017): 542(7639), 115-118。

不过,关于这项研究的重大启示和问题也随之而来。《自然》杂志的社论作家问道:医护人员是否会"成为仅对机器的诊断做出反应的技术人员"?[67] 这恰恰是本书要解决的问题。社论作家也批判性地指明,这些关于不同算法的测试与现实世界中使用该技术完全不同。迄今为止,很少有非欧洲血统的患者接受过算法训练。[68] 卷积神经网络必须经过临床验证。令人感到震惊的是,近来一项皮肤病变研究在未经此类验证的情况下,将其算法发布于众,供移动设备使用。[69] 在这些研究中,作出诊断评估的皮肤科医生无须考虑患者,也不必担心误诊。然而在现实世界中,皮肤科医生不仅要看病灶,还要询问并知晓患者的病史、个人风险因素等诸多信息,以此对患者的皮肤状况进行全面评估。不仅如此,皮肤科医生并非简单地判断是否为癌症,还要决定是否需要继续进行病变监测,直到有进行活检的必要。

因此我们可以说，与真实的临床世界相比，算法所能作出的诊断和活检方案，只是一种人为设定的、狭义的分析方法。但尽管如此，深度学习依然可以帮助提高皮肤癌检测的准确性。斯坦福大学的此项研究明确表明，我们已经可以对该算法进行进一步的临床测试。此外，其他算法也在研究中，VisualDx 等公司与苹果的机器学习团队合作，试图从一个包含 3 万多张图片的数据库中，研究出除对癌症以外诸如皮疹、皮损等其他疾病的诊断方法。[70] 这些集体智慧最终可能随时随地帮助全世界的人，只要他们拥有智能手机，能上网，并对皮肤病变感兴趣。

正如我所指出的那样，美国执业的皮肤科医生并不多：不到 1.2 万名皮肤科医生照料 3.25 亿以上的美国人。因此，我想说的并非关乎用机器代替皮肤科医生，而是使用这些机器增强家庭医生和全科医生的能力。如果我们能有经过充分验证并准确的算法，那将对皮肤病的诊断和治疗产生重大影响。对于皮肤科医生而言，使用算法将帮助减少诊断时间，使他们能将更多的注意力转移到皮肤病灶的切除和治疗上。对于那些筛查皮肤问题的初级保健医生而言，算法有助于提高他们诊断的准确率。对于患者而言，他们则能免去一些不必要的活检或病灶切除，从而尽早地选择其他有用的措施。

> 通过这些医学扫描影像、病理玻片和皮肤病变的案例，我们已经看到，人工智能可以通过改善诊断的准确性及提高诊断效率来改变医学的潜在作用。"解读"是人工智能发挥本领的最佳模式，然而到目前为止，即使这些非常容易被人工智能取代的专业领域，都未出现真正能够取代医生的数据模型。

接下来，我将探讨的是，在日常实践中无典型模式可循的临床医生，我将其称为"无模式"的医生。

Deep Medicine

07

"无模式"的医生:
人工智能如何打通所有医学学科

医疗人工智能诊断系统可以挖掘癌症患者或糖尿病患者多年的数据,并找出各种行为、习惯或症状之间的联系,从而帮助预防或诊断疾病。只要它有用,即使这一切对机器来说都"无关紧要",那又有什么关系?

——加里·卡斯帕罗夫

与信息领域的专家不同,大多数医生、护士及其他临床工作者的工作,都没有所谓的"以模式为中心"的实践方式。虽然大多数基层医疗和专科工作无疑都涉及大量的"模式",如影像扫描或拍片,但这些模式化操作的主要功能是为了进行评估和制订方案。这一过程包括:信息整合;对患者病史的认知处理;体检、实验室检查和其他客观数据(如由信息学专家出具的影像扫描结果和病理切片)分析;医学文献的语料库;与患者及其家人的沟通。临床医生的这些日常实践从来都不是简单的模式操作。

虽然深度学习能较好地完成有明确输入和输出的任务,但大多数医疗活动都不是那么简单明了,无法用算法直接处理。对于这些"无模式"的临床医生来说,人工智能的存在为他们提供了一些额外的机会,如补充一些通过机器可更高效处理的功能,其范围非常广泛:从无键盘化到处理多模态数据。

人工智能对所有临床医学的可能影响

人工智能在生物医学领域较早备受吹捧，曾被用于处理海量的研究成果。在美国，每年有超过 200 万篇经过同行评审的论文发表，也就是说每 30 秒就有一篇论文发表，没有人可以跟得上这样的节奏以获取所有新信息，更别说忙碌的医生了。2017 年，我曾看到过一则让人感觉有点可笑的信息，IBM 沃森的广告声称，利用这一系统，医生每天不仅可以正常看病，还能阅读 5 000 份研究报告。至少从目前来看，不管是沃森或是其他人工智能算法，都还无法实现这一点。实际上沃森处理的只是文章的摘要部分，也就是大多数已发表论文开头的简短概述。即使如此，这些数据都是非结构化的，因此简单地提取所有文本并不能自动将其转化为不断扩展的知识库。

沃森在智力竞赛节目《危险边缘》中表现出超越人类的能力，暗示了它可能同样具有超越医生的能力，并能快速阅读医学文献。事实证明，沃森在游戏节目中之所以能击败人类，是因为它吸收了维基百科的知识——该节目的问题中有 95% 来自维基百科。从生物医学文献中收集信息，并不像获取维基百科的条目那么简单。读取科学论文的计算机需要人工监督才能挑选出关键词，并寻找目标。在斯克利普斯研究所，团队成员安德鲁·苏（Andrew Su）正在开展一个名为 Mark2Cure 的大型项目，该项目使用了基于网络的众包模式，并与来自科学界之外的参与者一起开展这项工作。参与者（我们称其为公民科学家）对生物医学文献进行挖掘和标注，对象以美国国家卫生研究院科研数据库 PubMed 中的 2 000 万篇文章为主。目前，没有任何软件具有自然语言处理能力来实现这一重要功能，但这天迟早会到来。在未来几年的某个时刻，沃森可能会不负众望，对这些文献进行优化筛选以及用户友好处理，从而使所有医生都能了解与他们的职业相关的医学文献。

在美国，电子病历出现之前，快速评估患者病情复杂与否，就是看患者是否携有厚厚的病历档案。尽管后来出现了电子病历，但对于许多新患者或再次就诊的患者而言，厚厚的病历档案仍然常见，他们会通过传真或电子邮件将病历复印件传输给医生，通常这些复印件包含数十页甚至数百页内容。

数字记录本应简化临床医生的工作，但是，被广泛使用的电子病历软件却不能实现简单的组织或检索，不方便医生掌握前来就诊的患者的关键数据。实际上，医护人员需要进行超过 20 小时的培训才会使用电子健康档案，可见使用电子健康档案的复杂性超过了需要被评估的患者情况的复杂性。而且，比检索能力差还要糟糕的，是系统中信息的不完整。我们知道，任何一个人的数据和信息远比电子健康档案中的要多得多。不同的卫生系统和医疗服务提供方都有自己的医疗档案。一个人年幼时或在其他地方住过，这些既往病史和身体状况不会出现在医疗档案中；档案中也不会有来自传感器的数据，如血压、心率、血糖等；数百万人获得的基因组数据也未能集成到医疗档案中。除此之外，诸如 Facebook 等网络社交媒体中的内容也被忽视了。即使临床医生可以很好地查阅患者的电子健康档案，但该档案提供的视角非常有限且不完整。

此外，目前的电子健康档案与人工智能的强大功能也不相符。与相关的医学文献一样，理想情况下，如果人工智能可以对患者的所有数据进行全面、有序且简洁的结构化，那么它则可以对患者的数据进行挖掘和整合，但目前我们还没有看到这样的产品。如果能实现这一点，我们不仅能提高医生的工作效率，还能对每位患者进行更有意义、更全面的评估。最终，这将对每个人的生命之旅，无论是健康还是疾病，都具有巨大的价值。

在门诊，医生和患者都不喜欢的一件事情，就是使用键盘（见图 7-1）。敲键盘会分散医生的注意力，并使患者分心。它让面对面的交流、使用肢体语言的机会以及人际交流的感觉都消失了。这种影响是双向的：患者无法了解医生是否有共情能力；对填电子表单的负担感到沮丧的医生的倾听能力和参与能力也都受到了损害。这种现代的数字"礼仪"导致医生的倦怠和抑郁程度大大增加。

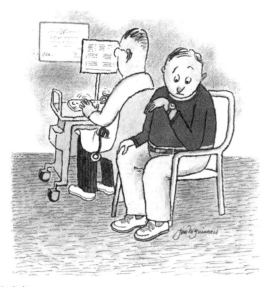

图 7-1　割裂的医生和患者

资料来源：改编自"The Pharos," *The Pharos of Alpha Omega Alpha Honor Medical Society*, Summer Edition, 78 (2015)。

当初，随着电子健康档案的出现，录入员这个新的行业也随之诞生：通过将敲键盘的工作外包给第三方，来维护医患之间的交流互动。而现在，ScribeAmerica 已成为全美 20 多家外包公司中最大的一家，专为卫生系统和诊所提供病历转录服务。截至 2016 年，该公司已经雇用了 2 万多名录入员，2020 年，将有超过 10 万名录入员，这也就意味着，每 7 名医生就需要 1 名录入员。[1] 多项报告均显示，无论是对于患者还是医生，拥有一名录入员与他们的满意度提升相关。但这样的补救办法并不完美。因为增加大量的全职员工会加剧电子健康档案信息系统提供商（如 Epic 或 Cerner）的成本；此外，诊室中徒增一个陌生人，可能会对与医生进行私密交流的患者产生干扰。

一直以来，人们都认为，将计算机置于医生的办公室，是一次数字化医疗的关键尝试，但许多人却认为这是一次失败的尝试。不过，我们也许可以通过机器解决这一问题。在诸如 Alexa 等语音助手的世界里，我们不得不对人工打字产生怀疑，因为说话要快得多。另外，将数据输入到庞大的电子病历中，需要花费大量的时间。例如，对于如下的患者的吸烟史：每天 3 包烟，烟龄长达 20 年，5 年前戒烟——用手输入肯定不如用嘴说出来快。

这不得不说是人工智能的一个加分项。人工智能语音处理的能力既然已经超过了专业的人工转录人员，那为什么不把就诊过程中非结构化的语音部分捕获并转录成就诊记录呢？如此一来，患者可以编辑自己记录的笔记，如编辑成符合医生记录的偏好和风格，然后再让医生检查，并进行机器学习。以这种方式处理 50 份甚至更多的记录后，在将记录合并到电子档案之前，我们所需做的仔细检查将会少得多。这将是一种非常流畅且有效的方式：用语音输入代替文字录入员，在降低成本的同时，还能保证医患面对面的沟通。

此外，让患者编辑自己的就诊记录，还可以避免出现困扰医疗问诊及在电子记录中常出现的公认的错误。将整个就诊过程下来，后续转录成文字，让患者有机会回顾档案，特别是当他们未能完全理解或记住就诊期间所谈论的内容时，这些信息将显得尤为有用。我在前文提到过，80% 的就诊记录都是复制粘贴的，错误信息在一次次的就诊中不断地被不同的医生传递，如记录上显示的药物处方已经失效，或者所记录的医疗情况不准确等。[2] 而在此之前，医生都未曾征求过患者的意见或让其参与其中。事实上，让患者来审阅和编辑，确实会对清理数据非常有帮助。一些医生担心这会导致一些信息不准确，但与我们目前的情况相比，这种方案可能更有效。

斯坦福大学与谷歌联合发起了一项数据录入员的试点项目，他们将自然语言处理（转录诊疗过程中的语音内容）和机器学习（合成整个记录）的方式相结合，致力于开发能够自动生成就诊记录的算法。微软、亚马逊、谷歌、Nuance 等公司，以及 Sopris Health、Orbita、CareVoice、Saykara、Augmedix、Sensely、Suki 和 Notable 等许多初创公司，也都在积极跟进。[3]

不过，基于自然语言处理形成的就诊记录可能仍然不是最佳选择。除了将非结构化的语言转录为简洁且完整的记录所面临的技术挑战外，它还存在一些遗漏的部分。例如，所有非语言交流的内容都会丢失；而一旦得知所有语音内容都将被录音、存档及整合到记录中，原本医患之间非正式的自由对话方式很可能会受到阻碍。尽管人工智能是否最终会被广泛接受还不确定，但这一技术依然正被积极地纳入类似的应用程序的研发中。

另外，问诊的其他部分内容也可能非常适合机器学习。人工智能已经成为临床决策支持系统（Clinical Decision Support System，简称CDSS）的核心工具。这些在过去几十年中一直被医生使用且不断更新的算法，应当提供一系列简化医生工作并提高医疗质量的功能：回顾患者数据；提供诊断、实验室检查或影像扫描的建议；推荐合适的疫苗；标记出药物过敏和药物相互作用的信息；避免潜在的错误用药等。但到目前为止，这些都还没有完全实现：针对CDSS的28项随机试验的系统评价，都未能显示出对生存率有益，但在预防发病率方面却略有成效。[4]

目前，大众对CDSS的主要担忧集中在工作流程中断、会产生过多的提示和警报。除此之外，与近些年人工智能的最新进展相比，当前的CDSS依然处在非常原始的阶段。不过，一旦系统具有消化所有医学文献的能力后，CDSS的效果就可以得到很大的改善。到时，系统可以将广泛的基础医学知识融入每位患者的床边护理，并促进医学诊断水平的提高，还能提供最佳治疗建议。与当下让医生在网上找资料，或在UpToDate等医学软件上查找建议相比，这一模式自然更有优势，费用低就是其中一方面。

开展最新、最前沿的生物医学研究固然有用，但这并不是最终目标。拉尔夫·霍维茨（Ralph Horwitz）及其同事曾写下一个很有深度的观点：从循证医学发展到了循医证据。他引用了英国著名流行病学家奥斯汀·布拉德福德·希尔（Austin Bradford Hill）的话，指出了医生从研究中并没有得到的东西。希尔说："这并没有回答医生所想知道的东西是什么。""毫无疑问，这样的设定确实可以证明，平均来看，治疗方式A比治疗方式B好；但该结果并不能回答执业医生的问题：当这种特定药物用于特定的患者时，最可能出现的结果是什么？"[5]

要想为特定的患者制订出最佳方案，医生或人工智能系统应当将患者的所有数据进行整合，包括生物、生理、社会、行为、环境等，而不是基于大型队列的整体疗效提出建议。例如，关于使用他汀类药物的诸多随机试验的研究数据表明，每治疗 100 人，心脏病发作的人数将减少 2～3 人；而其他用药的人，除了胆固醇的实验室检查结果改善之外，没有任何临床益处。几十年来，我们已经知道了心脏病的临床风险因素，如吸烟和糖尿病，现在我们可以通过并不昂贵的基因序列的风险评分，将遗传数据纳入进来做分析。这一基于基因的、独立于传统的临床风险因素的风险评分，通过与传统的临床风险因素相结合，可以预测心脏病患病的可能性，以及使用他汀类药物能否使个体获益。如今，类似的基因风险评分已经在多种疾病中进行了验证，包括乳腺癌、前列腺癌、房颤、糖尿病和阿尔茨海默病等。

当结合人工智能工具进一步深入研究数据时，我们将接触到对个人实验室检查数据的处理。如今，很多人认为实验室检查的分值不应该基于人群的量表结果，因为它依赖的是一种笨拙的方法，从而确定给定指标是否在"正常"范围内。这种方法反映了医学界只关注"平均患者"——而这样的患者根本不存在。例如，我们已知一些检查的关键指标对于非洲血统和欧洲血统的人来说完全不同，但实验室检查并未考虑到血统和种族的特异性，如用于监测糖尿病的血红蛋白 A1c 或用于监测肾功能的血清肌酐。[6]

此外，还有大量的信息被隐藏在所谓的"正常"范围内。例如，假如一名成年男性患者，在过去 5 年中其血红蛋白水平从 159 g/L 稳定下降到 132 g/L。由于两个数值都在正常范围内①，因此实验室检查的报告永远不会标记出这种变化，大多数忙碌的医生也不会在很久之后回头将两个数值联系起来。但这种变化很可能是个体疾病进展的早期迹象，包括隐性出血或癌症。所以说，我们陷入了数据解释的二元世界之中：只有正常或异常，忽略了这些可被利用的丰富且具体的连续性数据。对个人的这些完整的、不间断更新的信息进行深度学习，可以

---

① 血红蛋白的正常水平通常为：成年男性 120～160 g/L，成年女性 110～150 g/L。——编者注

发挥重要的作用，医生也能从中获得自己真正想知道的内容。我将其称作 AIMS（augmented individualized medical support，即增强的个性化医学支持）。

至此，我们已经回顾了人工智能对所有医生和临床医生可能会带来的普遍性影响。接下来，让我们进入到专科领域，来了解其中的一些人工智能项目、成果或进展。这些项目均尚未在日常医疗实践中开展，但它们都是该领域发展的良好风向标。

人工智能在专科领域的应用

眼科

放射学和病理学是人工智能应用最早且发展迅速的专科领域，而目前，人工智能在诊断眼科疾病方面也取得了非凡进展。我认为，这一领域今后有可能成为人工智能应用的排头兵。

在全球范围内，导致视力丧失的第一大原因是糖尿病性视网膜病变，它影响了全世界一亿多人。据估计，在美国，糖尿病的患病率接近30%。[7] 糖尿病性视网膜病变是一个巨大的公共卫生问题，专家推荐常规筛查，即使目前有效的治疗方法可以帮助延缓疾病发展，防止失明，但筛查的执行情况通常并不理想。

如果要对糖尿病患者进行所有推荐的筛查，那么医生每年将需要评估超过3 000万张视网膜影像。[8] 显然，这听起来像是深度学习可以做的工作。由谷歌的研究人员带领的团队研发的一种算法，可自动检测糖尿病性视网膜病变和糖尿病性黄斑水肿。[9] 对于所使用的卷积神经网络，他们几乎没有提供相关的技术信息，除了引用克里斯蒂安·塞盖迪（Christian Szegedy）及其同事的一篇参考文献，并参考使用了Inception-v2架构。[10] 我们所知道的是，他们对128 175张视网膜影像进行训练,并使用了两组验证影像(9 963 张和 1 748 张),累计涉及超过 7.5 万名患者。视网膜影像由 60 多名获得委员会认证的眼科医生进行了分级,这些医生中的一些人阅读了数千张影像(中位数范围为 1 745 ~ 8 906)。他们研发的软件具有 87% ~ 90% 的敏感性及 98% 的特异性,这些数据令人印象深刻。[11]

谷歌并非唯一开发针对糖尿病性视网膜病变的深度学习算法的团队,实际上,IBM 使用 3.5 万多张视网膜影像进行训练得到的系统,据说具有 86% 的准确性。[12] 另外,16 岁的卡娅·科帕拉普(Kavya Kopparapu)采用微软的 ResNet-50,使用美国国家眼科研究所提供的 3.4 万张影像中的训练数据,同样研发出了一套算法。后来,卡娅及其团队成立了 Eyeagnosis 公司,并为智能手机开发 3D 打印镜头,如此一来,该算法就可以在任何地方用于糖尿病性视网膜病变的诊断。[13]

对于这些令人鼓舞的发现,我们需要牢记几个因素:患有视网膜病变的糖尿病患者的瞳孔不易放大,更易患严重白内障,这两种情况都可能会增加算法理解影像的难度。此外,解读结果可能还会受到使用视网膜照相机的人的影响,不仅包括眼科医生,还包括验光师和其他临床医生。这些问题在医学人工智能的第一项前瞻性临床试验中得到了解决。

艾奥瓦大学眼科团队成立的 IDx 公司,开发了一种深度学习算法,该算法可以使用 Topcon 视网膜照相机来检测糖尿病性视网膜病变。在美国 10 几个医疗中心的基层医生办公室内,IDx 机器搭配算法对 900 名糖尿病患者进行了前瞻性的眼科检查。影像被立即传输到云端分析,几分钟后便获得了结果。该算法检测糖尿病性视网膜病变的准确性很高,敏感性为 87%,特异性为 90%。[14] 需要注意的是,这项前瞻性研究是同类临床试验中的首例,其准确性没有之前的回顾性研究高(之前的回顾性研究对这两个数据集使用了不同算法,AUC=0.99)。2018 年,IDx 获得 FDA 批准。由于售价超过 2 万美元,IDx 系统的市场接受情况可能受到限制,然而就像我和同事皮尔斯·基恩(Pearse Keane)在此项重要研究的社论中所写的,该技术意味着,在不需要眼科医生的情况下,机器已经可以实现准确的诊断，这是机器的一次飞跃。[15]

导致视力丧失的另一个突出原因是年龄相关性黄斑变性，与糖尿病性视网膜病变一样，及时治疗通常可以预防或至少延缓该病的发展。2018年，我参观了伦敦莫菲尔眼科医院（Moorfields Eye Hospital），它是世界上最受瞩目的眼科中心之一。皮尔斯·基恩是该医院的眼科专家，他用光学相干断层扫描技术（optical coherence tomography，简称OCT）对我的眼睛做了检查（见图7-2上图）。与糖尿病性视网膜病变研究中使用的视网膜眼底正面影像相反，OCT影像是视网膜组织的横截面。对于这些影像，用一束光扫描视网膜就可获得，不到一分钟就可以看到。

基恩与DeepMind AI合作开发建立了一种深度学习算法，该算法每年可以帮助莫菲尔眼科医院完成超过100万次高分辨率的三维OCT检查。它可以在患者出现症状之前准确诊断出大多数视网膜疾病，包括年龄相关性黄斑变性。莫菲尔眼科医院和DeepMind合作开展的一项研究中，涉及1.4万多张OCT影像，50多种眼科疾病——包括青光眼、糖尿病性视网膜病变、年龄相关性黄斑变性等，OCT的自动解释结果至少与视网膜专家的分析和紧急情况下的转诊分诊结果一样准确。[16]对于出现严重眼科疾病的患者，该算法并没出现"仅建议观察"的情况。对于该算法诊断患者未患病的准确性，其AUC高达0.992。相比之下，临床医生仅对65%的转诊决定持一致意见。基恩告诉我，OCT应当成为每次眼科检查中的一部分。虽然目前美国还未实现这一目标，但是该算法的前瞻性验证（由基恩主持的一项临床试验）在将来可能会使其成为标准流程。通过基恩的团队正在研发的深度神经网络，眼科疾病紧急转诊的准确性有望大大提高。

类似地，由加州大学圣迭戈分校的张康（Kang Zhang，音译）及其同事研发的OCT解释算法，在对近11万张影像进行训练之后，在准确诊断年龄相关性黄斑变性的结果优于眼科医生。[17]张康及其团队正在研究一种智能手机配件，类似于专用的OCT机器，可以实现眼科影像的拍摄。

基于视网膜影像的神经网络不仅可以帮助发现年龄相关性黄斑变性等疾病的相关信息,还可以提供更多信息。我们从谷歌一项针对 30 万例患者的研究中了解到,视网膜影像可以预测患者的年龄、性别、血压水平、吸烟状况、糖尿病控制情况(基于血红蛋白 A1c),以及发生重大心血管事件的风险,而这些信息均不依赖其他临床相关因素(见图 7-2 下图)。[18] 对于年龄和性别,神经网络预测的准确性相当高;对于吸烟状况、血压水平和不良后果,神经网络预测的准确性中等。

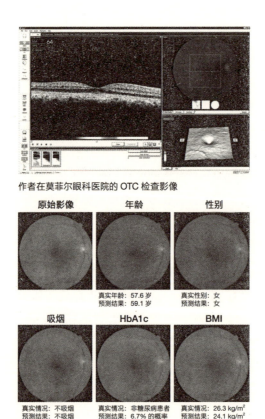

作者在莫菲尔眼科医院的 OTC 检查影像

| 原始影像 | 年龄 | 性别 |
| | 真实年龄:57.6 岁
预测结果:59.1 岁 | 真实性别:女
预测结果:女 |

| 吸烟 | HbA1c | BMI |
| 真实情况:不吸烟
预测结果:不吸烟 | 真实情况:非糖尿病患者
预测结果:6.7% 的概率 | 真实情况:26.3 kg/m²
预测结果:24.1 kg/m² |

对一些关键指标进行预测的视网膜影像

图 7-2　视网膜影像

资料来源:改编自 R. Poplin et al., "Prediction of Cardiovascular Risk Factors from Retinal Fundus Photographs via Deep Learning," *Nature Biomedical Engineering* (2018): 2, 158–164。

这项研究表明，作为监视患者身体的窗口，眼睛也许能发挥更大的作用。如果对此类方法进行前瞻性的验证研究，那么在将来，通过智能手机广泛使用定期视网膜自检，就可能成为现实。这可能会帮助患者控制血压、糖尿病及其预后，还可以早期诊断和跟踪年龄相关性黄斑变性、糖尿病性视网膜病变、青光眼、白内障，甚至阿尔茨海默病的早期征兆；[19] 另外，甚至可以扩展到精确的屈光度检查，判断是否需要换新眼镜。人们不喜欢通过滴眼药水来扩大瞳孔，这对通过智能手机自拍来进行眼科检查的普及，可能会是一种限制。不过也可能有解决方案，如使用红外光。低成本、便捷的影像获取方式（非侵入式）和丰富的数据相结合，一定会带来重大变革。

同样，人工智能也有机会对儿童及其视力问题起到帮助的作用。有一项人工智能算法就帮助解决了一种非常具有挑战性疾病诊断问题：早产儿视网膜病变。这种疾病影响了 2/3 的出生时体重不足 1.25 千克的早产儿，却经常被漏诊，因为新生儿专家不是儿科眼科专家，他们不擅长诊断这类疾病；同时，新生儿重症监护病房的检查也往往比较主观，不够理想。早产儿视网膜病变是导致儿童失明的主要原因，它可以被治愈，因此我们必须做得更好。一项针对 6 000 张影像进行的大规模回顾性研究证明，深度学习算法异常精确，其结果与诊断早产儿视网膜病变的专家一样好，甚至更好。[20]

另一种儿童可能会得的眼科疾病——先天性白内障，也可以向人工智能寻求帮助。目前这种疾病通常在专科中心进行诊断和疾病管理。[21] 在对晶状体影像分类、准确诊断疾病及制订最佳手术方案等方面，先天性白内障比典型的老年性白内障要复杂得多。与诊断糖尿病性视网膜病变一样，成像设备和医生之间不同的光照强度、角度和影像分辨率都会给最终诊断带来挑战。

在中国进行的一项研究，利用眼科医生标注的 886 名患者的眼科影像，对一个被称为 CC-Cruiser 诊断平台的深度学习网络进行了训练。该研究利用了来自先天性白内障儿童的 410 张眼科影像和 476 张正常影像，通过基于 ImageNet 派生的 7 层卷积神经网络分析了 4 096 个特征。多家医疗机构的多中心临床试验中，该神经网络算法对 57 名患有此类罕见病的患者进行了前瞻性试验,除一名患者未被精确诊断外,其他患者均被准确诊断出患有此种疾病,并被提供了治疗决策。另一项基于网站的协作云平台研究也得出了类似结果。这证明,该算法具备眼科专家的专业能力。从更广泛的角度来看,这种开创性的工作对罕见病的意义显而易见,也就是说,深度学习算法在专科转诊中心之外,也拥有无限的潜力。除了促进对于医疗的可及性外,这些数据的全球汇总分析对改善人工智能算法在先天性白内障上的性能表现,会带来极大的帮助。

心脏科

在美国,心脏科医生有以下几种类型:普通医生、介入性医生(疏通动脉等)、电生理医生(治疗心律失常等)、影像科医生(与放射科医生相似)和心力衰竭医生等。不同的医生主要业务各有不同,但有两项基本技术,所有人都高度依赖,那便是心电图和超声心动图。

我们使用机器读取心电图已经有几十年的时间了。心电图有 12 个导联,其中 6 个导联追踪心脏电活动的不同向量(通常从放置在四肢的电极上获得),另外 6 个导联被放置在胸部的不同标准位置。20 世纪 70 年代,自动化系统首次被应用于读取心电图,到 80 年代,它已被当作常规使用。这一系统的采纳,可被视为人工智能技术进入医学实践领域的首次里程碑式应用。但按照今天的标准,它肯定不算人工智能。实际上,当时我们还没有听说过人工智能,只是简单地称其为"计算机辅助"。

1981 年,我在加州大学旧金山分校进行内科规培。轮转到心脏病科时,我每天要去高级电生理学家梅尔文·沙因曼(Melvin Scheinman)的办公室,每天读四五十份心电图。每份心电图都印有计算机诊断的信息。我本不该看这些信息,而是直接读心电图,但我还是忍不住瞟一眼计算机提供的信息。那时候,我热衷于揪出机器犯的错误,事实上我的确找出了不少。今天的我仍然如此,因为用于解释心电图的人工智能算法并不是很聪明,它们不会学习。而且这一算法仍然属于探索性的，以分类模式的静态规则为基础。1991 年，曾经有一项大型国际研究对心电图算法进行了评估，其总体准确性为 69%。[22] 如今，美国各地的医院和诊所仍在使用相同的算法。

现代人工智能工具在提高自动化解析心电图的准确性方面进展甚微，不得不说很令人惊讶。1997 年发布的一个用于诊断心脏病的神经网络算法，具有一个输入层、一个由 15 个神经元组成的隐藏层，以及一个输出层。[23] 在单个隐藏层中添加更多的神经元有助于提高准确性，但单个隐藏层并不够。[24] 与其他所有十二导联心电图机的运作方式一样，这一算法也是基于规则的。如今，心电图机每年要读取超过 3 亿次心电图。40 年过去后，我们想必也会使用基于规则的算法读取数百亿次心电图。相同的算法也用于读取跑步机压力测试期间获得的多份十二导联心电图。至少直到现在，参与获取心电图的公司似乎都没有动力来提高机器的准确性，才得以让这一人工智能最早进入的医学领域之一获得深远的"人文优势"——这也是我仍然喜欢与学生和实习医生一起读心电图的原因之一，以确保他们永远不信任机器的诊断。

随着深度神经网络算法的发展，目前已经可以通过十二导联心电图对心脏病发作进行准确的诊断（敏感性为 93%、特异性为 90%），我们可能将开始突破基于规则的解析方式所陷入的停滞状态。[25] 与十二导联心电图相比，通过单导联，基于全新的深度学习方法在诊断心律异常方面已取得了进展。在某种程度上，更好的技术可以让连续记录心律成为可能。尽管患者需要佩戴多个带有导线的电极，但目前标准的工具还是动态心电图监护仪（Holter），它是由诺曼·霍尔特（Norman Holter）在 1949 年发明的。

本书前面的章节已描述过 iRhythm Zio 贴片，它类似于创可贴，可直接邮寄给患者来诊断心律问题。将其放置在胸部，记录单条导线，通常可捕获到 10～14 天的所有心跳，同时也不会妨碍运动或淋浴。技术的进步使 iRhythm 获得了一个大型数据集，该数据集比以前用于测定心律的任何研究都要大至少 500 倍。由吴恩达带领的斯坦福大学的一个团队，使用一个三层卷积神经网络分析了 29 163

名患者的 64 121 个长 30 秒的心电图波段，然后由经过阅读心电图专业认证的技术人员建立真值数据。[26] 通过对 328 名患者的 336 份心电图数据进行测试，将该算法与 6 位经过委员会认证的心脏病专家（另外有 3 位专家为真值数据打标记）的判断进行比较。最后总共诊断出 12 种不同的异常节律，包括房颤和心脏传导阻滞，以及正常的窦性心律。在这项回顾性研究中，对于大多数心律不齐的类型，该算法的表现均优于 6 位心脏病专家。但是，机器和心脏病专家都曾犯错，阳性预测值为 70%～80%。

对房颤的诊断尤其重要。房颤非常普遍，对于一般人群来说，一生中发生房颤的概率约为 30%；它经常在没有任何症状的情况下发生，且有卒中的严重风险。2017 年底，FDA 批准了一个由 AliveCor 研发的系统，该系统将表带式传感器与深度学习算法结合在一起，用于诊断房颤。心电图单导联传感器与苹果手表相连后，即可在佩戴时连续监测心率。将拇指放在表带上，用户可以随时生成 30 秒心电图。就像使用了 5 年以上的智能手机的传感器附件一样，算法会对心电图进行分析。AliveCor 还使用了可跟踪人运动的加速计，通过识别与活动强度不成比例的心率来判断心律失常。无监督的神经网络学习每 5 秒钟运行一次，并预测个人心率与运动之间的关系。非线性的数据模式是发生异常状况的依据，当心律不齐可能发生时，设备会在精确的时间窗口内提醒用户进行心电图检查。与我回顾分析过的所有其他技术不同，该工具是针对消费者的，而非医生，旨在记录消费者实际生活中的活动，而不是在医生的办公室中的活动。这些记录的数据可以存档，也便于发送给心脏科医生或任何其他医生，因此可能会对诊断带来很大帮助。

不过，心电图数据与心率-体力活动之间的不一致，即存在时间上的脱节，可能是使用类似技术的主要困难。Cardiogram 是一家致力于通过智能手表来诊断心律问题的公司。有超过 6 000 人佩戴着装有 Deep Heart 机器学习算法应用程序的苹果智能手表，佩戴时间平均长达 9 个星期，但诊断的准确性并不高：敏感性和特异性仅为 67%。[27]

超声心动图是心脏病科的另一项重要技术，用于评估心脏的结构和功能。由于心脏一直在跳动，加上在心内膜（心脏内层）等的回声循环中定位心脏的关键结构需要超高的精确度，因此开展完整的自动边缘检测分析一直很困难，不过通过运用人工智能工具处理超声心动图检查仍在不断优化中，如加州大学伯克利分校和 Ultromics 公司所做的努力。Ultromics 公司是一家位于英格兰牛津地区的创新公司。[28]

伯克利分校的团队发布了第一个应用于超声心动图的深层神经网络，将机器进行的影像解读与加州大学旧金山分校委员会认证的心脏病专家的结果进行了比较。尽管回顾性研究的规模相对较小，只有几百张患者的影像，但其准确性相当不错，该算法可捕捉到心脏病专家所见的 90% 以上的信息。[29] Ultromics 公司专注于对负荷超声心动图进行解读，即对运动之前基线状态下的超声心动图与运动高峰时的超声心动图进行比较。该公司在其官网上声称诊断冠状动脉疾病的准确性已超过 90%，但尚未发布具体数据。[30] 此外，新的智能手机超声公司 Butterfly Network 已经使用人工智能来监测超声探头的位置和影像的输出，通过深度学习算法来建议调整探头的位置。鉴于超声心动图在心脏诊断和管理中的重要作用，要实现其解析自动化，则需要更多的人工智能。对于大多数医生而言，快速、准确的机器分析将非常有用。

此外，心脏科领域也在研究其他工具。Arterys 和英伟达公司正在推行心脏 MRI 算法。该算法将加速对这些影像扫描的解读，并提高其准确性。[31] 但与心电图和超声心动图不同的是，在美国，MRI 在临床环境中使用得不多。不仅影像数据，还包括常规的电子健康档案，都需要经过机器算法来进行细筛，这样才能更好地预测心脏病风险。诺丁汉大学的一个团队使用了将近 38 万例患者的电子健康档案数据，他们将患者分为两组人群：一组超过 29.5 万人的训练人群，一组将近 8.3 万人的验证人群。[32] 结果显示，包括神经网络在内的 4 种不同算法，均超出了美国心脏病学会和美国心脏协会广泛采用的 10 年风险预测的标准。机器学习算法将社会经济阶层和种族融合在了一起，这在一定程度上显示出了明显的优势。同样，波士顿大学的一组研究人员使用机器算法处理电子健康档案的数据，相比过去几十年来一直用于预测心脏病的经典风险评分系统，该算法的准确性高达80%以上，而经典风险评分系统的准确性仅为56%——比抛硬币的概率高不了多少。[33]

癌症

当IBM沃森决定涉足医疗健康行业时，将癌症作为首选领域不足为奇。通过所有的方法来定义癌症，医学上可能没有任何一个专科能够拥有如此丰富的数据；同时，这些庞大的数据集正塑造着最先进的疾病诊断和管理方法。

众所周知，每个人的癌症都是独一无二的，可以通过多个层次来描述，包括对先天DNA测序、肿瘤DNA测序、肿瘤RNA测序、血浆中循环的肿瘤DNA测序（液体活检）、肿瘤和患者的免疫状态评估，以及检验容器中可能正在生长的癌细胞——检测所谓的类器官对各种药物的反应等。信息层最近还扩展到了对活癌细胞的分析，其方法是使用微流体技术从乳腺癌或前列腺癌患者中分离出活细胞，再通过人工智能机器视觉对其进行评估，以预测术后风险。[34] 这在癌症评估史上都是独一无二的，因为直到现在，对癌症的评估都依赖于泡在福尔马林中的组织块。很多此类生物学数据都可以（或者说应当）进行连续评估：治疗期间、观察期间以及可能的复发期间。加上所有的影像信息，就可以获得个体以及其癌症过程中的TB级①数据。不仅每位患者都有大数据，对于超过1 500万的美国癌症患者来说，还有人口统计学信息、治疗信息和疗效信息。[35] 为了追求更优质的治疗效果，大家普遍认同使用不同类别的疗法组合，包括针对肿瘤中特定基因组突变的治疗方案，以及能增强患者免疫系统的方案，排列和组合后的数量让人难以置信。如今对成功使用两种不同的免疫疗法有大量报道；同时，随着对患者T细胞改造能力的增强，此类药物的种类将进一步得到丰富。简而言之，癌症世界非常复杂，对于专业临床医生、计算生物学专家和人工智能来说，都将是一个巨大的挑战。

---

① Terabyte，兆兆字节。——编者注

对于乳腺癌,我已经在前面的章节中分析过人工智能在其影像学和病理片子中的应用。休斯敦卫理公会医院开展了一项研究,展现了人工智能如何显著加快对乳房 X 线检查的影像解读;[36] 在波士顿中心的另一项研究中,通过对高风险活检病变进行机器学习,在 1 000 多名患者中,成功预测出 30% 的患者可以避免手术。[37] 但是,这些研究还是过于简单,人工智能所面临的更大挑战在于如何处理复杂数据集,以及如何改善临床结果。

IBM 沃森与美国领先的 MD 安德森癌症中心的合作初期出现了一些错误。但除了 MD 安德森癌症中心,全世界还有其他 50 多家医院也使用沃森的肿瘤解决方案。[38] 沃森与北卡罗来纳大学莱恩伯格综合癌症中心的合作,最终促使 IBM 沃森研究人员发表了第一篇同行审议的文章。他们在《60 分钟》节目的《改变游戏规则的人工智能》栏目中,公布了其主要发现。[39] 一年后,他们提供了 1 018 例癌症患者的详细信息,这些患者此前已由北卡罗来纳州立大学分子肿瘤委员会审查,IBM 沃森对这些信息进行了分析。[40] 该系统发现,323 名患者是所谓的"可治疗"的癌症患者,这意味着他们的肿瘤基因突变适合进行药物试验,而北卡罗来纳州立大学团队却忽略了这些突变。这项自动化的分析只需要不到 3 分钟的时间,非常惊人,但 IBM 沃森团队的结论则太过夸张:"通过认知计算赋能分子肿瘤学会,提供快速、全面的数据分析方法,结合目前开展的临床试验,有望提升对患者的照护能力。"[41]

实际上,这并不是真正的"认知计算"。IBM 很喜欢使用这个术语,因为根据 IBM 的阿肖克·库马尔(Ashok Kumar)的理论,认知计算"超越了机器学习和深度学习"。[42] 我认为这有些可笑,因为沃森仅实现了自动化而不是手动管理,或者说只是将患者的变异与临床试验匹配起来。其中没有隐藏层,也没有深度学习,这根本不是一个完整的方法。在这种情况下,一位颇有见地的技术专家科里·多克托罗(Cory Doctorow)得出如下结论:"沃森肿瘤解决方案不是与癌症抗争的人工智能，而是一台未经检验的'土耳其机器人'①，或者说是'伪装成人工智能的人工驱动的发动机'。"43 而这种发动机早在 18 世纪就已经臭名昭著了。后来，我们从纪念斯隆·凯特琳癌症中心的几位肿瘤专家那里了解到，根据他们的经验，沃森肿瘤解决方案中的"人工智能"指南，有时会偏离权威发布的指南，并且会提出错误甚至危险的治疗建议。44

当时，我开始觉得前路漫漫。后来，我偶然知道了一家名为 Tempus Labs 的公司，它是高朋团购（Groupon）的创始人埃里克·列夫科夫斯基（Eric Lefkofsky）于 2015 年创立的一家致力于癌症研究的公司。我从未想到过高朋团购竟然能与癌症的未来联系起来。当妻子在 2014 年患上乳腺癌后，列夫科夫斯基发现，没有任何临床或研究机构能帮上忙。他说："让我感到困惑的是，能够渗透到医疗中的数据少得可怜。很显然，践行精准医学的唯一方法是加固癌症领域的数据基础设施。"45 身为亿万富翁的列夫科夫斯基遂决定踏入其中，而事实上，他并没有科学背景。

2017 年秋天，我拜访了这家公司，列夫科夫斯基陪同我在公司转了一圈。我感觉它是第一家真正对癌症采用先进而全面的方法搞研究的公司。这家公司和高朋团购都位于芝加哥市中心的一座百货大楼，占地约 11 万平方米，令人印象深刻。一座巨大的仓库内坐满了年轻科学家，他们各自面对桌上的大型显示器，正集中注意力盯着数据，这些数据如非结构化的医生笔记一般。列夫科夫斯基告诉我，公司已经有超过 100 名具有人工智能专长的员工，吸引最优秀的人才毫不费力。参观期间，我看到了最新的 Illumina HiSeq 和 NovaSeq 测序仪、癌细胞类器官培养室、对扫描影像和活检报告进行机器学习的大片区域，以及能把病理切片放得足够大且具有出色的分辨率的影像室。在这里，与斜视显微镜下相比，人

---

① mechanical turk，1770 年由一位名叫沃尔夫冈·冯·肯佩伦（Wolfgan Von Kempelen）的人所建造的一个"自动"下棋装置——身披土耳其礼服，坐在一个放有棋盘的木柜后，内部结构异常复杂，曾击败包括拿破仑、富兰克林在内的头脑强大的人。而实际上，该装置里面躲着由肯佩伦雇来的国际象棋大师。——编者注

们似乎可以更好地诊断病理结果。在我访问时，该公司已经拥有来自 1.1 万多名患者的数据，数据量超过 2.5 PB①。借助基于云平台、群集计算、自然语言处理和人工智能的能力，该基础设施可以构建"世界上最大的分子和临床数据库，以及一个可以使数据变得可访问且能带来帮助的操作系统"。

目前，Tempus Labs 与美国国家癌症研究所的 40 多家中心正在开展合作，进行了一系列研究，包括前面列举的从测序到培养。除了对患者进行全面评估之外，Tempus Labs 还可以提供"数字孪生"②信息，收到样本后两三周内就可以形成报告。这份报告中包含了治疗方案和疗效信息，这些信息来自那些在人口统计学和生物学信息方面最相似的、去除了身份信息的患者。该方法也采用了最近邻搜索算法来分析这一人工智能高级分析方法。

总体而言，这是一个基于深度表型和深度分析的模型，可以帮助肿瘤科医生做出基于数据驱动的决策。尽管现在判断 Tempus Labs 是否货真价实还为时过早，但在两年多的时间里，该公司似乎已经超越了 IBM 沃森在过去 5 年中所做的工作，其资本和资源都增加了好几个数量级。我曾问列夫科夫斯基：为什么医学界中的很多人并不了解 Tempus Labs，以及公司为什么总是喜欢保持沉默？他回答我说，他们并不想成为下一个 Theranos③。Tempus Labs 推崇完全的透明性，并在同行评审的期刊中公布其数据，这是值得称赞的。④

除了 IBM 沃森和 Tempus Labs 之外，其他公司也在努力促进人工智能的应用，整合多模数据，用于癌症治疗。其中一家是总部设在瑞士的 SOPHiA GENETICS，目前已有 55 个国家的 400 多个机构使用其研发的人工智能。它将

---

① 1PB = 1024 TB，即 2^{50} 字节。——编者注
② digital twin，也被称作数字映射、数字镜像等，是充分利用物理模型、运行历史等数据，集成一个复杂的仿真过程，在虚拟空间完成映射，以反映对应实体的全生命周期。——编者注
③ 美国一家血液检测公司，2003 年创立，曾被诉欺诈而臭名昭著，2008 年正式解散。——编者注
④ 2018 年，在写完本书后，我担任了 Tempus Labs 的咨询顾问，帮助他们将数据驱动模型延伸至诸如糖尿病等其他疾病领域。

临床、分子学和影像学数据汇聚起来，对肿瘤医生进行指导。[46]

到目前为止，还有一个领域可以证明癌症能被人工智能击垮：肠胃癌。结肠镜检查过程中，准确诊断结肠息肉和癌症病变比大多数人所了解的还要困难。[47] 多项研究表明，至少有 20% 的患者的癌变被漏诊了，有些报告的漏诊率更高。当病变扁平、较小或在某些特定部位时，更容易漏诊。人眼，甚至是来自训练有素的胃肠科医生的眼睛，也可能不如计算机光学视力好，这是对 200 多个小息肉进行计算机辅助研究的结果。[48] 在最近一项深度学习研究中，使用人工智能检测这些病变的想法被进一步推进。该研究使用了 3 万幅放大 500 倍的结肠镜检查影像中的 300 个特征，用算法对 250 名患者中的 306 处息肉进行测试。[49] 该方法的准确性可达 86%，其结果与文献相比要好很多。第一项使用实时人工智能处理影像的结肠镜检查的前瞻性研究，诊断了 325 例患者的微小息肉，其最终的准确性非常令人激动。[50] 采用高倍放大的机器读片模式为我们带来了启发，在一些非常重要的癌症筛查过程中，这种方法最终可能是一种非常有效的辅助手段。

外科

人工智能将对外科医生的双手和技能产生很大影响，这听起来可能有些反直觉。与非常直接的影像或者病理切片的输入相比，从概念上来看，做手术有可能是差异最大的。做手术需要进行"人为触摸"（human-touch），然而具有讽刺意味的是，《城市词典》（*Urban Dictionary*）将其定义为"一个人同情他人对事物的感受和理解，而不是像机器人一样"。近 20 年来，外科医生一直在使用机器人，主要是 Intuitive Surgical 公司的达·芬奇手术机器人，进行人工智能辅助手术。与标准手术相比，随机试验数据表明，尽管这些机器人对改善关键结果并未表现出显著差异，[51] 但仅在 2016 年，有 4 000 多个机器人在全球范围内帮助完成了 75 万例手术。[52] 然而，这还不到每年进行的 800 万例手术的 10%。包括由英国剑桥医疗机器人公司制造的更类似于人类手臂的机器人 Versius 在内，正在为提高机器人手术的普及率及其能力进行诸多努力。[53]

其他拥有新机器人品种的新兴公司还有 Medical Microinstruments，它具有微型手腕，从而不需要控制台（非常适合显微外科手术）；Auris Health 于 2018 年获得 FDA 批准，该公司的机器人具有内窥镜功能。[54] 它通过口腔进入患者体内，到达气管后进入肺部，通过计算机辅助视觉来获取组织活检。美敦力收购了一家德国机器人公司，该公司拥有触觉传感器，能给人更多像外科医生的触觉。目前，在没有人为干预的情况下，已经有机器人可以进行一排整齐的缝合；还有许多预期能够用于检测和清除坏死组织或癌组织的应用。最近，研制具有触觉的机器人（与做手术无关）方面的最新进展表明，我们在未来的手术中将看到更多机器人带来的影响。[55] 一项关于首个机器人辅助的眼内显微外科手术的小型随机试验，带来了令人振奋的结果，数据显示，机器人辅助能有效改善手术效果，尤其是格外精细化的手术。[56]

所有这些公司在本质上都是基于人工智能来优化机器人，而在 2015 年，一家由谷歌和强生合资成立的 Verb Surgical 公司，将人工智能进一步推向了手术室。所有 Verb Surgical 的机器人都通过互联网进行相互连接，记录每个过程的数据，并运用机器学习来确定最佳外科手术模式。[57] Verb Surgical 让云端相连的外科医生共享经验和数据的概念，类似于"让外科手术民主化"，可以称其为"外科手术 4.0"时代。其中，对术中影像以及每位患者的所有相关数据进行机器学习，可以帮助重新定义过去的实践并改善结果。例如，这种方法可以确定关键的手术步骤，避免前列腺切除术后发生严重且常见的并发症，如性功能障碍和尿失禁等。虚拟现实技术和 3D 视频显微镜技术的集成，可以在手术过程中提供关于解剖结构的非凡的可视化效果。

因此，对于人工智能替代外科医生这一理念，无论你觉得它多么不合乎常理，它都正在成为可能。关于人工智能将何时超越人类各个领域的表现（见图 7-3），来自牛津大学和耶鲁大学的一个研究团队进行了一项调查，大家的共识是：替代外科医生大约需要 30 年，是替代零售店员所需时间的两倍，但远远低于作者所代表的领域——要替代人工智能研究员需要约 85 年！[58]

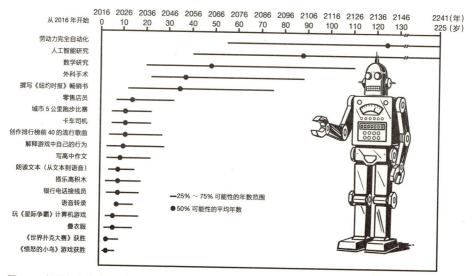

图 7-3 机器与人类在职业上相匹配的时间预测

资料来源：改编自 K.Grace et al., *When Will AI Exceed Human Performance? Evidence from AI Experts*, arXiv (2017); *The World in 2017*, Economist。

其他医学领域

最终，任何临床医生都不能"幸免"。我们已经看到，神经科医生是如何将基于人工智能的大脑影像图片以文本的方式发送到智能手机，以更快地诊断卒中。[59] 采用深度神经网络对 3.7 万多次头部 CT 扫描进行解读和紧急分诊，表现出显著的速率提升潜力（速度提升近 150 倍：算法 1.2 秒，放射科医生 177 秒），但是其准确性仍不可接受（筛查阈值的 AUC=0.56）。[60] 虽然我们不能以牺牲准确性来换速度，但在机器的帮助下，至少其中很重要的一方面已经得到了提升。就像莫菲尔眼科医院通过开展眼部状况研究来评估患者的 OCT 图像，从而进行紧急转诊一样，该研究拓宽了深度学习算法的使用范围，可以帮助实现更快速的转诊。[61] 虽然基于深度学习的人工智能目前仍仅承担一些非常狭义的任务，但这两项报告已经显示，人工智能的作用正从单一的临床诊断拓展到在数十种可能诊断的情况下提供紧急转诊的建议。

很难想象，未来在深度医疗中将被取代的一群人是护士，真正照顾患者的人。在美国的许多医院中，递送食物和药品的机器人护士助手 Tug 无疑不是一种威胁。[62] 但这并不是说人工智能没有机会来拓展护士的工作。例如，机器视觉可以监督重症监护病房中的患者，预测并防止患者拔出气管导管——一种使用起来不舒服但极其重要的呼吸辅助装置。生命体征的实时分析，能够与相关的实验室和影像数据结合起来，也可以提醒护士即将发生的问题。其他更先进的机器人和人工智能，将能够获取和监督患者的生命体征。而且，将有许多工具可以帮助护士处理关于患者的大型数据集，而这些任务无一与倾听、理解、同情或关切患者有关。不过，深度学习或机器人是否永远无法再现人与人之间相互支持的本质呢？

可知的是，最终人工智能可以减少医院以及门诊对护士的需求。使用人工智能算法可以处理患者在家中的数据，对患者进行远程监控，这样一来，医院观察患者（收集数据或查看症状是否恶化或再次出现）的意义将被大大削弱。而这很可能会大量减少医院劳动力。越来越多地依赖于远程医疗，而不是医生办公室的物理检查，也会带来类似的效果。

在下一章，我将深入探讨人工智能如何改变心理健康领域。很难想象：将人的心理状态数字化为简单的模式，将会面临多大的挑战。

Deep Medicine

08

心理健康：
人工智能发挥重要作用的新领域

过去的40年，精神病学的发展与其说是无脑，不如说是盲目。数字表型也许能帮助其重新审视行为、认知和情绪。

——托马斯·英塞尔（Thomas Insel）

我有一个惯例：每个星期四的早晨，浏览最新一期的《经济学人》。每期的科学版块通常会涵盖三四个尚未被广泛提及的有趣主题。其中令我印象最深刻的一篇，讲述了人们更倾向于信赖机器人，向它们透露内心最深处的秘密，而不是信赖人类，尤其是医生。实际上，这篇文章引用了刊载在《人类行为计算机》(Computers in Human Behavior)上的一篇论文。该篇文章的副标题切中要点——"虚拟的精神病医生有时可能比真实的要好"。[1]对此，我从未思考过。然而，在这个精神健康负担巨大且专业人员有限的时代，这篇发表在《经济学人》的研究文章具有深远的意义。

这项由乔纳森·格拉奇（Jonathan Gratch）带领的研究，是洛杉矶创意技术研究所（Institute of Creative Technologies）创新虚拟人类研究的一部分。[2]格拉奇和他的团队从Craigslist网站上招募了239人，他们的年龄范围在18～65岁，视力良好。所有参与者都要通过电视屏幕接受一个名叫"埃莉"的虚拟人的访谈。通过随机分组，一半参与者被告知"埃莉"不是人类，而另一半则被告知"埃莉"是由人远程控制的。随着访谈的进展,"埃莉"的提问逐渐变得更加亲密和敏感,如"你上一次感到非常高兴是什么时候?"³ 研究人员对参与者的面部表情进行了监控,并做了采访笔录。这些数据由 3 位心理学家评审,心理学家并不知道哪些参与者是哪一组。他们之后对参与者访谈过程中的恐惧、悲伤和其他情绪反应,以及他们对问题的开放度,进行数据量化。

最终,各项指标都显示,**当参与者认为自己在和虚拟人而非真人交谈的时候,他们愿意透露更多信息**。有几位同虚拟人交流的参与者表示:"这比和真正的人交谈好太多了。我并不是很愿意和其他人讨论私人的东西。"还有人表示:"人会评判别人,这正是我不愿和他人分享过多私人事情的原因。"⁴

这一研究结果为早在 1965 年首次提出的一个观点提供了强有力的实证证据。当时人们第一次向机器人"伊丽莎"打开心扉。机器人"伊丽莎"是以萧伯纳《卖花女》(*Pygmalion*)戏剧中的角色伊丽莎·杜利特尔(Eliza Doolittle)的名字命名的,同该研究中的"埃莉"形象类似。机器人"伊丽莎"是麻省理工学院的约瑟夫·魏岑鲍姆(Joseph Weizenbaum)在非常早期设计的一个机器人程序,它通过模拟心理治疗过程,将人们的回答转为问题。但真正证明使用虚拟人可行,则又花了几十年的时间。

格拉奇的研究显示,在揭开深层想法时,机器人化身似乎比人类更具有优势。确实,在我参加的 2018 年《华尔街日报》健康会议上,大多数受访者表示,他们很乐意甚至更愿意将秘密讲给机器人,而不是医生。另外,还有一项有趣的网络民意调查:"当出现令你感到尴尬的身体状况时,你更愿意告诉谁并从他那里获得治疗?①你自己的医生;②其他医护人员;③机器人。"有近 2 000 人对此做出回应,结果"机器人"(44%)以微弱优势击败"你自己的医生"(42%)。⁵

数字化带来新突破

尽管格拉奇的研究并没有特意寻找有心理健康问题的人，但近年来，人们专门针对有精神或情感困扰的人已经开发了一些数字化工具，其中一些工具将用户与他们不认识的人联系起来。2013 年上线的"七杯茶"（7 Cups of Tea）——现简称为"7 杯"（7 Cups），免费提供同受过训练的志愿者听众在线聊天的机会。到 2017 年，"7 杯"已拥有超过 23 万听众，可提供 140 种语言，已为 189 个国家的 2 500 万人提供了帮助，其中约一半的人在美国。再比如"谈话空间"（Talkspace）应用程序，它已拥有超过 50 万用户；英国 NHS 对一个类似的应用程序进行了试点研究，这项研究吸引了 120 万人参与。此外，还有一些工具采用自然语言处理功能将人与聊天机器人联系起来。2017 年，美国已有 800 万用户与"聪明机器人"（Cleverbot）聊过天，预计到 2025 年，该项目的用户能增长到 10 亿以上。在中国，微软曾发布一款名为"小冰"的聊天软件，该软件迅速吸引了超过 2 000 万用户注册。[6] 最近，一些公司开始开发聊天机器人，用于提供心理健康支持，其中"怜悯机器人"（Woebot）非常夺人眼球，该项目的董事长是吴恩达。"怜悯机器人"在头几个月的用户量比 100 年来看心理医生的总人数还多。[7]

直到近些年，对精神健康的诊断依然离不开刻意安排的临床环境，通过短暂的情境交流，对人的行为、情绪和认知进行评估，且很大程度上都是主观评估。当我们拜访精神科医生时，通常是为了应对某些精神健康问题，而不是预防。表 8-1 列出了一些收集到的能够深入反映情绪和心理健康表型的客观数据指标，相关指标仍在不断扩增中。

术语"数字表型"（digital phenotyping）说明，每个特征都可以被数字化，并产生许多不同的相关指标。而其中大多数的特征数据都可以通过智能手机在患者的真实世界中被动获得。通过增加传感器连接，我们还可以连续地、不加干扰地收集更多生理数据。这意味着，我们能从每个人身上获取大量人工智能可处理的数据。正如美国国家心理健康研究所前负责人托马斯·英塞尔所说："谁能预见到这场由自然语言处理和人工智能带来的革命：通过智能手机收集声音和语音,就能为严重精神疾病做早期预警?"[8]

表8-1　精神状态的数字表型:用于数字化心理状态的各种指标

语音	韵律、音量、元音空间、单词选择、短语长度、连贯性、情感
声音	配价[①]、语气、音调、声调
键盘	反应力、注意力、记忆力、认知
智能手机	体育活动、运动、沟通、社交、社交媒体、推文、表情符号、Instagram
面部	情绪、抽动、微笑和微笑时长、看地面、眼动、眼神交流
传感器	心率、心率变异性、皮肤电反应、皮肤温度、血压、呼吸模式、叹息次数、睡眠、姿势、手势

这些指标可用于解决一系列问题。南加州大学的研究人员开发了一款能预测婚姻不和谐的软件,提供74种声学特征,包括语音质量、微光、音调、音量、抖动、韵律等,该软件的预测结果甚至比专家还好。[9]随后该研究团队将由专家人工编码的访谈和软件获取的声学数据做了对比,结果显示,基于语音的机器学习算法不仅比专家捕获的相关信息多,而且其预测结果也更准确。[10]

生物标志物的优势与不足

在一项针对平均年龄为22岁的年轻人的小型研究中,研究人员对34位参与者的多种语音特征,包括词组长度、模糊程度、混淆程度、单词选择等进行一致性分析,用于预测有精神分裂症风险的患者是否会发展成精神病。结果,机器的分析结果优于专家的临床评分体系。[11]而美国的Neuro-Lex诊断公司成立的初衷,也是向初级保健医生提供一种可用于诊断精神分裂症、躁郁症和抑郁症的工具,该公司还开发了可在亚马逊Alexa上应用的原型。[12]

---

① "配价"是语法理论体系中的重要问题之一,"配价"学说来自欧洲的语言学理论,配价语法主要考察语言单位之间的从属和依从关系。——译者注

人们使用智能手机键盘的方式，也可以成为一种有用的标记。Mindstrong公司已从这种行为中分解出 45 种模式，包括滑动、字符类型间的滚动和延迟时间等。他们的数据与最初研究中的认知功能和情绪的金标准测量值呈正相关（见图 8-1）。伊利诺伊大学的计算机科学家通过深度学习和装有加速计的自定义键盘，进一步证实了这一观点。他们使用自建的 DeepMood 算法，在一项试点研究中非常准确地预测了抑郁症的发生。这项研究为通过个人的键盘活动追踪消极情绪的观点提供了一些独立证据。[13]

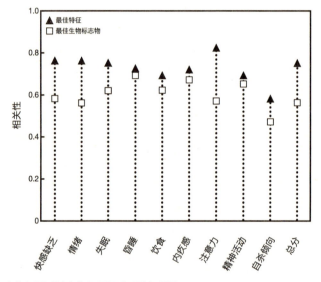

图 8-1　生物标志物与通过键盘指标所得感受的相关性
资料来源：托马斯·英塞尔展示于 2017 年 10 月 5 日的加州 DigiMed 会议。

一些公司也已经开始将开发的电子工具应用于临床心理健康实践中，如 Cogito 公司。该公司是由麻省理工学院中颇有成就的数学家阿莱克斯·彭特兰（Alex Pentland）①和乔舒亚·费斯特（Joshua Feast）共同创立的。我之前见过彭特兰，也非常敬重他。他在数字革命的众多领域都非常活跃，特别是在隐私

---

① 阿莱克斯·彭特兰是全球大数据权威、可穿戴设备之父，其代表作《诚实的信号》（*Honest Signals*）中文简体字版已由湛庐文化策划、浙江教育出版社出版。——编者注

保护和安全方面。彭特兰的人类动力学实验室对"诚实的信号",即我们几十年来一直无意识地、通过非言语交流关于自我真相的方式进行了研究。"诚实的信号"包括我们说话时的语气、流畅度、对话参与度以及精力等。Cogito 公司使用深度学习算法,结合"诚实的信号",开发了一款叫作 Companion 的应用程序,该应用程序用于帮助心理学家、护士和社会工作者监测患者的心理健康状况。通过记录和上传音频日记,该应用程序可以通过分析说话方式来评估患者的状态,以获取患者抑郁和情绪变化的线索。它还可以对对话进行实时分析,医疗保险公司已将其用于处理客户来电。[14] Companion 应用程序还被美国退伍军人事务部用来监测高危退伍军人的心理健康状况。[15]

除此之外,Instagram 上的照片也非常具有启发性。在美国,这一社交媒体平台的增长速度已超过 Facebook。2017 年,安德鲁·里斯（Andrew Reece）和克里斯托弗·丹福思（Christopher Danforth）使用深度学习,分析了从 166 个账号中获取的 43 950 张照片（已获得本人同意）,其中 71 人有抑郁症史。[16] 他们分析了所有的照片特征来洞察心理：照片中是否有人物、场所在室内还是室外、晚上还是白天、颜色和亮度（按像素）、照片的评论和点赞数,以及用户的发布频率。Instagram 的照片能区分心理抑郁和健康的人,可作为临床诊断之前的抑郁症初诊,它与个人的心理健康自评无关。值得注意的是,Instagram 的不同滤镜功能也能区分抑郁症患者和正常人,且比想象的要好（见图8-2）。该计算机程序检测抑郁症的准确性为 70%,比先前发表的抑郁症诊断误诊率超过 50% 的全科医生更具优势。[17] 当然,精神科医生的检测结果要好些。但是,绝大多数抑郁症患者都是由初级保健医生进行诊断,他们根本没有看过任何临床医生,更不用说精神科医生了。

人们正在利用这些新方式探索诊断和治疗一系列精神疾病和情绪问题的方法,但有些方面还是有必要强调一下。

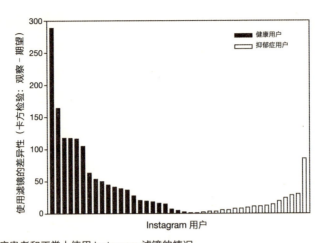

图 8-2 抑郁症患者和正常人使用 Instagram 滤镜的情况
资料来源：改编自 A. Reece and C. Danforth, "Instagram Photos Reveal Predictive Markers of Depression," *EPJ Data Science* 6 (2017): 15。

首先，许多传感器尚未经过准确性验证，而且这些传感器并不一定直接在测量所需要的内容。例如，睡眠质量是反映一系列心理健康问题的重要指标，通常通过腕带或手表来监测，但腕带或手表只能感知穿戴者在睡眠期间的身体活动。要真正了解患者的睡眠状态，需要将传感器与脑电波建立相关性，而这目前尚未实现。

另外，生物标志物也可能过于简单。正如纽约大学的教授农西奥·波马拉（Nunzio Pomara）所说："抑郁症太复杂了，不能简单地将其归结为单一的生物标志物。"[18] 我们有太多与精神健康相关的生物标志物，如表 8-1 中所列举的，而我们不知道哪一个或其中有多少个对于确诊或监测治疗反应至关重要。加上 74 种语音子功能和 45 种键盘交互子功能等，依此类推，我们将需要一台计算机才能找出数百万种排列组合。迄今为止所进行的研究中，我只列举了一些规模较小、狭义、常就某一标志进行特别放大的研究，很多我还没能提及。标志物的某种组合可能很有用，但目前我们尚不清楚正确的组合是什么，或者不同人在不同情况下的组合是否会有所不同。比如，对创伤后应激障碍有效的组合，可能对抑郁症反而不准确。当添加更多的标志物却无法提高准确性时，我们也不知道何时能达到峰值。

关于准确性的建立，目前较棘手的是真值数据，因为精神健康障碍历来主要都是由主观和临床特征来定义的。另外，如何利用廉价软件生成反馈，以便毫不干扰地收集数据，仍尚待解决。虽然我指出了所有这些漏洞，但我仍然相信终有一天能实现这些目标，渴望看到实质性进展的人对此不必感到沮丧。现在，先来了解一下目前我们对抑郁症的认识情况。

抑郁症是目前最常见的精神疾病，每天有超过 3.5 亿人在与其做斗争。[19] 抑郁症占全球疾病总负担的 10% 以上；每年有 7% 的美国人（约 1 600 万成年人）被诊断出患有抑郁症，而且精神障碍的终生风险高达 30%。美国每年用于精神健康的支出超过 2 000 亿美元，其中绝大部分与抑郁症有关；但即使花了如此巨大的费用，也不是每个人都看过医生，更不用说得到帮助了。2016 年，在美国 1 600 万患有严重抑郁症的成年人中，37% 的患者从未进行过治疗。[20] 所以，这一切亟待改善。

在生物标志物时代到来之前，我们都是依据《精神障碍诊断与统计手册》（*Diagnostic and Statistical Manual of Mental Disorders*，简称 DSM）来诊断疾病的。当患者达到 9 项标准中的 5 项时，包括情绪低落、睡眠或体力活动的变化、无价值感、愉悦感降低（快感缺乏），则被诊断为抑郁症。目前，这种诊断方式存在许多难以量化或客观评估的因素。

到目前为止，人们已尝试了几种优化方法。一种方法是测量脑电波，此方法已被建议作为诊断一些其他心理健康问题的方法。虽然戴着头盔测量脑电波对跟踪精神状态看似不具有可扩展性或实用性，但在有些国家，一些雇主会要求其员工戴着帽子进行脑电波监测。[21] 目前还没有数据证明这种帽子能捕捉到高保真的脑电波，更不用说这些电波是否能准确反映一个人的情绪状态了。长远来说，尽管这并不太吸引人，但同植入大脑的芯片一样，脑电波数据理论可能还是有用的。

作为一种研究工具，颅脑 MRI 影像已被证明是一种可以表征抑郁症的有效生物标志物。使用颅脑 MRI 弥散张量成像测量脑白质并进行机器学习的结果显示,重度抑郁症患者与健康人对照的表征完全不同。[22] 美国威尔康奈尔医学院的康纳·利斯顿(Conor Liston)及其同事们分析了近1 200人的大脑扫描结果,其中40%的人被诊断出患有抑郁症。[23] 在对258个大脑区域波动信号进行颅脑MRI成像和机器学习时,他们发现了4种不同的生物表型(见图8-3)。这4种大脑连接模式均与健康对照组不同,而且每个都有相关的复合症状,如疲劳、精神不振、失眠或快感缺乏。该模型还预测了接受经颅磁刺激的患者的治疗反应:与生物表型2和4(占25%)相比,该治疗方案对生物表型1和3的人更有效(约占70%)。当比较来自精神分裂症或广泛性焦虑症的颅脑MRI影像时,前者的影像特征几乎没有重叠,但大多数广泛性焦虑症患者均符合4种抑郁生物表型的一种。

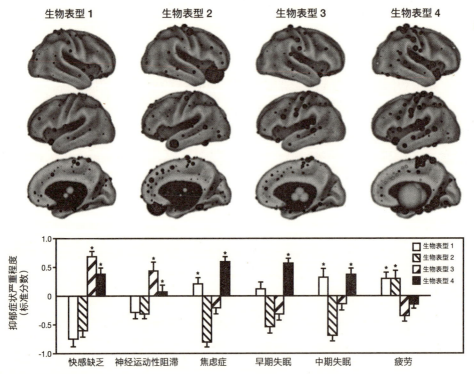

图8-3 大脑功能连接标记诊断的抑郁症神经生理生物表型,与MRI脑信号(上图)和患者症状(下图)的相关性

资料来源:改编自A. Drysdale et al., "Resting-State Connectivity Biomarkers Define Neurophysiological Subtypes of Depression," *Nat Med* (2017): 23, 28–38。

类似地，在其他一些小范围的功能性颅脑 MRI 成像研究中，通过与健康组对照比较，机器学习算法已经能识别与重度抑郁症相关的一些模式。[24]

目前，除了对键盘输入和 Instagram 照片的研究之外，还有一些集中在语音等日常生物标志物的研究，用于诊断和表征抑郁症，如 Sonde Health 的产后抑郁项目及纽约大学的查尔斯·马尔马尔（Charles Marmar）针对创伤后应激障碍的研究等。[25-26] 马尔马尔使用神经网络发现了 30 种语音特征，这些特征可能区分出创伤后应激障碍的退伍军人和未受影响的退伍军人（或健康对照组），这个方法已被用于一项为期 5 年的前瞻性大型队列研究。机器学习算法显示，在 250 多名患有创伤后应激障碍的个体中，发音中的元音间隔明显缩短。[27] 某篇综述文章回顾了 7 项采用基于智能手机的语音数据进行双向情感障碍诊断的研究，最后总结道："该方法有很大潜力，但证据有限。"[28] 患者是否会对抗抑郁症药物产生反应，在心理健康方面存在很大的不确定性，不仅因为药物的疗效参差不齐，更因为可供选择的药物太多。机器学习算法已被用于预测临床患者对抗抑郁药物的反应，但到目前为止，其准确性一直徘徊在 60% 左右，结果令人沮丧。[29]

人工智能在预防和预测自杀方面的应用

近来，人们对使用人工智能技术预测和预防自杀同样产生了相当大的兴趣。在过去的 30 多年中，美国的自杀率一直在上升，2017 年因自杀而死亡的人数超过 4.4 万，平均每天有超过 120 起自杀事件。[30-31] 这比凶杀、艾滋病、车祸和战争更为严重。全球数据则更令人震惊：每年有 2 500 万人试图自杀，1.4 亿人正在考虑自杀。在最近的访问中，将近 80% 的人对自己的医生和治疗师隐瞒了自杀的念头。[32] 一项大型研究回顾了 50 年间 365 项关于自杀研究的 2 542 篇论文，分析了 3 400 多种不同指标，最后发现，这数千种危险因素对自杀意念、自杀企图或完成自杀行为的预测微不足道，只比随机猜测的结果稍好。[33] 由于没有分类或亚类的指标能准确预测，约瑟夫·富兰克林（Joseph Franklin）及其同事总结道：

"这些发现表明，我们需要将重点从风险因素转移到机器学习算法上。"[34]

2017年，范德比尔特大学和佛罗里达州立大学的研究团队做到了这一点。在回顾了田纳西州住院患者的200万份电子病历（已删除个人识别信息）后，研究人员发现，3 000多人曾企图自杀。他们用无监督学习算法处理数据，在长达6个月的时间窗口内可准确预测80%的自杀企图，与传统危险因素的逻辑回归（准确率60%）相比，已经相当可观。[35] 研究人员指出，如果能够获得生活事件之类的信息，如婚姻破裂或失业、婚姻状况、行为突变以及社交媒体数据等，该算法的结果还能进一步提高。[36]

其他一些研究项目同样对此类数据进行了探索。据报道，约翰·佩斯汀（John Pestian）在辛辛那提儿童医院开发了一种机器学习算法，对479名患者进行了存在严重自杀风险的预测分析，其准确率达到了93%。[37] 该算法结合了笑声、叹气声和愤怒表达等现实生活中的信息。卡内基·梅隆大学的研究人员进行了一项小型但极具启发性的研究，他们通过大脑功能性MRI成像，将17名有自杀念头的患者与17名对照人群进行比较，结果发现，机器学习算法可以准确监测出与自杀企图相关的"神经衰弱"特征。[38] 每个人在接受颅脑MRI检查时，都会看到3组单词，每组10个，如"死亡""阴郁"等，其中的6个单词和5种大脑部位能决定分类器模式。根据大脑影像机器学习对自杀组17名患者中的15名患者，及17名健康对照组中的16名参与者进行了正确的分类。从学术角度来看，这项研究很有趣，但实际用途有限，因为我们不可能通过颅脑MRI成像来发现有自杀倾向的人。

研究人员还利用社交媒体识别自杀风险和情感抑郁。如通过机器学习，对在中国的社交平台微博的文本进行分析，并建立了单词分类器。[39] Facebook也在更大范围内挖掘发布在Facebook上那些有自残风险的用户的帖子。人们对防止此类悲剧的意识日益剧增，Facebook首席执行官马克·扎克伯格于2017年公布了新算法，该算法可通过搜索帖子和单词的模式，帮助员工快速审核。扎克伯格说："未来，人工智能将会明白更多语言的细微差别，并能识别自杀以外的其他问题,包括快速发现更多欺凌和仇恨事件。"然而 Facebook 却拒绝透露该算法的细节,只是声称公司已介入了 100 多起企图自残的事件。[40]

数据科学家运用机器学习对 7 500 万个危险文本进行分析,尝试揭示文本或表情符号隐含的危险因素。[41-42] 总体而言,即使这些仅仅是使用人工智能来检测抑郁和自杀风险的早期尝试,我们也从中看到了希望,而我们还可以比传统的主观和临床危险因素分析做得更好。更有趣的是,该项技术可能演变成一个"闭环",比如我们使用的智能手机等设备不仅可以帮助诊断,反过来还可以用于治疗。

其中一个应用是将认知行为疗法(cognitive behavior therapy,简称 CBT)载入手机中。认知行为疗法是一种传统的、依赖于密集的面对面治疗的心理疗法。关于认知行为疗法的定义有多种版本,其中应用最广的是改变适应不良的思维或行为方式,以"帮助人们识别和改变消极的、有自毁倾向的思维方式"。[43] 数字化版本的认知行为疗法定义更简单:谈话疗法。与精神保健专业人员进行密集的面对面谈话,对治疗抑郁症(至少轻中度)有类似的疗效。在美国,关于认知行为疗法的移动应用程序很多,在一项涵盖 18 项随机对照试验的荟萃分析①中,超过 3 400 名受试者使用了 22 种不同的治疗抑郁症的智能手机应用程序。分析结果显示,这些应用对抑郁症有显著的改善效果,尤其是基于认知行为疗法的应用程序尤为有效。[44]

人工智能在精神健康领域的前景和隐患

虽然所有这些应用程序都需要与人进行交互,但并非所有应用程序都如此。企鹅样式的聊天机器人"怀莎"在短短 3 个月内吸引了 5 万名用户,与用户进行

---

① 又称 meta 分析,是循证医学的重要研究方法和最佳证据来源之一,是一种对不同研究结果进行收集、合并及统计分析的方法。——编者注

了100万次对话。超过500名用户评论,这对改善他们的精神健康问题有很大帮助。[45] "怜悯机器人"使用即时通信应用程序与用户进行会话,它通常以开放式问题开始,如"你今天过得怎么样?"或"你感觉如何?"自然语言处理不仅可以对用户的精神健康状况进行量化,还可以在对话中重新定义对话路径,从而"传递"认知行为治疗方法。这种基于文本的对话式情绪跟踪媒介,是由曾在斯坦福大学任教的艾莉森·达西(Alison Darcy)创建的,他们将70名大学生随机分配到认知行为疗法组或认知行为疗法加"怜悯机器人"组。[46] 研究结果显示,与单一的认知行为疗法相比,有"怜悯机器人"介入的一组参与度更好,且其抑郁症状得到更明显的缓解。另一个心理治疗的聊天机器人是X2AI,它可以监测语音断句、措辞、打字速度和语法语态等大量数据,从而关联到情绪状态。[47]

如果有更多的研究是建立在原有证据基础上的,且能证明有显著改善结果的能力,那么认知行为疗法和聊天机器人产品在心理健康领域可能将做得很好。在美国和其他高收入国家,一半以上的精神障碍患者尚未得到照护;在中低收入的国家中,这一比例可高达85%。[48] 美国有超过1.06亿人居住在被联邦政府定义为"精神卫生专业人员短缺"的地区。[49] 在美国,每10万人中精神科医生不到8人,而在大多数中低收入国家,这一数字远低于1/10万,如阿富汗仅为0.16/10万。[50] **尽管虚拟医生永远不能完全取代真实的医生,但事实证明,虚拟医生可能成为人工智能在医学界最重要的增强功能之一。**这种软件价格低廉,而且通过深度学习可以变得越来越好。正如尼克·罗密欧(Nick Romeo)所指出的:"人工智能医疗助手不需要机票、食物、保护和薪水,它们可以轻松处理成千上万的病例,并能随时随地给任何有移动电话的人发信息。"[51] 这对离不开智能手机的年轻人再适合不过了,而他们也正是值得关注的关键人群——如今74%的精神健康疾病发生在24岁以下的人群中。[52]

值得注意的是,聊天机器人和智能手机应用程序对精神健康带来的最大困扰之一,是关于数据的隐私和安全。实际上,由于这个问题尚未得到解决,如今正被广泛使用的精神健康类应用程序值得格外注意。无论取得多大进展,精神障碍仍然被认为是不光彩的事。由于此类信息的高度敏感性,大多数人对数据泄露或隐私安全都深感忧虑。"怜悯机器人"和 Facebook 表示，他们看不到任何数据，也不会出售基于用户内容的信息或广告。但对隐私的担忧仍未得到解决，其中包括对精神健康史和数据的黑客攻击，无论这些数据是用于出售还是盗窃。

人同机器交谈、分享自己的亲密经历和情感，同样存在着伦理问题。艾莉森·皮尤（Allison Pugh）在《纽约客》上写道，这类似于心理学家哈里·哈洛（Harry Harlow）在 1959 年进行的一项"布猴子"实验（cloth monkey）。在这项实验中，哈洛让小猴子做一个残酷的选择：要么选择"布猴妈妈"但无法提供牛奶，要么选择能提供牛奶的"铁猴妈妈"。结果小猴子选择了前者。[53] 在一定程度上，这种困境和在其他人类和机器之间做选择类似。实际上，弱势群体更愿意将不愿示人的一面展现给机器，而这样的选择可能会阻断人们的关怀机会。因此有人可能会争辩说，最终这种形式的人工智能治疗可能比不接受治疗更糟。

人工智能如何增加幸福感

关于人工智能治疗疾病从而影响精神健康的潜力，讨论到此为止，不过我还想谈谈人工智能增加人们幸福感的潜力。尤瓦尔·赫拉利在《未来简史》中建议，确保全球幸福应该成为他提到的"人文主义革命"的三个最重要的目标之一（另外两个分别是最大限度地延长人类寿命和成为具有"神性"的人类），他甚至认为这将是我们衡量人类文明程度的量尺。[54] 他声称，人们确实不想生产，只想得到幸福，而我们的技术和知识将达到非常先进的水平，我们可以提取到灵丹妙药，获得真正的幸福。

假如能做到的话，我们距离赫拉利所描述的世界也还有很长的路要走。但就像抑郁症一样，幸福也是可以用潜在技术来衡量和改善的。麻省理工学院的帕斯卡尔·比德纳（Pascal Budner）和他的同事进行了一项为期两个月的由 60 人参与的小型研究，他们通过智能手表收集了大约 1.7 万条数据，包括心率、位置和天气状况等。用户从"幸福咪表"（happimeter）的 9 个表情符号中选择表情，每天输入 4 次，记录当下的心态数据。[55] 虽然很难从研究中获得足够多的结论，但这次研究是最早使用人工智能来理解和追踪抑郁症对立面的尝试，因此很有意义。当下，我们仍处于定义幸福的早期阶段，我们知道缺乏幸福的主要原因——精神健康紊乱。2017 年，《世界幸福报告》（World Happiness Report）研究了所有已知因素，包括贫困、教育、就业、伙伴关系、身体疾病和精神疾病等，结果显示，在接受深度调研的 4 个国家（美国、澳大利亚、英国和印度尼西亚）中，精神疾病是与苦难相联系的主要显著因素，患有精神疾病的人往往与幸福感背道而驰。[56]

我几乎可以确信，我们永远不会实现"全世界每个人都幸福"这一目标，但减轻全球性抑郁症带来的深重负担必须被摆在首位。而将数字化抑郁症的生物标志物革命与人工智能工具相结合，能让我们在解决这一问题的过程中事半功倍。

以前，我们总将生理疾病的考虑优先于精神疾病，因为生理疾病更容易被监测和治疗，且不会被污名化。但是现在，我们可以更加开放地看待这场精神健康革命。客观的全新生物标志物可用于精神的"数字化"，且治疗不完全依赖专业人员。面对自杀人数增加、抑郁症和未经治疗的精神疾病等巨大的全球性精神健康危机，人工智能可以提供补救措施。行为和精神状态的数字表型的意义，远不止精神疾病的诊断。为每个个体提供完整的多模图景，社交和行为动态至关重要，这些图景包括生理、生物、解剖和环境等诸多方面的数据。实现这类数据的无缝捕获和处理，对理解压力与常见医学问题（如高血压和糖尿病）之间的关系，可能有所帮助。

尽管对每个特定病例或特定患者来说，这些不同的因素都以不同的方式结合在一起，但整体上，人工智能依然会对医疗专业人员产生影响。如果放射科医生尽好把关的职责，能够减少一些无谓的扫描，那么我们最终可能不需要太多进行医学扫描的技术人员。如果通过人工智能集成并处理来自电子病历、基因筛选和传感器的数据，那么药剂师将会对处方进行更好的指导，如指出药物缺乏疗效、未曾预料但可能发生的药物相互作用、严重的不良反应等。据我所知，如果物理治疗师能获悉每位患者详尽的个人资料，那么他们就能量身定制治疗方案。人工智能的 GAN 算法比人类专家能更精准地为每位患者制作牙冠，从而提升牙齿修复效果。[57] Corti 公司研发的人工智能助手帮助哥本哈根的医护人员使用语音识别和急救电话数据，准确地诊断心脏病。[58]

> 借助先进的分析并针对不同患者做出不同建议，人工智能可以承担起更多责任，以帮助临床护士和医生助理。当考虑不同类型的临床医生时，我们越来越清晰地意识到人工智能具有的潜在的巨大影响力。但这不仅局限在临床医生的范围内，而是涉及构成整个医疗系统的所有人。

接下来的一章，我将跳出人工智能对患者和临床医生的直接助益，谈一谈这些工具将如何改变医疗系统的整体面貌。

Deep
Medicine

09

医疗系统：

人工智能如何通过影响医疗系统造福人类

护士们穿着非常干净的护士服,而患者却都在别处。
——阿瑟·艾伦(Arthur Allen)

几年前，在一个阳光明媚的下午，我 90 岁的岳父正在打扫露台时，突然感到虚弱、头昏眼花，他跪着爬到屋内的沙发上。所幸我们住的地方只隔着一个街区，我的妻子苏珊几分钟后便赶到，看到他整个人都在颤抖，但并没有昏迷。她通知我过去。

我赶到时，岳父非常虚弱，无法独自站起来，也不知道原因是什么。基本的神经检查没有显示出岳父有任何问题：言语和视力都很好；肌肉和感觉功能也都不错，只是有些肌肉在颤抖。智能手机显示心电图和回声均正常。于是我建议带他去看急诊，希望能找出问题所在。

岳父是一位获得过紫心勋章①的"二战"老兵，平时基本不生病。实际上，我们之前还带他加入斯克利普斯研究所的"健康老年"（Wellderly）基因组学测序研

---

① 世界上仍在颁发的历史最悠久的军事荣誉，1782 年由乔治·华盛顿设立，专门授予作战中负伤的军人或阵亡者的最近亲属。——编者注

究计划,这个计划的研究对象是健康状况良好、从未患过慢性病,也未服用他汀类药物治疗高胆固醇或其他慢性病,且年龄为 85 岁及以上的老年人。直到最近几个月,岳父才出现了一些轻度的高血压,内科医生给他开了氯噻酮(一种利尿剂)。除此之外,他多年来唯一服用的药物就是起预防作用的阿司匹林。

在说服岳父去看医生后,我和妻子同岳父岳母一起驱车前往当地的急诊室。医生认为岳父可能是卒中,但是头部 CT 并未显示任何异常。随后的血样检查报告却令人震惊,岳父的血钾水平低至 1.9 mEq/L,这是我所见过的最低的血钾水平之一。这不太可能是利尿剂导致。无论如何,岳父还是需要留院观察一夜。之后医生给他进行了静脉注射,并开了口服补充剂,以帮他恢复血钾水平。

之后一切都有好转。但几周后,岳父突然开始口吐鲜血。岳母非常恐慌,就给苏珊打了电话。苏珊迅速赶到,发现卧室、客厅、浴室到处是血。除了吐血外,岳父的大便呈黑色柏油样,两个迹象清楚地表明他的胃肠道出血了,他需要再次住院。医生进行了评估并与消化科专家会诊,几小时后,他们为岳父做了紧急内窥镜检查,结果显示,岳父是由于食管静脉曲张而出血。

为了确定出血源,岳父接受了手术,晚上回到病房时,他几乎不能说话了。此后不久,他陷入了深度昏迷。化验检查结果显示岳父的肝功能明显异常,而且血氨水平极高;超声检查则显示肝硬化。我们很快意识到,食管静脉曲张是晚期肝病的继发性疾病。一个 90 年来一直健康的男人突然陷入昏迷,肝脏衰竭。医务人员没有给他进行静脉注射,也没有给他补充任何营养,只是给他做了乳糖灌肠,以降低因肝衰竭导致的极高的血氨水平。岳父丝毫没有康复愈后的可能,主治医生和医务人员则建议我们对他进行临终关怀,不建议康复治疗。

我们对接下来的几天进行了安排,准备让岳父在临终关怀机构的帮助下回到家里,这样他就可以在家中过世。星期日的深夜,即我们打算让岳父出院的前一天晚上,我的妻子苏珊和女儿去探望他。她们俩为此都学习了"治愈之触"(healing touch),为了表达她们深切的爱,她们在病房里和岳父说了几个小时的话，并进行了精神上的沟通，尽管当时他已昏昏欲睡。

星期一早上，苏珊在医院病房外遇见了临终关怀护士。苏珊告诉护士，在他们进行详细讨论之前，她想去见父亲。苏珊拥抱他时，说："爸爸，如果你能听到我的话，今天我们会带你回家。"岳父的胸膛起伏着，睁开眼睛，望着她，大声回应："哦哦。"苏珊问他是否知道她是谁，他回答道："苏。"

如果说家里有个如拉扎勒斯（Lazarus）般起死回生的故事①，这应该就算是了。我们准备好的一切都没有用，让岳父静静离开的计划也无法付诸实践了。当临终关怀运输队到达时，他们被告知转移计划取消了。岳父第一次被插上了静脉管。其他家人得知岳父从死亡到重生的惊人转变后，准备来探望。第二天，岳父甚至还给苏珊打了电话，要求她带点吃的东西。

我对那段时间的最后一段记忆，是岳父坐在轮椅上的情景。那时，他已经在医院待了10天，身上已经连接了多个静脉注射管，还一直插着导尿管，他的脸色苍白。我背着护士偷偷将他裹起来，带出病房，来到医院前。美丽的秋日午后，我们沿着人行道散步，之后又爬上医院门前的一座小山丘。秋风拂过，带来附近桉树的香气。我们聊着聊着，然后两个人都哭了。对他来说，能活着见到家人是一种快乐。自从我的父亲去世后，岳父成为我的父亲已有20年了，而在彼此相识的近40年里，我们的关系一直非常亲密。我从来没有想过他会生病，因为他一直都非常健康。这次他从死神手里逃脱了，不知道能持续多久。要说病因是晚期肝病不太可能，因为他饮酒最厉害的时候也只算得上中等水平。血液检查显示他带有抗体，说明存在原发性胆汁性肝硬化的可能性很小，这种罕见病发生在一个现年91岁的老人身上也没道理。一切充满了不确定性。

在那之后，岳父并没有活多久。其间，为了避免再次出血，我们还就是否需要注射和硬化治疗食管静脉曲张争论了一番，因为需要再次进行内窥镜检查，

---

① 拉扎勒斯是耶稣的门徒与好友，在死后经由耶稣帮助，奇迹般地复活。——译者注

而这几乎会要了他的命。原计划他一周后就能出院，但他再次出血，不久便离世了。

我提及我的岳父的故事与人工智能的深层次变化有什么关系呢？其实，这个故事中涉及好几个医疗问题，而这些问题又都与医院和患者之间的互动有关。

预测，预测，再预测

最显著的一个问题是：我们如何面对生命的终止？作为医学的一个分支，临终关怀学科正在爆炸性地发展。而这一领域将被彻底重塑：目前正在开发的新工具，利用电子健康档案中的数据，能以前所未有的高准确率预测出死亡时间，同时向医生提供详细的预测因素报告。[1]如果研究结果得到进一步验证，这项研究及相关的深度学习工作，可能会对美国60%的临终关怀团队及1 700多家医院产生重要的影响。在美国，曾经只有6 600名获得认证的临终关怀医生，也就是说，平均每1 200名患者配备1名临终关怀医生，而这就要求这些临终关怀医生必须在不影响照护水平的情况下提高自己的效率。然而，能接受到临终关怀的住院患者不到一半。[2]与此同时，80%面临临终关怀的美国人更愿在家中过世，但只有一小部分人能如愿，60%的人最终都会在医院过世。[3]

对于想在家中过世的人来说，首要的问题就是预测死亡何时发生。医生很难预测死亡时间。在美国，医生和护士多年来一直使用一种被称为"意外问题"（Surprise Question）的筛查方式来辨识即将过世的人，他们会反思："如果这位患者在接下来的12个月内死亡，会令人感到意外吗？"一项针对26篇文献进行系统回顾的研究，对超过2.5万人进行了预测，结果显示，这种预测方式的总体准确率不到75%，且存在显著的异质性。[4]

斯坦福大学的计算机科学家阿南德·阿瓦蒂（Anand Avati）及其团队发布

了一种基于电子健康档案的深度学习算法，用来预测死亡时间。虽然他们的论文标题《通过深度学习改善临终关怀》并不明晰，但毋庸置疑这是一种死亡算法。[5] 2009年，莎拉·佩林（Sarah Palin）在联邦卫生立法辩论中首次使用了"死亡小组"（death panels）这一术语，当时人们对它有很多担忧，但她所提到的更多涉及的是医生。

现在，我们要谈论的是机器。一项利用18层深度神经网络学习的研究，从将近16万名患者的电子健康档案中较准确地预测出4万名受试者的死亡时间。该算法具有医生无法提供的预测功能，包括拍片次数，尤其是脊柱或泌尿系统的拍片次数。从概率角度来看，它和人的年龄一样具有显著的统计学意义。结果令人震撼：计算机预测在接下来的3～12个月死亡的患者超过90%果然去世，而计算机预测能活12个月以上的人确实活过了12个月。值得注意的是，支持研发该算法的最根本因素是有终极的硬数据，即20万名患者的实际死亡时间及电子病历中的结构化数据，如年龄、手术、影像扫描次数及住院时间等。该算法未使用实验室化验检查报告、病理报告或影像结果，更不涉及对单个患者的整体描述，如心理状态、生存意愿、步态、手部力气等与寿命相关的诸多指标。设想一下，如果有这些数据的话，预测的准确性将会翻几番。

人工智能死亡算法，预示着临终关怀这一领域在未来将发生重大变化。 CareSkore等公司正在研究预测死亡时间，但是预测某人是否会在医院死亡，仅是神经网络解决的一个小的方面。[6] 谷歌团队与3个学术医学中心合作，使用来自11.4万名患者的21.6万多次住院数据及近470亿个数据点，进行神经网络预测：患者是否会死亡、患者的住院时间、非预期再住院以及最终出院的诊断，这些预测结果的准确性在所研究的几家医院都很好，且相当一致。[7] 德国的一个团队利用超过4.4万名患者的数据进行了深度学习，以极高的准确性预测了医院死亡率、肾衰竭和出血并发症的概率。[8] DeepMind人工智能公司正在与美国退伍军人事务部合作，以预测70多万名退伍军人的医疗结果。[9] 此外，人工智能还被用于预测患者接受心脏移植后的存活率，并通过与电子健康档案及测序数据相结合来帮助进行遗传诊断。[10-11] 过去，人们已使用数学建模和逻辑回归对此类数据进行了分析，如今，利用机器和深度学习分析更大的数据集，可以显著提高分析的准确性。

这一切带来的影响将非常广泛。正如悉达多·穆克吉（Siddhartha Mukherjee）所描述的那样："一想到算法可能比大多数人更了解死亡模式，我就无法摆脱一些固有的不安。"[12] 显然，在临终关怀和以康复为目标的情况下，算法可以帮助患者及其医生就照护过程做出决策。而且这还会影响到重症监护病房、复苏机或呼吸机等卫生系统的资源利用。同样，人们对医疗保险公司使用此类预测数据作为报销依据的担忧也迫在眉睫。[13]

医院支出是美国医疗保健费用的第一大项目，几乎占每年 3.5 万亿美元总支出的 1/3。尽管人口是推动成本增长的最大因素，但无论是首次住院还是再住院，避免住院的需求已成为许多人工智能项目的核心议题。在此，经济学发挥了重要作用，因为出院后 30 天之内再住院的话，这份账单是无法报销的。对于试图限制住院次数是否会对患者预后产生不利影响，人们普遍感到担忧，这确实存在一些争议。[14]

美国已有多个团队在研究预测患者出院后一个月内是否需要再住院，特别是挖掘之前未被医生注意到的特征。例如，纽约市西奈山医院进行的一项研究，利用电子健康档案、药物、化验检查、手术和生命体征等数据进行预测，在相对较小的队列中，其预测的准确率高达 83%。[15] 另一个团队则使用了更多患者的数据，用多达 30 万人的数据进行训练和验证 DeepR Analytics 深度神经网络，其预测结果比 DoctorAI 和 DeepCare 分析系统等更理想。[16-17] 许多初创公司和学术中心也在利用人工智能进行病例管理，他们都在朝着这个方向努力。值得一提的是，美国山间医疗、匹兹堡大学医学中心及萨特健康中心，都是致力于实现这类算法的先行者。

不过，更大胆的研究目标之一，是预测没有任何典型症状的患者的疾病。清华大学的一个研究团队利用 1.8 万多份真实世界中的电子健康档案数据，准确地诊断了6种常见病：高血压、糖尿病、慢性阻塞性肺疾病、心律不齐、哮喘和胃炎。[18]他们仅使用了18项实验室检查，通过深度神经网络，分析跟踪了8年涉及近30万名患者的大型队列数据，准确地预测了肾病等特定疾病。[19]西奈山团队通过研究130万患者的电子健康档案，能较准确地预测5种疾病：糖尿病、痴呆、带状疱疹、镰刀型细胞性贫血和注意力缺陷障碍。对这些疾病进行有效预防需要两个变量同时成立：一是使用电子健康档案、化验和其他数据的此类算法能经得起进一步测试，表明它们确实可以预测此类疾病的发作；二是此类疾病具有有效的治疗方法。如果两者都成立，那么这些算法不仅可以减轻人类的疾病负担，还可以帮助雇主和保险公司降低成本。但是，目前所有的预测都是在计算机上进行的，是基于计算机中预先储存的数据集进行预测，而不是在真实的临床环境中。

表9-1列出了关于15个旨在预测各种结果的研究样本，结果显示，大多数统计方法均存在明显的缺陷，样本量和精准度也存在较大差异。[20]因此，人工智能在预测临床结果方面能达到何种程度，目前仍不清楚。

回到我岳父的案例，他的严重肝病在检查时完全被漏诊了，而实际上可能从他第一次住院期间的化验检查结果就能预测到，当时的检查结果显示他的血钾水平极低。利用人工智能算法可能已经能识别出根本原因，但对此我们至今仍捉摸不透。岳父的临终故事还涉及许多算法无法捕捉到的元素。根据他的化验检查、肝衰竭、年龄和反应迟钝等信息，医生说他永远不会醒来，很可能在几天内死亡。预测算法最终或许是正确的，即岳父活不过住院期间。但是算法并没法告诉我们，在岳父或任何其他患者仍然在世时，我们应当做些什么。面对生死攸关的问题时，我们很难只依赖计算机和算法。实际上，这还不够。尽管医生预测岳父会很快去世，但岳父依然与家人们一同庆祝了自己的生日，分享回忆，大声欢笑，倾诉感情。我不知道来自家人的"治愈之触"是否起到了效果，但我的妻子和女儿对此肯定有她们的看法。如果当时放弃维持岳父的生命，他就没有机会再见到家人，表达他对家人的深爱。目前，还没有一种算法能判断这是否有意义。

表 9-1　利用人工智能预测临床结果的 15 个研究样本

预测内容	样本量	AUC	参考文献
住院死亡率、非预期再住院、延长的住院时长（LOS）、最终出院诊断	216 221	0.93* 0.75+ 0.85#	Rajkomar et al., *Nature NPJ Digital Medicine*, 2018
3～12 个月全因死亡率	221 284	0.93^	Avati et al., *arXiv*, 2017
再住院	1 068	0.78	Shameer et al., *Pacific Symposium on Biocomputing*, 2017
败血症	230 936	0.67	Horng et al., *PLOS One*, 2017
败血症休克	16 234	0.83	Henry et al., *Science*, 2015
严重败血症	203 000	0.85@	Culliton et al., *arXiv*, 2017
艰难梭菌（C. difficile）感染	256 732	0.82++	Oh et al., *Infection Control and Epidemiology*, 2018
疾病发生	704 587	范围	Miotto et al., *Scientific Reports*, 2018
诊断	18 590	0.96	Yang et al., *Scientific Reports*, 2018
痴呆	76 367	0.91	Cleret de Langavant et al., *J Internet Med Res*, 2018
阿尔茨海默病（及淀粉样蛋白成像）	273	0.91	Mathotaarachchi et al., *Neurobiology of Aging*, 2017
癌症化疗后死亡率	26 946	0.94	Elfiky et al., *JAMA Open*, 2018
133 种疾病发生率	298 000	范围	Razavian et al., *arXiv*, 2016
自杀	5 543	0.84	Walsh et al., *Clinical Psychological Science*, 2017

样本量：患者数量（包括训练数据集和验证数据集①）；* 住院死亡率；+ 非预期再住院；# 住院时间延长；^ 所有患者；@ 结构化数据和非结构化数据；++ 密歇根州的研究点

① Training dataset 和 validation dataset，前者是用来拟合模型的数据集，后者是在训练过程中提供相对于前者的无偏估计的数据集，可用来调整参数等，也参与训练。——编者注

优化医疗工作环境及流程

人工智能在医院和医疗系统中的用途之广,远远超出预测死亡和重大后果等。截至2017年,美国医疗保健行业的总就业人数首次跃居第一,超过零售业。[21] 超过1600万人受雇于卫生服务部门,医疗保健行业在2017—2018年度连续创造了30多万个新岗位。约有1/8的美国人都在医疗保健行业工作。[22] 美国劳工统计局关于未来10年的预测表明,预期增长最快的工作大多数都与健康行业有关,包括个人护理助手(75.4万)、家庭保健助手(42.5万)、医生助理(4万)、执业护士(5.6万)和物理治疗助理(2.7万)。迄今为止,由于人力资源是医疗保健成本上涨的最主要原因——美国的人力成本每年超过3.5万亿美元,因而人们也正在思考如何利用人工智能实现自动化操作,以限制这些无节制的与人力相关的成本增长。正如哈佛大学的凯瑟琳·拜克尔(Katherine Baicker)所说:"增加医疗保健就业的目标与让人们负担得起医疗保健的目标并不相符。"[23]

一些经济学家认为,医疗健康领域新工种的增长速度,将达到或超过人工智能取代它们的速度。但是李开复则持相反的观点:"很明显,人工智能几乎不需要任何成本就能很好地完成几乎是我们一半的工作量。这将会是人类经历的最快过渡,但我们对此还未做好准备。"[24]

在美国,医院、诊所和卫生系统雇用大量人员来提取病历,以便给保险公司提供正确的账单编码;此外,他们还雇用了大量的专职人员进行收款和理赔管理。美国专业编码学会有超过17.5万名会员,他们的工作就是为医疗账单编码,平均工资为每年5万美元。值得注意的是,在美国,一次医生会诊,单处理账单的费用就超过20美元,占总费用的15%。急诊就更糟了,处理账单的成本超过25%。[25] 总体而言,美国超过20%的医疗健康支出与行政管理有关。[26] 手动、人为安排手术室及医院中所有住院和门诊人员的工作,正是效率低下的原因。我们可以通过自然语言处理来完成患者的预约安排工作,将人机交互作为后备方案。现在,一些卫生系统机构已经开始使用算法来预测诊所预约缺席率。患者预约后缺席是效率低下的一个重要原因,因为预约后缺席会造成大量人员闲置。另外,在医院中使用语音助手,如伊诺维亚公司(Inovia)的 AIVA 语音助手,可以代替或补充护士的呼叫按钮,有助于提高效率。[27]

所有这些运营职位都在等待人工智能的参与,亟待效率的提升。事实上,已经有人为此做出了努力。Qventus 就是一个例子,它使用电子健康档案、人员配备、日程安排、计费系统和护士呼叫指示灯的多模数据,用以预测医院急诊室、手术室或药房的使用流程。该公司声称,使用该程序后,住院患者的数量已大大减少,急诊患者所占的百分比以及医生诊断患者所花费的时间,都大大减少。[28-29] 而 Conversa Health、Ayasdi、Pieces Tech 和 Jvion 等公司,还使用人工智能来承担相关后勤任务。不过,在提高效率和提高患者参与度等方面,仍有许多需求未得到满足。[30]

那么,人工智能是如何简化工作流程的呢?我们可以通过华盛顿特区最大的卫生系统 MedStar Health 在其急诊室启动的程序中一探究竟。通常,一名急诊患者的病史库中有多达 60 份记录,需要临床医生进行大量的回顾和提取信息。MedStar Health 开发了一种机器学习系统,可快速扫描完整的患者记录,并提出针对患者病症的相关建议,使医生和护士有充足时间为患者提供照护。[31] 另一个例子是医学影像的人工智能自动化,它不仅仅是简单读取 MRI 片子。美国 FDA 批准的 "Deep Ventricle" 动脉算法可对心脏的血流状况进行快速分析,原本需要一个多小时才能完成的人工抽血及测量任务,如今已缩短到 15 秒。

医疗扫描工作流程也已经得到显著改善。许多研究报告表明,使用深度学习算法对影像进行重建后,获取和处理扫描影像的时间显著减少,生成影像的质量也得到提高,且电离辐射剂量也有可能大大降低。人工智能带来的这些改进,也让我们看到了安全性和便利性,并在降低成本上显示出巨大的潜力。[32] 此外,还有放射疗法方面的应用。伦敦大学学院和 DeepMind 的研究人员使用自动深度学习算法,显著加快了扫描影像的分割过程,为头颈癌患者提供了只有经验丰富的肿瘤放射学专家才能做到的专业技能,且大大节省了时间。[33] 与我们先前依赖传统算法和人类专家的监督相比,影像分割具有极大的前景,可以提高扫描的准确性，改善工作流程。

正如我们已经了解到的，更好地实时预测重要诊断是人工智能努力的另一个方向，它对医院来说具有极其重要的意义，因为医院面临的主要挑战之一，就是如何治疗患者在住院期间所感染的疾病。在美国，败血症是医院最常见的致命性感染病之一，患病人数占重症监护病房住院人数的10%。每年治疗该病的花费超过100亿美元，而治疗效果并不乐观；此外，因败血症死亡的患者占美国住院患者全部死亡人数的20%～30%。因此及时的诊断至关重要，因为通常在选择合适的抗生素之前，患者的病情会迅速恶化，更谈不上给药和药物作用生效了。约翰·霍普金斯大学医学中心的苏基·萨里亚（Suchi Saria）进行了一项回顾性研究，使用了5.3万名败血症住院患者的数据，包括生命体征、电子病历、化验报告和人口统计学资料，旨在验证能否更早地发现病情。不过，算法的准确性（ROC≈0.70）并不乐观。[34]

第二致命的医院获得性感染——艰难梭菌感染，也是人工智能预测的一大目标。人工智能在预测感染艰难梭菌的患病率上已取得相关成果。在美国，每年确诊的45万多例患者中，因艰难梭菌感染而死亡的人数达3万。[35] 埃丽卡·谢诺伊（Erica Shenoy）和詹娜·威恩斯（Jenna Wiens）开发了一种算法，她们使用4 000多份结构化电子健康档案中的变量，分别预测了来自两家大型医院共计37.4万名住院患者艰难梭菌感染的风险。该项研究涵盖了针对每家医院的许多特征，结果两家医院的ROC分别为0.82和0.75。[36] 希望通过自动警告高危艰难梭菌感染风险患者的临床医生，在未来可以降低这种致命性感染的发生率。

事实上，美国每25名患者中就有1名患者会因照护人员或环境而被感染，因而预防医院感染也成为医院面临的一项重要挑战。众所周知，不经常洗手或洗手不到位是医院获得性感染的重要原因。斯坦福大学的阿尔伯特·哈克（Albert Haque）及其同事发表了一篇题为《迈向基于视觉的智能医院》（*Towards Vision-Based Smart Hospitals*）的论文。他们使用深度学习和机器视觉，通过视频镜头和深度传感器，隐秘地跟踪了斯坦福大学医院的临床医生和外科医生的手部卫生状况。该技术能够对医生的手部清洁度进行量化,准确率超过95%(见图9-1)。[37] 这类传感器可以使用红外光,根据传感器与目标之间的距离绘制轮廓图像。我们可以利用计算机视觉的灵敏性,将其安装在医院走廊、手术室及患者病床旁。

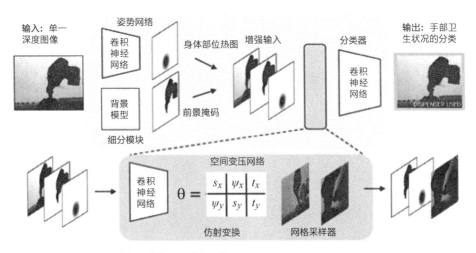

图9-1 采用机器视觉对洗手动作进行分类示意图
资料来源:改编自 A. Haque et al., *Towards Vision-Based Smart Hospitals: A System for Tracking and Monitoring Hand Hygiene Compliance*, arXiv (2017)。

的确,在医院的环境中使用机器视觉进行深度学习,具有非凡的潜力。重症监护病房是机器视觉支持的另一个主要目标。强化学习已被当作数据驱动,用于自动切断患者的机械通气,而机械通气实施起来曾经很费力且不稳定。[38]

对患者进行监控的视频,可以帮助医生确定患者是否存在拔出呼吸管的情况,以及获得由生命体征未捕获到的其他风险,从而减轻护士的检查负担。麻省理工学院计算机科学与人工智能实验室的重症监护通过干预深度神经网络(ICU Intervene DNN),可以帮助医生预测患者何时需要机械通气、血管升压药和液体复苏液,以及其他干预措施,以维持患者的正常血压。[39] 该实验室研究的另一种算法可帮助确定患者转出重症监护病房的最佳时间,旨在减少住院时间并防止死亡。⁴⁰ 围绕重症监护病房的其他相关工作，也可以通过自动监控或生命体征算法来进行处理，从而减轻护士的负担。

虽然我们现在仍处于使用环境传感器的机器视觉早期阶段，但可以肯定的是，这种形式的人工智能可以提高患者的安全性和医护人员的工作效率。在将中心静脉导管（通常称为中心线）置入患者体内这一过程中，机器视觉可以发挥作用。由于这些导管具有侵入性，因此它们可能会引起感染和导致肺萎陷或大动脉损伤等一系列并发症。但通过适当的监控技术，监测出无菌条件状态和管路布置，则有可能提高其安全性。随着机器视觉系统对人员、仪器及工作流程的不断跟踪，手术室也将发生变化。⁴¹ 此外，利用人工智能视觉提醒患者存在的运动风险，从而预防跌倒，这一研究方向也正在开展。

类似地，为了加速对卒中的诊治，关于卒中的自动警报研究也在进行中。FDA 已批准 Viz.ai 公司开发的一种算法，该算法可分析脑部 CT 影像，以检查患者是否有出现卒中的迹象，帮助神经科医生和医疗团队快速掌握实情。溶血或清除血栓（血栓清除术）等用于减少脑损伤的措施，也已经通过临床验证。因此，我们可以利用人工智能工具加快诊断，以对适合干预的卒中患者及时进行治疗。要知道，血块阻塞一分钟，就会损失掉约 200 万个脑细胞。⁴² 甚至在卒中诊断的早期，医护人员就可以应用 FDA 在 2018 年批准的 Lucid 机器人系统。这是一种佩戴在患者头部的设备，可以通过患者的耳朵将超声波传输到大脑，利用人工智能的模式识别帮助诊断卒中，以提醒医院可能需要对患者进行血栓清除工作。⁴³

医院内外部的医疗工作流程还将面临另一个重大转变，那就是人工智能将授权非医生群体承担更多任务。美国大约有 70 万名执业医师，此外还有约 10 万名医生助理和 24 万名护士，医生助理和护士群体人数几乎占医生群体的 50%。我们为支持临床医生的工作开发了如此多的人工智能算法，可以预见，这 3 个群体在未来将处于更公平的竞争环境之中，医生助理和护士在未来几年中将扮演更重要的角色。⁴⁴ 不过需要注意的是，在医疗系统中部署人工智能需要进行严格评估，如广泛的用户调查、精心设计的系统，以及基于风险和收益模型的成熟决策。这与在临床推广电子健康档案的情形不同，电子健康档案的推广并没有进行诸如人工智能的部署工作，评估中有许多重要因素都未被考虑，因此它对患者的日常照护带来了严重的负面影响。

淘汰医院和病房

如今，我们对计划中的医院"灭绝"行动已然愈发大胆。[45] 我们的确需要重症监护病房、手术室及急诊室等，但目前常规病房占据了医院的大部分，而换掉这些常规病房非常容易。位于圣路易斯的梅西医院虚拟照护中心，可以让我们一窥未来。[46] 这里有护士和医生，唯独没有病床。医护人员与患者交谈，查看监视器上每位患者的所有数据图表，处理警报。这是美国第一家虚拟医院，于2015年开业，耗资3亿美元。患者可以在重症监护病房或自己的卧室中进行观察或检查，这些活动都是通过远程监控进行的。即使患者没有显示任何症状，人工智能监督算法也可以捕捉到异常状况，然后提醒医生。医生在对疾病做出诊断之前，还能通过高科技算法实时远程检测可能的败血症或心脏代偿失调。这些应用都非常吸引人。虽然远程观察听起来可能很冰冷，但实际并非如此，这种"非接触式温暖"的概念已经得到肯定。虚拟照护中心的护士会长期与患者进行定期的个性化互动，患者对护士的反馈非常好。[47]

除了针对患有急性病的老年患者外，人们还致力于使用人工智能帮助老年人在家中更好地生活，老年人无须搬到有辅助生活设施的看护中心，也无须看护人员频繁探访。许多新兴公司开发了传感器和算法来监控步态、脉搏、体温、情绪和认知等身体信息。此外，用于改善视力和听力的人工智能工具还可以增强老年人的感知，从而提高他们的安全感，改善他们的生活品质。Aipoly应用程序就是其中一例。具有严重视力障碍的老年人，只需用智能手机简单地指向一个对象，人工智能就会通过语音应答识别功能快速介入；描述颜色也是同样的道理。此外，我们还可以将传感器嵌入地板中，探测是否有人摔倒；还有宠物形式的机器人助手，以及由初创公司 Robotics 专门设计开发的类似 Alexa 的语音助手 ElliQ……这些都是人工智能硬件改善独自生活的案例。[48]

在未来，远程监控有可能被更广泛地使用。当下，美国每晚住院的平均收费高达 4 700 美元，由此可以预见，为患者提供更经济的设备和数据计划将成为必然趋势。除此之外，远程医疗还可以让患者享受舒适的居家环境，不必担心在医院被感染而生病，也不会因不停响起的"哔哔"声而无法入眠。然而，梅西医院的虚拟照护中心目前几乎绝无仅有，这种模式尚未得到推广，还未成为不需重症监护病床的患者的首选方式。这里面有些问题亟待解决，其中一些问题是技术和法律层面的。尽管自动监视所有生命体征的系统（如 Sotera Wireless 的 Visi 设备）已经获批，且已被许多医疗系统采用，但截至目前，FDA 还未批准过任何家用设备。除非我们拥有 FDA 批准的自动化的、精确且廉价的家用设备，且能够与远程监控设备信息集成，否则我们在这条道路上将困难重重。从短期来看，缺乏此类监控产品的报销模型，以及 Medicare 和商业保险公司建立和审批新报销编码的拖延，可能是更重要的亟待解决的问题。

保险公司和雇主对人工智能的使用

虽然报销问题阻碍了家用医疗人工智能的应用，但实际上，诸如保险公司和雇主等控制局面的主导力量，也能从人工智能中获益。他们的动机很简单：降低成本。在美国，公众对保险公司抱有非常消极的情绪，因为患者需要的服务常常被拒绝，或者得不到完整的保险。我们当然不希望有新的算法来拒绝报销或缩小保险覆盖范围，尽管这可能成为人工智能在该领域找到自己位置的一种方式。

作为蓝十字蓝盾协会（Blue Cross Blue Shield Association，简称"蓝十字"）美国总部的顾问，我负责监督所有 37 个地区的计划。如今，人工智能已被应用于一些特定领域。当今基于规则的算法是唯一可操作的算法，而为糖尿病患者制定更智能的新算法，则不仅基于规则，还针对个人预期和相关因素进行深度学习，将患者的日常体重、睡眠、营养状况、压力、体育锻炼等多项关键协变量纳入其中。"蓝十字"已与致力于开发此类糖尿病疾病管理算法的 Onduo 公司合作。实际上，由于糖尿病是最常见的医疗费甚高的慢性病，"蓝十字"在一些计划中还与其他公司（如 Virta 或 Livongo）进行了合作，提供虚拟培训服务，以实现对糖尿病的最佳控制和管理。

2017 年底，当我访问美国联合健康集团（United Health Group）时，新任首席执行官戴维·威克曼（David Wichmann）向我展示如何将人工智能应用在许多特定场景中。在我访问期间，公司主动使用语音来代替键盘，并且带我观看了一项演示，这项演示让我确信了其可实现性。而挂有联合健康品牌、带有多种与健康相关功能的亚马逊智慧音箱 Echo，是联合健康集团打算使用人工智能语音平台的另一个示例，"蓝十字"也是如此。与此同时，联合健康集团已向先进的糖尿病管理公司投入巨资，并于 2017 年年底收购了 Savvysherpa，而这家公司已开发了使用连续葡萄糖传感器管理 2 型糖尿病的算法。就血糖调节而言，该算法效果更好且成本更低。

"蓝十字"和联合健康集团是美国最大的两家健康保险公司。由于庞大的规模体量涵盖了近 1.7 亿美国人的保险，因此他们更趋向于慢慢适应新技术的转变。虽然他们一定会使用人工智能工具来提高自身业务运作效率，包括附属的健康管理服务和大数据方面的尝试（如 Optum Health），但他们还是对如何在实际的医疗健康中开展人工智能更感兴趣，而不是在后台。当然，后台功能也将进一步得到发展。Accolade Health 正在改变其处理客户服务的方式，如通过一种被称为"健康助手"的智能手机应用程序，可在整个健康系统中提供个性化导航，服务范围从寻找咨询医生到处理账单和保险问题等。

随着科技真正成为保险业务的一部分，人工智能应用也出现了一些隐患。真正令人担忧的是，保险公司可能会根据个人的健康风险，使用人工智能对其进行分析，进而对患者群体进行划分，以提高个人的保险覆盖率。在健康预测不断改善的时代，我们需要制定法规以避免基于风险的歧视。美国联邦立法用了很多年来保护个人免受雇主和健康保险公司的遗传歧视，然而至今这一切仍不完善，人寿保险和长期残疾计划依然在利用基因信息进行遗传歧视。而且，尽管《平价医疗法案》规定了排除承保范围的既有条件，但正如特朗普政府已明确指出的那样，这并非一成不变。[49] 按照这一思路，对个人的风险预测将是下一个需要关注且有待解决的领域。

人们对"健康"计划的依赖，危害也许并没有那么大，但仍令人担忧。"健康"计划为美国大多数大中型雇主所采用，而这些计划均未被证实可促进健康结果。通常，此类"健康"计划会综合步数统计、体重、血压及胆固醇化验结果等，同时还会结合一些鼓励员工参与的激励机制，如免去员工为保险费用缴纳的附加费。但这些计划对健康的定义很不明确，成本效益也受到严重质疑。[50] 使用虚拟医疗助手是改善此类计划的一种可选方法，虚拟助手可以收集关于个人更细致深入的信息，并将这些信息利用起来。但这种处境同样令人担忧，因为通过其保险供应商，雇主可以利用这些数据使个人在经济上处于不利地位，进而严重阻碍人们对此类技术的使用。

发现有限公司（Discovery Limited）是一家规模相对较小的保险公司，在处理更全面的数据方面已经具有丰富的经验。该公司起源于南非，现已遍及澳大利亚、中国、新加坡和英国。公司的"生命力计划"（Vitality program）通过使用大数据，来获取和分析身体活动、营养状况、化学检验、血压等数据。该公司近期已开始获取并分析人类的全基因组序列。对于这些新增加的数据层，该公司尚未发表任何关于改善健康结果的结论，但这可能反映了保险公司未来发展的一种趋势。

国家层面的医疗人工智能

与人工智能在全球军事、网络、超级大国统治中的应用相比,人工智能在医疗界并未受到足够的关注和重视。俄罗斯总统普京曾宣称:"谁能成为这一领域的领导者,谁就会成为世界的统治者。"[51] 然而我们的目标是使人们更健康,并降低健康成本,而不是成为世界主导。世界各地都在努力,以促进人工智能在医疗中的应用。加拿大一直是深度学习的中心,多伦多大学的杰弗里·欣顿和他的同事,以及之前的毕业生,现已在谷歌、优步、Facebook、苹果等领先科技公司扮演重要的人工智能领导角色。欣顿认为,人工智能将彻底改变医疗,他的公司 Vector 正在将神经网络融入多伦多各地医院的海量数据集中。他的彼得·芒克心脏中心(Peter Munk Cardiac Centre)则专注于心血管保健,利用人工智能实现对患者的远程监控。由欣顿的学生布伦丹·弗雷(Brendan Frey)创立的 Deep Genomics,正在研究使用人工智能对基因组进行解析。[52] 而这些仅仅是加拿大医疗人工智能项目和公司业务的一小部分。

人工智能在医学领域的重大变革,可能会在美国以外的国家或地区更加普遍,尤其是印度和中国等国家,或许这些国家会成为主要的先行者。印度的医患比率为每千名患者配 0.7 名医生,大大低于美国(2.5 名)。印度在人工智能方面有诸多独创性:Tricog Health 公司基于云计算进行心脏病诊断;Aindra Systems 公司通过病理样本自动检测宫颈癌;Niramai 公司对早期乳腺癌进行检测;Ten3T 公司进行远程监测等。此外,Aravind 眼科医院与谷歌合作进行开创性工作,为深度学习算法在检测糖尿病性视网膜病变方面奠定了基础。[53]

而在中国,有数据和政府的支持、风险基金的投资、顶尖院校的参与,以及非常有利的监管环境,如此众多的重要因素组合在一起,使得中国有望在人工智能医学领域处于领先地位。[54] 除此之外,中国市场对此有极大的需求。正如中国医学影像识别公司依图科技的联合创始人林晨曦所说:"在中国,医疗资源分布不均,最好的资源集中在省会城市。如果这个系统能在乡镇医院使用,就会大大改善就医体验。"[55] 中国平均每百万人口中只有 20 位眼科医生,从中可以窥见中国医疗资源不足的现状。中国 130 多家医疗人工智能公司正在帮助提高效率，且在不断扩大医疗系统对人工智能的应用范围。[56]

目前，美国人工智能专业的计算机科学家远超过中国，但这种差距正在迅速缩小。自 2014 年以来，中国在深度神经网络上发表的研究论文数量已超过美国。在人工智能的专利申请和私募投资方面，中国现在也仅次于美国。[57] 中美之间在技术寡头垄断方面也有着惊人的相似之处：腾讯好比 Facebook，百度对标谷歌，阿里巴巴类似亚马逊。尽管中国的人工智能成就不像美国那样全球闻名，但中国在图像和语音识别方面的进步却引人瞩目。

到目前为止，中国在医疗人工智能上的研究成果令人震惊。广州市一家医院正在使用的人工智能系统，是通过中国各地患者的 3 亿条记录训练而来的，《经济学人》称中国为"数据的沙特阿拉伯"。其中包括与患者有关的每个细节，如汇总患者记录，通过与微信机器人互动提供诊断建议，通过人脸识别来识别患者，解读 CT 结果，以及解释手术工作流程等。[58] 腾讯在医学影像诊断和新药研发方面非常活跃，还投资了未来医院计划的微医集团。体素科技是一家由腾讯投资的人工智能医疗公司，目前该公司已广泛部署糖尿病性视网膜病变的人工智能筛查，以找出中国劳动年龄人口失明的主要原因。

迄今为止，在医学领域投入最大的人工智能公司是科大讯飞，它是全球语音识别领域的主要参与者。2018 年，它推出了一款名为"晓医"的人工智能机器人，该机器人通过了中国国家医师资格考试（得分 456，比及格线高出 96 分）。[59] 借助科大讯飞的机器人提取和分析单个患者数据的能力，公司计划将这些功能与全国各地的全科医生和癌症专科医生进行整合。另一家公司青燕祥云已经在中国的 20 家医院安装了其研发的医学成像人工智能算法。[60] 蚂蚁金服公司的聊天机器人在客户满意度方面已经超越了人类的表现。[61] 蚂蚁金服还收购了美国公司 EyeVerify（现更名为"蚂蚁佐罗"），该公司推出了眼纹识别的人工智能算法。随着医疗人工智能的应用在中国逐渐普及，人们开始担忧人工智能监控技术带来的数据泄露与隐私的安全问题。例如，蚂蚁金服的三位数信用评分可能与医疗数据相关。除了大多数城市安装的无处不在的摄像头外,每个公民的身份证号码可能与人脸识别信息、DNA 信息、虹膜扫描和其他生物识别数据相关。[62] 但其中一些广泛应用的人工智能识别和监控措施,尚未很好地与改善健康状况相结合。

除了印度与中国,法国和英国也都投入了大量资源以推进人工智能,且都为医疗健康领域的人工智能设定了优先级和目标。法国政府发布"要实现有意义的人工智能"的政策声明,并在 2018 年投入巨额资金(近 20 亿美元)。后来,法国总统马克龙接受了《连线》(Wired)杂志的采访,[63] 他说:"……人工智能带给医疗系统的创新可以彻底改变一切:用新方法治疗患者,预防各种疾病,并且是以一种不完全取代医生且降低潜在风险的方式。"[64] 英国也对人工智能的未来寄予厚望,强调它在医疗健康领域的潜力。英国政府发起了包括医疗领域在内的 4 大挑战,当时的英国首相特蕾莎·梅宣布:"智能技术的发展为人们提供了可能比人类更快、更准确的分析大量数据的能力。"[65]

2018 年,我受英国政府委托,与英国国家医疗服务体系(NHS)合作,规划其医疗的未来,特别是对人工智能和其他医疗技术在接下来的 20 年对劳动力的影响进行前瞻性布局。[66] 在这个由政府作为唯一支付方覆盖全民医保费用的背景下,我们怀揣着改变现状的热忱,与人工智能、数字医疗、基因组学和机器人技术的领导者们,以及伦理学家、经济学家和教育工作者一起工作。这是一次非凡的体验。完整报告发布于 2019 年,我们预计会对英国各地患者、临床医生和卫生系统等各个层面产生主要影响。

我梦想着有一天,我可以汇总所有国家或地区的医疗数据。走向世界是实现医学人工智能巨大潜力的最佳途径,因为全球的健康知识资源代表着终极的学习型医疗系统。迄今为止进行的大多数生物医学研究,都是针对欧洲血统,医生通常无法将其发现推广到其他血统的个体身上,而全球化医疗信息将会弥补这一现状。如果我们能收集到所有人种的全面数据及其治疗方法和治疗效果，这将有助于人工智能通过最近邻算法找到"数字孪生体"。这些个体在人口统计学、生物学、生理学、解剖学、潜在危险及新的重要诊断等方面，最为相似。而分析"孪生体"所得的结果，将有益于个体及下一代的预防或治疗。然而，鉴于对隐私、数据安全和跨文化共享带来的相关风险威胁等多方面的考虑，目前全世界人口聚集这种资源的可能性非常低。不过，我们在小范围内，比如从 Tempus Labs 等公司在抗癌方面的成就中看到了希望。

大胆想象一下：从长远来看，如果医疗环境没有了地域限制，我们将收获什么？即使可能性很低，但认识到这一可能性将是改善的重要一步。一旦能通过"数字孪生体"为患者提供最佳治疗，患者预后将得到明显改善，这可能会使整个医疗系统更加重视开发并优先考虑此类基础设施建设。

回顾完医疗系统层面，接下来的一章，我将转向上游，讨论为人们提供有关健康和更好的疾病治疗方法的科学及药物发现。在这一领域，人工智能已产生了巨大的影响，而随着时间的推移，人工智能可能会进一步提高医疗实践的效果和效率。

10

深度发现：
人工智能如何改变生物医学

人们通常认为：技术＋大数据＋机器学习＝科学，实际上远非如此。
——约翰·克拉考尔（John Krakauer）

如今，生物医学领域涌现的海量数据集，使得采用机器学习和人工智能成为必然趋势。具有多维度生物数据的癌症基因组图谱就是其中一例，它包括基因组学、蛋白质组学等各种"组学"。该图谱包含来自 3 万多名患者产生的 2.5PB 以上的数据。[1]没有人能处理如此多的数据。正如洛克菲勒大学的肿瘤学家和神经科学家罗伯特·达内尔（Robert Darnell）所说："作为生物学家，我们只是在揭示患自闭症等疾病的基础上做了这么多。科学家通常只能提出 10 个问题，而机器可以提出 10 万亿个问题，它彻底改变了规则。"

虽然如此，但与人工智能在病理学和放射学等模式化医学领域带来的变革不同，人工智能尚未通过任何重要的途径给科学家的现状带来明显的冲击。人工智能只是起辅助作用。正如蒂姆·阿彭策勒（Tim Appenzeller）在《科学》杂志上所说，人工智能仍然是"科学家的学徒"。但人工智能带来的帮助确实非常强大。2017 年，《科学》杂志封面称，"人工智能改变了科学"，它不仅"催生了人工智能神经科学"，而且还"强化了科学发现的过程"。《科学》杂志很有远见地称

人工智能为"全自动科学的前景",并声称:"这位不知疲倦的学徒,可能很快成为正式同事。"²

对我来说,人工智能同事可能遥遥无期,但无论人工智能是否会取代科学家,人工智能科学和其发现工作都在快速发展之中。**实际上,人工智能在生命科学应用方面的开发速度远比医疗服务快得多。**毕竟,基础科学不一定需要通过临床试验来验证,也不需要医学界的采纳和实施,更不需要监管机构的监督。即使这些科研尚未进入临床,这些进展最终将对医学实践产生重大的影响,如可以发现更高效的药物,或阐明导致健康和疾病的生物学途径等。让我们一起来看看这些"学徒"的最新发展。

生物组学与癌症

在基因组学和生物学领域,科学家逐渐与人工智能成为合作伙伴,他们利用机器挖掘出许多无法可视化的事物,并以人类难以做到的方式筛选丰富的数据集。

基因组学中数据丰富的部分非常适合依靠机器的辅助。我们每个人都是基因数据的宝库:在我们的二倍体(母本和父本)基因组中,每个人都携带约60亿个碱基(A、C、G和T①),其中98.5%为非编码蛋白质。在我们第一次绘制出人类基因组图谱的10多年后,我们对这些物质的功能仍捉摸不透。

"DeepSEA"是早期的一项深度学习基因组学项目,致力于识别非编码元件的功能。2015年,普林斯顿大学的周建(Jian Zhou,音译)和奥尔加·特罗扬斯卡娅(Olga Troyanskaya)基于对成千上万个非编码DNA进行分类的大型项

---

① 腺嘌呤(A)、胸腺嘧啶(T)、鸟嘌呤(G)、胞嘧啶(C)为DNA中的4种碱基。——译者注

目，发布了一种算法，该算法对这些项目的发现进行了训练，实现预测 DNA 序列与染色质的相互作用方式。染色质由大分子组成，用于帮助包装存储 DNA 并将其解链转录为 RNA，并最终翻译为蛋白质。染色质与 DNA 序列之间的相互作用，赋予了这些序列重要的调控作用。加州大学欧文分校的计算机科学家谢晓辉（Xiao Hui Xie，音译）称其为"深度学习应用于基因组学的一个里程碑"。[3]

这一概念的另一个早期证据，是对自闭症谱系障碍的基因组学研究。在进行这项工作之前，只有 65 个基因被证明与自闭症有关。而该研究算法确定了 2 500 个可能导致甚至引起自闭症症状的相关的基因，并勾勒出基因之间的相互作用的图谱。[4]

深度学习还能帮助揭示已被测序的人类基因组的变体，其中使用最广泛的工具是一款名为"GATK"的基因组分析工具组件。2017 年底，Google Brain 团队发布了 DeepVariant 深度学习模型，以补充 GATK 和其他已开发的工具。DeepVariant 并不是通过统计方法学来寻找突变和错误位点，再识别本体与变异体，而是先生成基准参考基因组的可视化"堆积图像"，通过卷积神经网络训练，在此基础上生成新测序基因组的可视化图像，而这正是科学家希望识别变体的序列。该方法在序列的准确性和一致性方面都优于 GATK。然而，尽管 DeepVariant 模型是开源的，但由于其所需的计算量非常庞大，目前无法规模化应用，要实现这一点，还需要花费比 GATK 多一倍的 CPU 处理时间。[5]

确定基因变异是否具有潜在致病性是一项挑战，而当该基因位于基因组的非编码区时，任务就更加困难了。即使现在有 10 多种人工智能算法可以帮助完成这项艰巨的任务，但识别致病变异体仍然是一个亟待突破的领域。先前提到的普林斯顿大学团队，通过预测非编码元件变异对基因表达和疾病风险的影响，进一步推进了基因组学的深度学习。[6] 由 Illumina 基因公司领导的团队对非人类灵长类动物基因组进行了深度学习，提高了预测致病突变基因的准确性。[7]

而到目前为止，基因组学（DNA 方面）并不是深度学习和机器学习的唯一成熟领域。深度学习已应用于生物信息的各个层面，包括基因表达、转录因子与RNA结合蛋白、蛋白质组学、元基因组学（尤其是关于肠道微生物组），以及单细胞数据等。[8] DeepSequence 和 DeepVariant 这两种人工智能工具分别用于了解突变的功效和准确调控基因组变异，其成果均超越了先前的模型。[9] DeepBind 模型被用于预测转录因子；DeFine 模型不仅量化了转录因子与 DNA 的结合，还能辅助评估非编码变异体的功能；一些研究还在尝试预测 DNA 结合蛋白和 RNA 结合蛋白的特异性、蛋白序列的蛋白质结构骨架，以及多细胞类型中的 I 型脱氧核糖核酸酶（DNase I）的超敏反应；[10] DeepCpG 已被用于分析表观基因组的单细胞甲基化状态，预测了染色质标记和甲基化状态；[11-12] 而深度学习神经网络则通过极具挑战的单细胞 RNA 序列数据分析得到了改善。[13] 每个基因组层内部及层与层之间的相互作用似乎是无限的，机器学习越来越多地被应用于帮助理解基因的相互作用，甚至在单个细胞内基因如何相互作用。[14]

事实证明，将人工智能与基因编辑结合起来，效能非常强大。微软研究院开发了一种叫作 Elevation 的算法，该算法可在尝试编辑 DNA 时，预测人类基因组的基因脱靶效应，从而预测编辑 DNA 链的最佳位置，并设计用于 CRISPR① 编辑时的引物 RNA。[15] 这种算法优于其他几种基因编辑技术的设计算法，虽然其中许多算法也使用了机器学习。实验生物学的精确度至关重要，所以在许多使用 CRISPR 系统编辑技术治疗疾病的临床试验中，这种算法将会发挥关键作用，如血友病、镰刀型细胞性贫血和地中海贫血等。

影像识别在细胞分析中也起着至关重要的作用，这并不奇怪，因为它是机器学习的核心优势之一，如对形状分类、对类型分类、确定谱系，以及识别血液中的稀有细胞或区分细胞死活。[16] DCell 是另一种深度学习算法，它可以预测生长、基因间的相互作用及其他功能，此外细胞内部的运作机制也一直是 DCell 的研究重点。[17]

---

① CRISPR 是一种 DNA 片段，更正式的表达为"聚簇规则间隔短回文重复序列"。——编者注

癌症是一种基因疾病，因此人工智能的渗入对肿瘤学而言无疑意义重大。人工智能不仅能帮助解读肿瘤（如脑癌中胶质母细胞瘤）的测序数据，对癌症病因和生物物理学也有了全新的见解。[18]

事实证明，肿瘤的 DNA 甲基化数据对于癌症人工智能分类非常有用。病理科医生通常通过载玻片上的组织学样本来诊断脑肿瘤，这种方式带来的问题是：对于许多罕见癌症，多数病理科医生之前从未接触过，因此诊断也就变得困难；肿瘤细胞是不同类型的嵌合体；活检提取的肿瘤细胞样本通常并不完整；载玻片目视镜检方式不可避免地会常融入主观因素。2018 年，柏林夏里特医院（Charité Hospital）的戴维·卡珀（David Capper）和同事们进行了一项开创性研究，在对所有 82 种不同类型的脑癌进行分类时，肿瘤标本的全基因组甲基化测序数据显示出 93% 的准确率，远超病理科医生判断的准确率。通过机器确定的 DNA 甲基化状态，超过 70% 人工标注的肿瘤需要被重新分类，这意味着对预后预测和治疗方案的决策将发生巨大转变。[19] 这些发现对癌症生物学实验室检测和医学实践均具有重要意义。

在人工智能的帮助下，我们已经了解了很多有关癌症演变的知识。迁移学习算法已帮助识别出 178 位患者癌症演变轨迹的隐藏信号，这对患者的预后具有重要意义。[20] 但在人工智能被大肆宣传的现代社会，这项在英国完成的研究被《每日快报》（Express）杂志称为"机器人对抗癌症"。[21] 通过人工智能工具，我们已经能发现癌症的体细胞突变，也能了解到癌症基因相互作用的复杂性。[22-23]

使用人工智能探索癌症的另一个有名的案例，就是使用复杂的生物系统来预测细胞是否会发生癌变。研究人员使用蛙-蝌蚪的肿瘤发育模型，通过 3 种试剂的不同组合对蝌蚪进行了处理，用来探索导致部分青蛙幼体黑色素细胞癌变的组合。在同一种群水平上，尽管并非所有蝌蚪都会罹患癌症，但令研究人员感到惊讶的是，受试蝌蚪体内的所有黑色素细胞要么全部发生癌变，要么全部正常发育。研究人员试图寻找一种能导致中间态的试剂组合，使得受试蝌蚪仅体内的部分细胞在发育过程中发生癌变。

在进行了一些开发真值数据集的研究工作后，研究人员随后使用人工智能模型进行了 576 次虚拟实验，在一系列试剂组合范围内计算模拟胚胎发育。在所有这些尝试中仅有一次实验获得成功，通过人工智能进行大海捞针，找到了一个预测某种癌样表型的模型。该组合下，并非所有的细胞都以同样的方式发育，从而前瞻性地充分验证了先前的假设。该研究的负责人、马里兰大学的丹尼尔·洛博（Daniel Lobo）说："即使我们知道描述控制该系统确切机制的完整模型，单靠人类科学家也可能无法找到能达到预期结果的试剂组合。这项研究为人工智能系统如何帮助找到获得特定结果所需的干预措施，提供了概念验证①。"[24]

药物发现与开发

成功识别并验证新型候选药物，仍是生物医学面临的最大挑战之一，而且花费也最高。这一现状促使人们尽快尝试有望降低药物开发费用或难度的技术。10 多年前，人们在硬件上投入了巨额资金，如用于高通量、大规模筛选分子的机器人技术；而现在的重点则是算法自动化。到 2018 年，美国已有 60 多家初创公司和 16 家制药公司使用人工智能技术进行药物研发。[25] 这些团队部署了多种人工智能工具进行大海捞针，通过翻阅众多生物医学文献，用计算机挖掘数百万个分子结构，预测脱靶效应和毒性；或者进行大规模的分析细胞试验。而目前需要的努力方向，则是通过自动化分子设计，更高效地开发更有潜力的分子。有初步数据表明，人工智能在化合物筛选中的应用将有望显著减少临床前动物实验的需求。[26] 这些公司的人工智能策略差异很大，因此我将简要综述一下各自的案例，以便大家了解人工智能对药物研发的潜在影响（见表 10-1）。[27]

---

① Proof-of-concept，简称 POC，指对某些想法的一个较短且不完整的实现，以证明其可行性、示范其原理，旨在验证某一概念或理论。——编者注

表 10-1　　　从事人工智能药物开发的部分公司列表

人工智能公司	技术	合作伙伴	适应证
Atomwise	基于分子结构的深度学习	默克（Merck）	疟疾
BenevolentAI	研究文献的深度学习和自然语言处理	杨森（Janssen）	多种疾病
BERG	基于患者数据生物标志物的深度学习	无	多种疾病
Exscientia	基于配体活性贝叶斯模型的生物特异性化合物	赛诺菲（Sanofi）	代谢疾病
GNS Healthcare	疗效的贝叶斯概率推理	基因泰克（Genentech）	肿瘤
Insilico Medicine	基于药物和疾病数据库的深度学习	无	老年病
Numerate	基于表型数据的深度学习	武田制药（Takeda）	肿瘤、中枢神经系统疾病、胃肠道疾病
Recursion	细胞表型的机器视觉分析	赛诺菲（Sanofi）	罕见遗传病
TwoXAR	基于文献和实验数据的深度学习筛选	参天制药（Santen）	青光眼

资料来源：改编自 E. Smalley, "AI-Powered Drug Discovery Captures Pharma Interest," *Nat Biotechnol* (2017): 35(7), 604–605。

利用自然语言汲取生物医学文献和化学数据库中有关药物和分子的知识，是个不错的开端。此外，它还能在没有人类偏见（如宠物理论）的无假设模式下分析所有此类数据。

据说，天空中的星辰比地球上的沙粒还多。小分子正如银河系的规模：小分子中约有 10^{60} 种化合物具有类药属性，数量远超过太阳系中的原子数（见图 10-1）。[28] 而这正是人工智能的理想基质，Exscientia 等公司正在开发这些化合物的完整目录；Epiodyne 公司对一亿种尚未合成、但易于合成的化合物进行了分类。不仅只有初创公司在做这类工作。加州大学旧金山分校的布赖恩·肖伊切特（Brian Shoichet）带领了一个止痛药研究项目，他们将 300 万种化合物的清单缩减到了 23 种。德国明斯特大学的有机化学家们一直在应用深度学习技术，使化合物的合成更易预测、更快速、更便捷。[29] 剑桥大学被命名为"伊芙"的机器人，具有人工智能库筛选功能，能够找到多种抗疟药作用的证据。[30] 瑞士伯尔尼大学的简－路易斯·雷蒙（Jean-Louis Reymond）建立了一个名为GDB-17的数据库，该数据库包含1 660亿种由17及以下数量的原子组成的所有可通过化学合成的化合物。最近邻搜索算法分析可以在短短几分钟内筛选整个数据库，以发现具有与已知药物作用类似的新分子。实际上雷蒙数据库中的许多化合物很难合成，因此他将其缩减为1 000万个易于制备的化合物"短名单"——"才"1 000万！

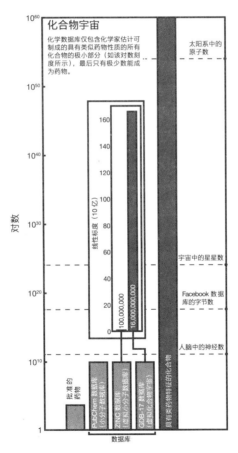

图 10-1　化学数据库与其他指标在对数尺度上的对比

资料来源：改编自 A. Mullard,"The Drug-Maker's Guide to the Galaxy,"*Nature* (2017): 549(7673), 445–447。

通过机器学习预测化学反应同样取得了一些进展。普林斯顿大学的阿比盖尔·多伊尔（Abigail Doyle）及其同事在 2018 年发表的一项研究，就是一个很有代表性的例子。多伊尔让一切变得似乎很简单，她说："当你画出反应中起始原料、催化剂和碱的基本结构后，软件会自动计算出它们之间所有共通的化学特征……机器学习将匹配所有与产率相关的描述符，保证你在输入任何化学结构后都能得到反应的结果。"[31]

Insilico Medicine 致力于癌症药物的探索研究，该公司创造性地利用 GAN 算法，从公共数据库中筛选出超过 7 200 万种化合物。他们的第一个目标是确定潜在的治疗性分子，第二个目标是去除基于现有专利化合物的分子。[32]

BenevolentAI 公司是欧洲人工智能领域最大的民营企业之一，该公司建立了自然语言处理程序，可基于生物医学文献和化学数据库进行药物筛选。在人工智能药物发现领域，迄今为止最令人印象深刻的论文之一，来自 BenevolentAI 的有机化学家马尔温·泽格勒（Marwin Segler）。[33] 泽格勒和明斯特大学的同事设计了一种深度学习算法，通过数百万案例的训练，该算法可以自行学习如何进行反应。基于超过 1 200 万个已知的单步有机化学反应，该算法曾被用来创造有机小分子。[34] 他们甚至对来自两个著名研究所的化学家进行了测试：以双盲方式检验化学家是否能区分人工智能合成和人工合成反应路线。结果显示，化学家无法准确区分。同样，格拉斯哥大学的勒罗伊·克罗宁（Leroy Cronin）及其团队设计了一个有机合成机器人，该机器人可以利用机器学习搜索新的化学反应。[35] 机器人每天可以进行 36 次反应，而一位化学家每天只能进行 3～4 次反应。此外，机器人还做出了无法预先预测结果的反应。[36] 德里克·洛（Derek Lowe）对这一进展进行了反思："将智力任务归类为自动化任务，这一想法可能会侮辱许多化学家，而且肯定会让他们感受到威胁。但实际上，使用人工智能将为他们腾出更多时间，让他们可以更多地思考该合成哪种分子，以及为什么合成这种分子等更高层次的问题，而不是专注于如何合成分子的细节中。"[37]

图像处理公司 Recursion Pharmaceuticals 使用算法和自动显微镜，对人体细胞进行高通量药物测试，以获取细胞和细胞核的大小和形状等详细信息。他们对超过 2 000 种分子进行了遗传病的模拟建模，进而观察哪些可以将病变细胞转化为健康细胞。[38] 该公司通过这种策略已经确定了 15 种以上的潜在治疗新方法，其中一种针对脑海绵状血管瘤的疗法进行了临床试验。

顾名思义，Deep Genomics 是采用基因锚定的方法来进行深度学习的。早在 2014 年，由布伦丹·弗雷带领的多伦多团队就发表了一篇关于人类剪接密码的论文，令人印象深刻。该篇论文为自闭症谱系障碍和脊髓性肌萎缩症等疾病提供了数千种潜在靶点。[39]

Atomwise 公司使用深度学习算法筛选出了数百万个分子，截至 2017 年底，该公司已牵头超过 27 个药物发现项目，旨在治疗从埃博拉病毒到多发性硬化等各种症状或疾病。[40] 该公司的神经网络协同 3D 模型提供了 72 种药物清单，这些药物与特定疾病的分子学基础发生良好相互作用的可能性最高。[41] 正如瑞士联邦理工学院的吉斯贝特·施奈德（Gisbert Schneider）指出的那样："自动药物发现这一理念，可以大大减少在药物化学项目中待测化合物的数量，同时为自适应分子设计奠定了合理且无偏倚的基础。"[42]

这些新方法也促成了新的公私合作伙伴关系。一家名为"ATOM"的公司将多个科研中心（如杜克大学和杜兰大学）与制药公司（包括默克、艾伯维、孟山都）联合起来，为的是"开发、测试和验证癌症药物发现的多学科方法，将现代科学技术工程、超算模拟、数据科学和人工智能高度集成到单个药物发现平台中，最终可以与整个药物开发界共享"。[43] "ATOM"公司的目标是减少从确定潜在药物靶点到开发出靶向候选药物的时间。[44] 这一过程通常需要历经 4 年的瓶颈期，"ATOM"公司试图将其缩减到一年。由 BERG Health 建立的公私联合体 Project Survival 从癌症患者中收集生物样本，并在一项长达 7 年的项目中挖掘每位患者集成临床信息后的数据，促进生物标志物的发现和早期监测。[45]

在这一领域，人工智能的应用不仅是促进药物发现，还包括预测试验药物的正确剂量。对每个个体而言，由于最佳药物剂量取决于许多变量，如年龄、性别、体重、基因组、蛋白质组、肠道微生物组等，因此这对建模和深度学习算法来说是一个理想命题。由于药物间可能会发生相互作用，确定正确剂量的难度进一步增加了。目前已经有多个科研中心采用了这种方法，包括加州大学洛杉矶分校、斯坦福大学、加州大学旧金山分校、弗吉尼亚理工大学，以及堪萨斯大学。正如弗吉尼亚理工大学的约瑟普·巴萨干亚－里埃拉（Josep Bassaganya-Riera）所说："每个人都将拥有属于自己的一组特定参数集，我们需要理解这种独特的组合特征意味着什么，而非分析每个个体的特征。机器学习可以帮助我们做到这一点。"[46]

对人工智能和药物发现大肆宣传的头条新闻比比皆是，诸如"人工智能将带来重大变革，有望实现治疗阿尔茨海默病的药物突破"；[47]又或者像BenevolentAI的介绍："将药物开发时间缩短了4年，比其他药企效率平均提高了60%。"[48]不过，时间会证明，所有这些具有改善药物发现潜力的举措最终是否能实现。

神经科学

自从有了人工智能的概念以来，神经科学，尤其是人工神经网络为人工智能研究人员提供了重要启示。但是，正如我们了解到的，神经科学与人工智能之间的关系已经且将继续形成一种相互促进的关系，与更广泛的计算机科学的关系就更不用说了。在很多方面，如果有一天，"计算机科学家"指的是"计算机"，而不再是研究计算机的"科学家"，那正是源于这种自我反思的，甚至是共生的关系。

人工智能在神经科学领域的应用正在得到迅速普及。令人感到惊讶的是，许多工作不是针对人类大脑，而是果蝇大脑。霍华德·休斯医学研究所（Howard Hughes Medical Institute）的爱丽丝·罗比（Alice Robie）的工作让我感到非常震惊。[49]从给40万只果蝇录像开始，她使用机器学习和机器视觉方法绘制了基因表达、性状及其精确解剖基础的三元组。最终，她绘制出了一幅完整的果蝇大脑图谱，将后退行走等动作和雌性攻击等社交行为与 2 000 多个靶向基因脑细胞群联系了起来。

理解大脑也有助于我们理解计算机科学中的问题，而研究再次证明，果蝇有助于理解"相似性搜索"的基本计算问题，即在大规模检索系统中识别相似的影像或文档。[50] 在这种情况下，它不是影像或文档检索，而是一种气味检索。事实证明，果蝇的嗅觉系统使用了 3 种非传统计算策略：通过对某种气味进行标记学习，有助于识别相似的气味。谁会想到最近邻搜索算法会与果蝇的气味算法有共通之处呢？

人工智能在理解大脑方面的一个显著成就，是空间导航模型的建立，这是一项复杂的认知感知映射任务——将身体的运动速度和方向、我们在空间中的位置等信息整合起来。要做到这一点，大脑主要依靠 3 种神经元：第一种是"位置细胞"，当我们处于特定位置时，这些细胞会被激活；第二种是"头部方向细胞"，用于指示头部方向；第三种是"网格细胞"，可能也是最引人注目的一种细胞，它们在海马中以完美的六边形排列。海马通常被称为大脑的导航系统，而网格细胞清楚地解释了这种说法的原因：当我们位于一组六边形网格形成的交点上时，它们就会发光，就像大脑强加给我们对环境的感知地图一样。[51]

但在 DeepMind 的研究人员对此进行深入研究之前，人们并不清楚网格细胞究竟是如何工作的。有一个重要的问题是：网格细胞是否可以帮助计算两点之间的距离和方向，使大脑能够选择两点间的最短路径？这就是所谓的基于矢量的导航，而这一理论没有经验的支持。为了弄清基于矢量的导航是否真的是大脑的功能，DeepMind 和协作的计算机科学家训练了一个递归神经网络，通过在虚拟环境中定位模拟啮齿动物，自动生成了类似于哺乳动物神经活动模式的六边形网格状表征，能够确定导航路径。之后，通过复杂的虚拟现实游戏环境和深度强化神经网络，模型表现出超人的性能且超越专业游戏玩家，它会选择捷径并走新路线，展示了基于矢量的导航路径。而一旦网络中的网格细胞被抑制，模型的导航能力就会受到影响。

这项关于网格细胞的研究让我们领略到了人工智能对神经科学进步的影响和推动。艾伦研究所所长克里斯托弗·科赫（Christof Koch）总结道："尽管20世纪是物理学的世纪，如原子弹、激光和晶体管；但21世纪将是大脑的世纪，尤其是人类大脑的世纪，因为人类大脑是已知宇宙中最复杂、最令人感到兴奋的物质。"[52] 同样，我们也看到了计算机科学的进步如何帮助我们更好地理解大脑——不仅是梳理大脑的运作机制，还为我们提供了理解大脑运作原理的概念工具。

在前面的章节中，我综述了反向传播神经网络，它通过将神经网络的输出与期望的输出进行比较，再以相反的执行顺序进行调整来学习神经网络。而这一关键概念对生物学来说显得并不合理。实际上，最新的研究证实，大脑即是使用反向传播神经网络来实现算法的。[53] 同样，大多数神经科学家认为，与人工神经网络相比，生物神经网络只能进行监督学习。但事实证明并非如此，大脑前额叶皮质有足够的强化学习支持。随着基于DNA的分子识别神经网络的扩展，生物神经网络和人工神经网络之间的界限变将得越来越模糊，从最初的仅能识别4种不同的DNA分子分型扩展到如今能识别9种分子分型，并为自主分子系统内的嵌入式学习创造了可能。[54]

利用人工智能从电子显微镜中重构神经电路，是另一个相互作用的实例。以"连接组学"（connectomics）为例，这是一种在神经系统中全面映射生物神经网络领域的组学，谷歌和德国马克斯·普朗克研究所（Max Planck Institute）的研究人员已实现这一过程的自动化，且使其精确度提高了一个数量级。[55]

在进行神经科学研究的过程中，人工智能扮演着重要的角色；而长期以来，神经科学在人工智能的发展过程中也扮演着重要的角色。随着我们在大脑运作机制研究领域取得更多的进展，这种相互间的影响会越来越大。弗兰克·罗森布拉特发明的感知机，其继承者戴维·鲁梅尔哈特（David Rumelhart）、杰弗里·欣顿及其同事开发的人工神经网络，都受到了人类大脑等生物神经元及其神经网络工作方式的启发。而最近,许多深度学习系统的架构和功能同样也受到了神经科学的启发。

当然,神经元和突触在结构上有一些相似之处(见图10-2),并且拥有用于输入、输出、中央处理和记忆的独立电路,但差异也相当明显(见表10-2)。我们的节能大脑在一个容积不到两升的微型空间里仅消耗大约10瓦的能量,比一个家用灯泡还少;相比之下,日本的K超级计算机则需要高达10兆瓦的能量,其体积超过130万升。[56] 我们的大脑约有1 000亿个神经元和100万亿个神经突触,容错能力很强,且无论有无老师指导,大脑的学习能力都很强,能从很少的示例中进行学习;相比之下,即使最强大的计算机对电路断路等容错能力都较差,而且在开始学习之前,计算机需要先进行大量的编程,然后才能从数百万个示例中进行学习。

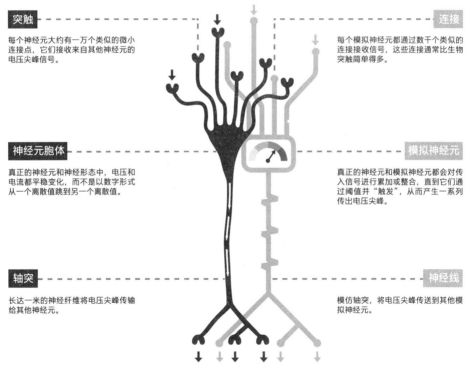

图10-2 生物神经元和人工神经元之间的同源性

资料来源:改编自M. Waldrop, "Neuroelectronics: Smart Connections," *Nature News* (2013):503(7474), 22–24。

表 10-2　　　　　　　　　计算机和人脑之间的属性差异

属性	计算机	人脑
基本单元数	多达 100 亿个晶体管	1 000 亿个神经元 100 万亿个突触
基本运行速度	100 亿次 / 秒	< 1000 次 / 秒
精确度	1/42 亿（32 位处理器）	1/100
能量消耗	100 瓦	10 瓦
信息处理模式	串行为主	串行和大规模并行处理
每单元的传入 / 传出数	1～3 个	1 000 个

资料来源：改编自 L. Luo, "Why Is the Human Brain So Efficient?" *Nautil.us*(2018)。

计算机和人类大脑的另一个主要区别是，大脑运作速度相对较慢：大脑计算速度比计算机慢 1 000 万倍，且计算机对刺激的反应要快得多。例如，当我们看到某种事物时，从光线照射到视网膜，再经过大脑处理并进入有意识的感知，这一过程大约需要 200 毫秒。[57]

此外，计算机通常不知道如何更新其内存和覆盖无用的信息。我们的大脑采用的方法被称为"赫布学习"（Hebbian Learning），是根据唐纳德·赫布（Donald Hebb）的理论而来的，即两个神经元同时被激发的话，它们之间的联系就会被加强①。[58] 该理论解释了这样一个事实：如果我们经常使用知识，知识就不会被抹去。这得益于神经元突触的可塑性，即大脑中重复的、同步放电的电路会使得这种行为变得更强，更难以被覆盖。

直到最近，计算机才得以以这种方式工作。现在，人工神经网络已经被用来设计模拟这种"记忆感知突触"的功能。[59] 它是通过一系列对象识别任务来实现的，如对网络进行训练以识别奔跑的狗及正在运动的人。以一种无监督的方式，使得神经网络中每个参数的重要性得到增强，然后再重新测试网络是否看到奔跑

---

① 英文原句为 Cells that fire together wire together。——编者注

的狗。通过这种方式，人工智能学到了哪些该记住，哪些可以忘记。

然而，这并不是扩展大脑知识、重塑我们对人工智能和计算机理解的唯一方式。就像杰弗里·欣顿在开发第一个人工神经网络算法时受到神经系统的启发一样，研究人员正在利用我们对大脑的了解来重建计算机本身。

长期以来，我们对人脑的了解几乎都来自对没有任何电活动的死亡组织的研究。艾伦研究所脑科学研究院公布了约300例外科手术样本的活体脑细胞的数据，在得到36名患者的许可后，这些活的脑细胞被赋予生命维持系统以研究其结构和功能。通过产生的三维分布图，我们了解了神经元解释传入信号和生成传出信号的机制；此外，我们也看到了其与计算机神经元功能惊人的相似之处。[60]

虽然这种放大和重建单个活体脑细胞的新发现能力令人兴奋，但并不是每个人都认可这一巨大飞跃。英国神经科学家戴维·马尔（David Marr）有句名言："通过了解神经元来理解感知，就像通过研究羽毛来了解鸟类的飞行，这是行不通的。"尽管我们正在不断努力解构大脑，如欧洲的"人类大脑计划"（Human Brain Project）和美国的"脑计划"（BRAIN），但我们对大脑内部运作的真正了解仍非常有限。

不过，这并不妨碍我们通过模拟大脑结构来制造芯片。这一领域被称为"神经形态计算"，其源头可追溯到20世纪80年代加州理工学院的卡弗·米德（Carver Mead）的工作。当时卡弗并不打算制造更好的计算机，而是想弄清楚"大脑如何做到它想做的事儿"。[61] 将大脑逆向工程化为芯片的过程包括模仿人类大脑使用耗能更少的硅神经元，将结构从单一的"全能"芯片去中心化为更简单专用的芯片，从而分配工作并降低功耗。神经形态芯片增强了我们对大脑电路的理解，为未来的脑机接口和神经修复的硬件系统铺平了道路。事实上，人工智能已被用于治疗癫痫：植入癫痫患者大脑深部，为每个受试者建立记忆事物的个体模型。植入电极处于静态，一旦受到训练过的感知需求记忆算法的刺激，就会产生促进作用。[62] 或许，人工智能和神经科学融合的最好例证，是通过将硅神经元与生物体整合，制造出"生物混合"计算机。[63]

芯片行业正投入更多努力以利用大脑电路的知识设计特殊的芯片。正如斯坦福大学前任校长约翰·汉尼斯（John Hennessy）[①]所说："现有的方法已无用武之地，人们正试图重构这一系统。"[64]将拥有数百种算法的神经网络训练安装到这种低功耗的专用芯片上，不但可以提高效率，还能节省计算能力。

神经网络领域的人工智能大多都涉及软件和算法的开发。IBM 研究院采用了一种用于人工突触的混合软硬件的方法，创建了一个具有 20 万多个二级（短期和长期）突触的神经网络，用于影像识别，所需功耗大大降低，运算效率超过 280 亿次／（秒·瓦特）——与当前的图形处理单元相比，其效率提高了两个数量级以上。这一成就预示着，未来人工神经网络效率将大大提高，而功耗需求将大大降低。[65]

因此，随着计算机再现人类大脑功能的技术逐步向前推进，功能变得越来越强大，我们不得不回到本章开始提出的问题：科学研究会不会完全由计算机来完成？

科学家的新工具和学徒

尽管人工智能明显可以帮助科学家进行新发现，但它尚未被普遍采用。谢晓辉在称赞周建和奥尔加·特罗扬斯卡娅的作品时，他也承认："人们对此持怀疑态度。但我认为，未来会有越来越多的人接受深度学习。"我同意他的观点。人

[①] 约翰·汉尼斯是斯坦福大学第 10 任校长，也是图灵奖得主，被称为"硅谷教父"。他在《要领》一书中现身说法，总结了 10 条"领导要义"，对领导力的本质进行了讨论。该书中文简体字版已由湛庐文化策划、浙江教育出版社出版。——编者注

工智能旨在彻底改变科学实践，不管是讨论科学家们使用的工具，还是用这些工具来测试他们的想法。但对于怀疑者，要改变他们的想法，我们还有更多的工作要做。

几个世纪以来，显微镜一直是生物医学科学家的标志性工具。荧光显微镜技术的发展为显微观察带来了一场革命，研制这项技术的三位科学家于 2014 年获得了诺贝尔化学奖。荧光显微技术需要进行复杂的样品制备，该过程将荧光指示剂附着在细胞、亚细胞特征和分子上，使其在显微镜下可见。除了准备工作非常耗时之外，这种标记还会破坏杀伤细胞（kill cell），将样本变成人工制品，研究人员也因此无法对样本进行纵向评估[①]。[66]

我们再回到深度学习。埃里克·克里斯蒂安森（Eric Christiansen）同他在谷歌的同事及在格莱斯顿研究所（Gladstone Institute）和哈佛大学的合作者，一起开发了一种开源算法，该算法可以准确预测样品将如何完成荧光显示，而无须使用任何荧光指示剂。他们通过将荧光标记的影像与未标记的影像进行匹配，来训练深度神经网络，重复该过程达数百万次。这种方法被称为"电子标签技术"或"增强显微技术"，可以说是"细胞生物学的新纪元"。[67] 在他们的观点发表之后不久，艾伦研究所的科学家也发表了一篇无标记显微技术的后续报道。[68] 在完整细胞基础之上，有两种不同的方法可以对亚细胞影像进行大规模的精确分类：一种是深度学习模型，另一种是超过 32 万名的公民科学家的人工努力。值得注意的是，机器学习和人脑处理在实现高精确度方面是相辅相成的。[69]

机器学习的发展也带来了"鬼影"系统（Ghost Cytometry）。对于血液中的稀有细胞，我们很难识别、分类或捕获。日本 ThinkCyte 的研究人员开发了可检测细胞运动的算法，这种算法能够在不需要生成影像的情况下，进行高灵敏度、准确、快速的细胞筛分。[70] 类似地，东京大学牵头开发了"智能影像激活细胞筛分"的深度神经网络，用于实时筛分各种类型的细胞。[71]

---

① 纵向评估展示的是随着时间发展的研究对象的变化。——译者注

除了这些无影像、无标签的突破，显微镜与深度学习结合还被证明有助于处理次优、失焦的影像，并能增加超分辨率，从而能够从采样不足的光学显微镜数据中重建高质量影像。[72-73] 它还被用于实时检测癌症的转移，加快了对病理切片的读取速度。[74]

尽管深度学习为显微技术的发展带来了根本性变革，但与研究人员在科学自动化领域的想法相比，仍显得微不足道。机器不只是运行实验（电池检测、化学试剂检测等），它们还可以设计实验。对我而言，完全自动化的科学、成熟而完全自动化的机器同事等概念，似乎与外星人一样遥不可及。但当我看到彭博新闻社那篇副标题为《卡内基·梅隆大学教授计划将其化学工作逐步外包给人工智能》的文章时，我曾想：这离最终实现究竟还有多远？[75] 在读到有关 Zymergen 开发的机器的消息时，我真切感受到我们正朝这个方向迈进。Zymergen 是美国众多致力于改变现有实验室机器人技术的公司之一。这些机器人在运作时非常安静，人们几乎注意不到它们：

> 机器人不用移液器将微升的液体吸入再注入每个孔中（细胞级的体积波动），而且也永远不会碰它。相反，每秒 500 次的声波脉冲会使液体本身产生波动，发射出的液滴比人类可以传输的小 1 000 倍。[76]

将科学家的机械事务进行自动化，目前已经被广泛接受。但是，人工智能有望做得更多。人工智能可以帮助实现许多类似科学"学徒"的功能，包括进行更好的文献检索（如使用 Iris.ai 人工智能和 Semantic Scholar 语义学者）、设计或运行实验（如使用 Zymergen 和 Transcriptic）、解释数据（如 Nutonian 能生成基于数据的数学理论），并撰写论文（如用 Citeomatic 帮助发现论文草稿中缺少的引用）。[77] 在细胞与分子生物学中，人工接种细胞和计数菌落的体力劳动也可被取代，以提高某些实验执行的准确性和效率。一些研究人员接受了基于人工智能的数据驱动的方法，根据这种方法"设计"（由于"设计"一词涉及人类直觉，许多人曾对此术语提出了质疑）下一组实验。"加速科学方法"的概念已经被许多的进步所验证，还有更多的发展正处于酝酿中。[78] 但客观地来说，可通过人工智能工具实现部分自动化的实验室工作类型，依然存在很多局限。

> "学徒"还将继续出现在所有学科科学中。我所讨论的领域包括神经科学、癌症、各种组学和药物发现，它们代表了医学的前沿，就像模式化的医生（放射科医生和病理科医生）代表医学一样。在提高效率和观察事物（人类无法看到而计算机可以"看到"）方面，科学上的相似之处非常惊人。我相信我们不会被人工智能取代而变成"幽灵"科学家，反之，人工智能本身则会催化这一领域的发展。因为当我们把许多任务交给计算机处理后，科学家能更加专注于科研工作。我们可以开发出能编写软件的软件，反过来这又赋予人类和计算机更高的生产力，从而在生物医学的发展中发挥强大的协同作用。

在下一章，我将把注意力转移到人工智能对消费者的价值方面，首先是饮食。饮食是对我们的健康最重要，但一直存有争议且尚未解决的一个方面。

Deep Medicine

11

深度饮食：
定制真正个性化的饮食方案

最需要个性化定制的药，其实是我们每天进食多次的食物。
——莉萨·佩蒂格鲁（Lisa Pettigrew）

在我第二次患肾结石后，泌尿科医生建议我去看营养师。我花了好几个星期才预约上。我的 24 小时尿检结果显示，我的尿草酸水平是 64 毫克/天，而正常范围应该是 20～40 毫克/天。于是我开始研究可以帮助自己降低尿液中草酸水平的饮食调整方案。我浏览了众多网站和文章，而不同资料报道的食物中草酸含量明显不一致，着实令我感到惊讶——对于同一种食物，有些资料报道的草酸含量在可接受范围内，而有些则认为过高。

根据为我做尿检的 Litholink 公司的分析报告，谷物纤维（142 毫克/100 克）、黑胡椒（419 毫克/100 克）、巧克力（117 毫克/100 克）和菠菜（600 毫克/100 克）中的草酸含量较高，而番薯（6 毫克/100 克）、甘蓝菜（13 毫克/100 克）和蓝莓（15 毫克/100 克）中的草酸含量很低。然而，在匹兹堡大学医学中心的一个低草酸饮食网站上，蓝莓、番薯和甘蓝菜也被列为草酸含量高的食物。两个来源之间的建议存在明显的差异，而这只是其中几个例子而已。我对此感到非常困惑，期待能和营养师聊聊，把这一切弄清楚。

我的营养师有 20 多年的专业营养师经验。她看了我的检验结果后，为我修订了饮食建议，并附上了来自美国营养与饮食学会的一份三页纸的文件。她建议我不要吃坚果和菠菜，也不要吃草莓和蓝莓，而这些都是我最喜欢的食物。但 Litholink 公司却说，所有这些都是草酸含量较低的食物，这令我很困惑。拜访完营养师后，我查阅了之前的资料和其他网站，并给她发了一封电子邮件，希望她帮助澄清一下，并能为我提供最佳的数据来源。我的营养师回信说，建议我不要吃草莓，因为草莓个儿较大，很容易超过推荐的半杯的量，从而增加草酸摄入量。她还说，由于不同的资料会把每份食物按盎司或克数、体积等不同的方式统计，所以不同的网站很容易将相同的食物列为低、中或高等不同类型。

之后营养师发给我一个哈佛大学的食物资料链接，供我参考。该链接中显示，在水果中，半杯量蓝莓的草酸含量很低，只有 2 毫克。同样，半杯量草莓的草酸含量也是 2 毫克。而 1 杯量树莓的草酸含量则非常高，达 48 毫克。在蔬菜中，1 杯量切碎的甘蓝菜的草酸含量非常低，只有 2 毫克；相比之下，1 杯量生菠菜的草酸含量非常高，达 666 毫克；1 杯量番薯的草酸含量较高，为 28 毫克。

正如大家所看到的情况，不同资料给出的同种食物的草酸含量极不一致（见表 11-1）。我该相信哪一家？我该相信谁？

表 11-1　　　　不同资料中 4 种不同食物的草酸含量对比

机构	蓝莓	草莓	甘蓝菜	番薯
Litholink 公司	很低	无	低	低
匹兹堡大学医学中心	高	无	高	高
美国营养与饮食学会	高	高	高	高
哈佛大学公共卫生学院	很低	很低	很低	很高

营养学研究中存在的问题

我的这次经历是营养科学现状的一个典型实例。公元前400年左右,希波克拉底曾说过:"让食物成为你的药物,而不要让药物成为你的食物。"虽然几千年来,我们都认为饮食和健康是相互关联的,但这个领域相当混乱。主要的问题是,做大规模的随机试验非常困难。将一大群人分配到某种需要多年坚持的饮食模式中,然后跟踪健康结果,这太难了,也很少有人愿意尝试。但有一项例外,就是对地中海饮食进行的随机试验研究,结果显示,选择地中海饮食使得心脏病发病率降低了1%~2%。[1] 然而,即使是最大的PREDIMED地中海饮食随机试验,也由于统计数据存在缺陷,引发了方法论问题和分析方面的争议,结果不得不对相关数据进行修订,重新发表。[2]

大多数营养学都是基于观察和收集的回顾性数据,这些数据依赖人们准确汇报的饮食摄入。"准确汇报"可以被认为是一种矛盾修饰法①。约翰·约安尼季斯(John Ioannidis)是一位受人尊敬的科学方法论批评家,他批判了现行的营养科学分析方法,巴特·彭德斯(Bart Penders)同样对此进行了批判。[3-4]

不过,先让我们回顾一下最近一些着眼于饮食的大型观察性研究及其主要结果。2017年,《柳叶刀》发表了一篇论文:《前瞻性城乡流行病学研究》(The Prospective Urban Rural Epidemiology, PURE)。随后该论文在新闻中被报道了168次、Twitter转载8313次、Facebook转载441次,其Altmetric指数②排名第一。该篇论文对来自18个国家的13.5万多人进行了研究。研究发现,高碳水化合物(而非脂肪)的摄入是引发心脏病和死亡的罪魁祸首(见表11-1)。[5]

---

① oxymoron,源自17世纪中期古希腊。指把两个在意思上互相矛盾或不调和的词放在一起形成强烈对比的修辞方法。——编者注
② 该指数代表学术产出的社会传播指标,在一定意义上能反映文献受欢迎程度,但无法衡量其学术价值。——编者注

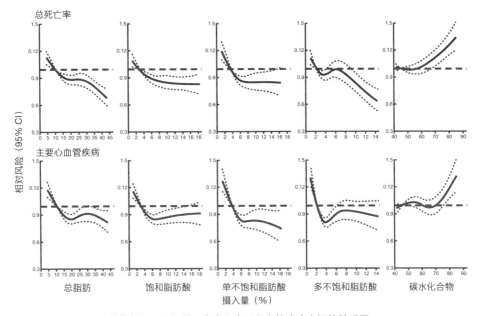

图 11-1 PURE 预估的营养摄入量与总死亡率和主要心血管疾病之间的关系图
资料来源：改编自 M. Dehghan et al., "Associations of Fats and Carbohydrate Intake with Cardiovascular Disease and Mortality in 18 Countries from Five Continents (PURE): A Prospective Cohort Study," *Lancet* (2017): 390 (10107): 2050–2062。

2017 年，美国的另一项研究调查了 70 多万死于心脏病、卒中或糖尿病的人对 10 种食物和营养素的摄入情况。[6] 其中，盐或加工肉制品摄入过多，海产品或蔬果摄入不足，都会导致严重的不良后果（见图 11-2）。该研究的结论是，45% 的死亡可归因于这 10 项"可能或确凿的证据"。如果真的如此，那便意味着每两个死于心脏病、卒中或糖尿病的人中，就有一人与不良饮食习惯有关。也就是说，这意味着每天有 1 000 多名美国人死于饮食。

其他研究还表明，植物性饮食有助于预防 2 型糖尿病。[7] 综合 45 项研究的结果，除了植物性食物外，食用全谷物还能降低心脏病或癌症死亡风险。[8] 另外，也不乏关于咖啡能提高生存率的数据。[9] 这些研究都具有以下几个特点：依靠自我报告的营养摄入量；无法证明因果关系；未控制；并未设计剔除其他潜在的混淆因素，如社会经济地位和教育程度等。乔纳森·舍恩菲尔德

（Jonathan Schoenfeld）和约翰·约安尼季斯进行的系统评价显示，癌症与大多数食品的风险和益处均有关。[10] 对于这些重要的说明，媒体向公众报道时通常不会考虑，因此我们很容易被头条新闻误导。但事实上，每种食物的好坏取决于食用时间和食用方式（见图 11-3）。

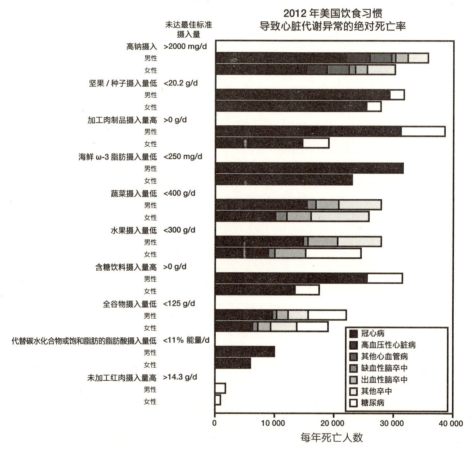

图 11-2　未达最佳标准饮食习惯与心血管主要不良结果之间的关系

资料来源：改编自 R. Micha et al., "Association Between Dietary Factors and Mortality from Heart Disease, Stroke, and Type 2 Diabetes in the United States," *JAMA* (2017): 317(9): 912–924。

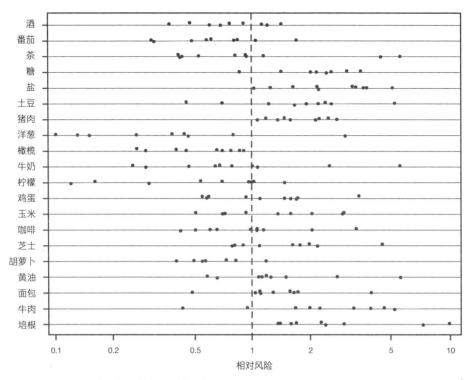

图 11-3 文献中特定食物对癌症风险的影响预测

资料来源：改编自 J. Schoenfeld and J. Ioannidis, "Is Everything We Eat Associated with Cancer? A Systematic Cookbook Review," *Am J Clin Nutr* (2013): 97(1): 127–134。

缺乏金标准的随机临床试验，只是人类营养学所面临的众多问题中的一个方面。目前的核心问题就是，因饮食建议制订的相关研究不力，导致其产生的影响令人担忧。《脂肪的真相》(*The Big Fat Surprise*) 一书的作者妮娜·泰肖尔兹（Nina Teicholz）是一名调查记者，她在书中揭示了生理学家安塞尔·基斯（Ancel Keys）的饮食建议所带来的影响。基斯曾发表过一篇被他称为"七国研究"的文章，并登上1961年《时代周刊》的封面，他倡导低脂肪、低胆固醇饮食，以预防心脏病。但基斯的研究存在缺陷，他排除了收集到的另外15个国家的相互矛盾的数据，因此其研究结果在当时遭到批评。尽管如此，美国心脏协会还是大力提倡低脂肪饮食，包括提倡用人造黄油代替黄油，不吃鸡蛋。

多年来，和多数人一样，我尽一切可能避免摄入脂肪，以脱脂椒盐脆饼干和黑咖啡为食，远离奶酪和比萨，即使对脂肪含量为1%的牛奶也敬而远之。这与我在20世纪50年代末、60年代初的成长经历形成了鲜明的对比：当时我的家人一个星期会多次送全脂牛奶给我，每次很多瓶，我也因此喝了很多牛奶。直到几十年后，我们才意识到，人造黄油对心脏有毒性作用，因为人造黄油中含有反式脂肪，而反式脂肪已被许多国家禁止作为食物配料。美国心脏协会和美国农业部在他们的指导方针中，仍然建议限制饱和脂肪的摄入。这证明，在没有足够数据的情况下，之前推广的低脂饮食建议是有误的。结果就是，卫生机构通过支持低脂食物来支持有害的饮食，从而助长了肥胖和糖尿病的流行。事实上，长期以来关于避免乳制品和盐摄入的建议，已遭到最新的研究报告的严重质疑。[11]

另一个问题是食品行业的腐败，以糖的丑闻为例。3/4的包装食品中都含有糖。[12] 自20世纪50年代以来，制糖业一直在推广这样一种理念：1卡路里就是1卡路里，吃1卡路里的糖果并不比吃1卡路里的其他食物更容易肥胖。[13] 美国糖业协会将心脏病归因于饱和脂肪。几十年来，制糖业一直在委托包括颇具影响力的安塞尔·基斯在内的研究人员来响应这些说法。1967年，3名哈佛大学的科学家在《新英格兰医学杂志》上发表了一篇经典的综述论文，指出食用脂肪会导致心脏病，而该论文由美国糖业协会资助。[14] 美国糖业协会还反对在食品上贴新标签，因为新标签会揭示包装食品中添加了多少糖，这个问题一直持续到了今天。2015年，可口可乐与科学家合作，以解决糖与肥胖有关的问题。由此，这不再是个仅涉及制糖业的问题了。玛里昂·内斯尔（Marion Nestle）表示，在近200项食品研究中，由企业资助的研究与没有企业资助的研究的比例为13∶1。[15] 食品"科学"不仅因缺乏确凿证据而受到怀疑，还受到偏见的影响。

尽管美国农业部、疾控中心、FDA和美国国家环境保护局等众多机构都参与其中，但政府发布的"食品金字塔"可谓是无本之木，反而进一步加剧了饮食建议的混乱状态。因为这是政府发布的信息，所以大家很容易把这些信息当作真理。

也许我们可以把"厨师多了，烧坏汤"①这句格言扩展到"机构多了，坏准则"。

几十年来，我们始终认为，饮食中盐分过多会增加心脏病和卒中的风险。美国心脏协会仍然建议每天摄入的钠不超过1.5克。如果你曾经尝试过这种低盐饮食，你可能会发现它非常令人难受，甚至无法忍受。也许它对减肥有好处，因为食物变得毫无滋味了。乔治·皮克林（George Pickering）曾经说过："要想坚持低盐饮食，就需要宗教狂热者的禁欲主义。"[16] 但是，过量的钠摄入与心血管事件的风险关系已经被揭穿了。2018年，一项针对18个国家9.5万多人的研究结果证实，只有当每天的钠摄入量超过5克时，才会出现不良结果，即血压略有升高、尿液中钠含量增加。[17]而美国人平均每天摄入大约3.5克钠。[18] 事实上，每天钠摄入量少于5克，与心脏病发作和死亡呈负相关！这又说明，长期以来美国全国性营养建议是站不住脚的。我们一直以来只关注平均水平，而未认识或理解对食物反应的显著个体差异。

人工智能有助于实现个性化饮食

营养指南所面临的最大问题是，所有人都应该遵循同一种饮食习惯。这个观点在生物学和生理学上都不合理，它与个体独特性相矛盾，比如，新陈代谢、微生物群、环境等各方面都存在显著的异质性和个体性。以色列魏茨曼科学研究所（Weizmann Institute of Science）进行了一项具有开创性的研究工作，它让我们了解到，每个人对同一种类、同一数量的食物的反应是不同的。营养基因组学领域则揭示了我们独特的DNA是如何与特定食物相互作用的。

然而迄今为止，很少有证据表明基因变异可以指导个性化饮食，但是这并没有阻止众多公司推广这一理念。尽管这一理念几乎没有可接受的证据基础[19]，甚至已经被随机试验所揭穿，但营养基因组学公司仍在宣传测定特定DNA序列变

---

① 英文为 too many cooks spoil the broth。——编者注

异可以帮助塑造饮食。[20] 事实上,许多食品科学资料的真实性都受到了质疑。[21] 同样,也有公司使用智能手机应用程序提供虚拟营养师功能,以推荐食物,包括 Suggestic、Nutrino、Lose It,然而能支撑个性化指导的基础和科学依据还不够明确。**若要推翻毫无证据的、通用饮食的概念,就需要采用一种可计算的、由数据驱动的、不存在偏见的方法。这就是人工智能发挥作用的地方。**事实上,魏茨曼的研究不仅表明不同的人吃同样的食物会有不同的结果,还使得机器学习首次在解读这一问题方面发挥了关键作用,因为机器学习可以预测每个人对食物的独特血糖反应。

2015年11月,《细胞》(*Cell*)杂志发表了一篇具有里程碑意义的论文,题为《通过血糖反应预测来制定个性化饮食》(*Personalized Nutrition by Prediction of Glycemic Responses*)。论文的作者是埃兰·西格尔(Eran Segal)、埃兰·伊莱纳夫(Eran Elinav)和他们的同事。[22] 这项研究通过皮下传感器对800位非糖尿病志愿者进行为期一周的血糖水平监测。总的来说,在志愿者被监测的这段时间里,他们共吃了5 000多顿标准餐——其中有一部分包含由研究人员提供的巧克力和冰激凌等食物,以及4.7万顿包含他们日常食物摄入的用餐。此项研究总共采集了150多万个血糖数值。

研究人员将食物和其他刺激因素的升糖水平与每个人的多维数据进行了比对分析:饮食习惯(如用餐时间)、食物和饮料的摄入量、体力活动、身高和体重、睡眠、肠道微生物群和血液检测等。大部分数据是由志愿者通过一个专门的智能手机应用程序输入的。如预期一样,餐后血糖水平对食物的反应存在明显的不同(见图11-4)。[23]

研究人员还通过一个决策树学习模型,处理了数百万个数据点,挖掘出137个可用于预测每个人对特定食物血糖反应的相关因素。这在另一项100人的研究项目中得到了验证。随后,研究人员还对算法的价值进行了另一层验证:对26人进行了个性化饮食计划的随机试验。结果显示,与对照组相比,实验组的餐后血糖反应(来自机器学习)得到明显改善。该算法在预测血糖反应方面非常准确,并且超过了营养专家。

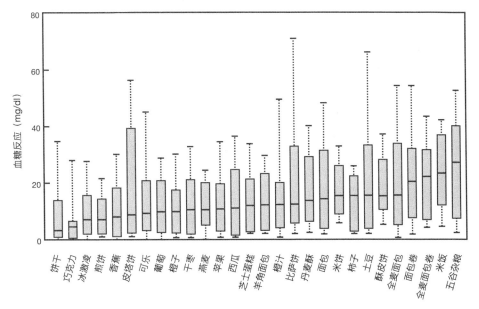

图 11-4 魏茨曼科学研究所研究的不同食物对平均血糖水平影响的箱形图
资料来源：改编自 E. Segal and E. Elinav, *The Personalized Diet: The Pioneering Program to Lose Weight and Prevent Disease* (New York: Grand Central Life & Style, 2017)。

这些研究发现都具有深刻的意义：对于注射胰岛素的糖尿病患者来说，碳水化合物计数是计算用药剂量的主要方法。碳水化合物的摄入与血糖的增加呈正相关，膳食纤维也是如此，尽管膳食纤维在之后的 24 小时内能使血糖降低。更重要的是，这项研究不仅强调了不同个体对同一食物的反应存在较大差异，而且还能对这一现象进行解释。食物成分并不是血糖反应的驱动因素，而肠道微生物群中的细菌种类被证明是决定个人对血糖反应的关键因素。例如，肠道共生菌狄氏副拟杆菌与高血糖呈正相关，而多氏拟杆菌与高血糖则呈负相关。在这项研究被发表时，《细胞》杂志还发表了一篇社论，宣称这项研究是"迈向个性化营养的第一步"。[24]

魏茨曼科学研究所的这篇论文是他们一系列出版文章中的第一篇。接下来，他们研究了通过调节面包的消耗量来干预血糖水平。在世界范围内，面包为人们提供了 10% 的摄入热量，在某些地区，甚至超过 30%。因而，通过干预面包调节血糖水平也就顺理成章。2017 年，魏茨曼科学研究所报道了一项针对两种不同类型面包（工业化生产的白面包和手工制作的酵母面包）的随机交叉研究。[25] 参与研究的 20 人中，每个人都接受了持续的血糖监测，数据收集方法与第一项研究基本相同。以下是这项研究的细节：

> ……我们给志愿者提供了一种很受欢迎的标准白面包，以确保每个人吃的都一样。为了制作酵母面包，我们聘请了一位经验丰富的磨坊主，用石头磨新鲜的硬质红色小麦，并只筛去面粉中最大的麸皮颗粒。我们还聘请了经验丰富的手工面包师，只用专门研磨过的面粉、水、盐和成熟的酵母发酵剂来制作面包，不含任何添加剂。面包师将面团分块、定型、打样，然后在石头火炉里烘烤。每隔两天，我们就会把新鲜出炉的全麦酵母面包带到实验室，分给志愿者们……

研究结果非常令人惊讶，不同面包对血糖反应的总体结果影响没有差异——因为他们分析的是人均水平。但在个人层面，血糖反应则有显著差异，一些人对白面包的血糖反应很低，而另一些人刚好相反。肠道微生物群正是导致这些不同反应的驱动因素。事实上，在研究对不同面包的血糖反应的这个案例中，肠道微生物群不仅是驱动因素，而且是唯一能作为预测的因素。[26]

我们的肠道微生物群大约有 1 000 种不同种类的约 4 000 万个公共细胞，它们对食物摄入的反应比我们预期的要大得多。许多研究将肠道微生物群与饮食相关的问题联系在一起，包括肥胖、糖尿病、免疫紊乱及其他一系列疾病，但目前尚未发现有明确的因果关系证据。可能是因为我们每天排出的粪便中大约有 10% 的肠道微生物群，也可能是因为这些微生物群的数量种类太多，无法进行可靠的效果分析。然而，虽然微生物种类的多样性总体上基本保持不变，但微生物群的组成可能会受一些其他因素的影响。值得注意的是，这些微生物有自己的昼夜节律，如有些微生物在早上或晚上会有明显的增加。这种节奏是由我们的饮食模式和生物钟控制的。魏茨曼团队做了一项研究，他们为志愿者免费提供从以色列到美国的往返机票。然后,他们将患有最大时差综合征的志愿者体内的肠道微生物群转移到无菌小鼠体内,结果发现,这些微生物群诱发了小鼠肥胖和葡萄糖耐受不良。[27]在另一项研究中,魏茨曼团队证明,摄入人工甜味剂的有害影响(包括体重增加和肥胖)与肠道微生物群的变化有关。[28-29]

西格尔和伊莱纳夫在《个性化饮食》(The Personalized Diet)一书中进行了较全面的总结。通过对2 000多人进行研究,他们对营养科学的发现做出如下结论:"我们这才恍然大悟:原来一切都是个性化的。"[30]书中的一个关键结论是:"由于我们的数据集如此之大,分析如此全面,这些结果具有巨大的影响,它们比以往任何时候都更具有决定性,这表明通用的、普遍的营养方案根本行不通。"这种大胆的断言声明在同行评议的期刊文章中是读不到的,可能只有在某些书中才能读到。

这种个性化与血糖反应有关,血糖反应是衡量营养影响和人类健康的重要指标,但肯定不是最终指标。进食后,尤其是进食大量食物时,血糖飙升,这可能是患糖尿病风险增大的先兆;[31]此外,高血糖与肠道黏膜的通透性有直接的联系,这也增加了感染和癌症的风险。[32-33]除了与糖尿病和癌症的潜在联系外,血脂异常、肥胖、心脏病和神经退行性疾病也受到普遍关注,但到目前为止,健康人群的血糖峰值和疾病之间的关系还未成定论。

毫无疑问,这些研究人员已经证明了血糖反应的个性化模式:有些人对脂肪很敏感,有些人对膳食纤维很敏感,有些人对钠很敏感,有些人则受睡眠影响较大等,血糖反应与肠道微生物群相关,其复杂性可以通过机器学习算法进行映射、建模和预测。随后,斯坦福大学的一个研究团队对57名健康个体进行了血糖持续监测,并评估了其血糖峰值,通过机器学习分析了这些人对特定食物数据的反应,最后提出,进食后的常见血糖峰值可分为3种"血糖类型"(见图11-5)。[34]研究人员发现某些特定食物对此影响较大:"在我们的研究中,由玉米片和牛奶组成的标准化膳食会导致80%的志愿者的糖尿病前期血糖升高(>140 mg/dl①)。这些常

---

① 约7.8mmol/L。血糖浓度单位换算关系为1mmol/L ≈ 18mg/dL。——编者注

吃的食物很可能对世界范围内大多数成年人的健康产生不利影响。"魏茨曼和斯坦福大学的研究中关于血糖峰值和肠道微生物群的关系，后来被其他研究者证实。[35]

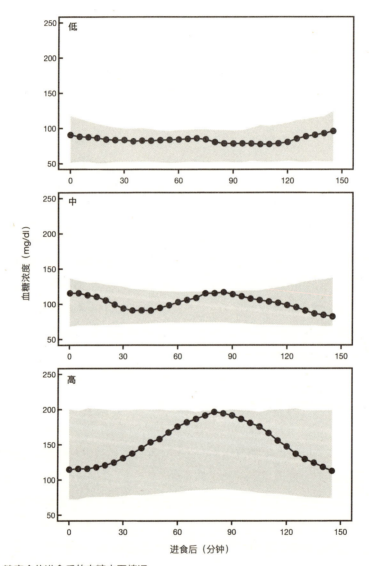

图 11-5 健康个体进食后的血糖水平情况

资料来源：改编自 H. Hall et al., "Glucotypes Reveal New Patterns of Glucose Dysregulation," *PLoS Biol* (2018): 16(7), e2005143。

西格尔和伊莱纳夫得知我对个性化医学的兴趣后，向我展示了他们当时正在准备排版印刷的一本新书，书中清晰地总结了一项重要的研究成果，为个体对食物的血糖反应提供了有力的证据。2015 年，他们决定在以色列成立一家公司 DayTwo，帮助人们在血糖反应方面确定个性化的最佳饮食方案，公司的首席执行官是埃兰·西格尔的妻子利希·西格尔（Lihi Segal）。当我读完他们的书后，我不禁想尝试 DayTwo 的产品。于是，我开始填写网络调查表，提供个人信息，下载 DayTwo 健康应用程序，之后又收到雅培公司（Abbott Laboratories）的 Libre 葡萄糖传感器。一旦我参与了这个项目，智能手机会连续两个星期记录我的吃、喝、睡眠、锻炼和用药数据。在那段时间里，我的左臂一直戴着约半张美元纸币大小的传感器。在任何时候我都可以用专用阅读器快速监测血糖。除此之外，我还得收集粪便样本，以便进行肠道微生物群评估。

为期两个星期的数据收集确实是一件麻烦事。血糖和肠道微生物群的采集很简单，我用 Fitbit 导出睡眠和活动数据，但在手机上手动输入我的饮食清单就很麻烦。从食物和饮料的选择列表中找出食物或饮料，再加上食物的分量，往往并不精确。而且因为有时太忙或者忘记了输入信息，我经常得补齐之前一两天遗漏的信息。不仅如此，为了避免与血糖反应混淆，我在饭后至少两小时内不能吃任何东西，这点有时让我感到很为难，因为我本来可以吃点零食。这条规则让我想起了索尔克研究所（Salk Institute）一篇有趣的文章，作者是萨钦·潘达（Satchin Panda），他使用一款智能手机应用程序来监测日常饮食模式。潘达的研究表明，人们的饮食结构并非遵循一日三餐，事实上人们平均每天有 14.75 小时在吃东西！[36] 这即是霍桑效应（Hawthorne effect）：在一项研究中，当人们知道自己在被观察时，他们的行为会有所不同。同样，对于我或 DayTwo 项目的任何其他参与者来说，这肯定也影响着我们吃或不吃某些食物，也可能会改变我们的饮食习惯。

遵守这些要求后，我最终得到了血糖测试结果、肠道微生物群及饮食建议。报告显示，我的餐后血糖出现过几次峰值（见图 11-6），这种情况符合中等的血糖水平。

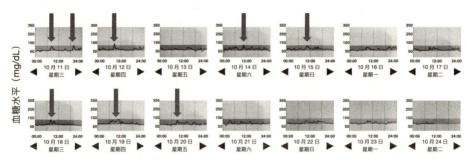

图 11-6　作者连续两个星期的餐后血糖水平

尽管看起来比较麻烦，但我的肠道微生物群信息（表 11-2）和饮食建议非常有意思。肠道微生物群信息中提示有一种特别的细菌与我共存，即粪便拟杆菌。饮食建议（表 11-3）表明，从我的血糖反应中可以看出，我对碳水化合物非常敏感，但对脂肪并不太敏感。与我在数据收集期间所吃的食物相比，这个食物种类清单为我提供了更广泛的选择。通过算法，DayTwo 为我推荐的食物能让我的血糖保持在稳定范围内。此外，它还有一个包含 10 万多种食物的数据库，现在我可以搜索这些食物，看看它们是否会导致我的血糖飙升。

表 11-2　　　　　　　　　　肠道微生物群评估

肠道微生物	受试者（作者）	人均
粪便拟杆菌	27.45%	1.74%
普通拟杆菌	9.37%	2.49%
单形拟杆菌	9.25%	2.75%
直肠真杆菌	5.96%	4.81%
腐臭菌	5.62%	3.16%
梭状芽孢杆菌 L2-50	4.13%	0.84%
普拉梭杆菌	4.09%	6.80%
布氏瘤胃球菌	3.90%	3.10%
粪副拟杆菌	3.49%	1.33%

续表

肠道微生物	受试者（作者）	人均
肠道巴恩斯菌	3.31%	1.36%
卵形拟杆菌	2.46%	0.98%
溶纤维素拟杆菌	1.83%	0.61%
肠道罗斯拜瑞菌	1.38%	1.06%
多氏拟杆菌	1.22%	1.53%
粪便拟杆菌	1.10%	0.33%
Anaerostipes onderdonkii	1.02%	0.57%
嗜黏蛋白阿克曼菌	0.88%	1.50%
青春双歧杆菌	0.87%	2.57%
氨基酸球菌 D21	0.86%	0.06%
狄氏副拟杆菌	0.86%	0.53%
酸奶瘤胃球菌	0.85%	0.52%
Dorea longicatena	0.77%	1.59%
霍式真杆菌	0.73%	1.53%
Odoribacter laneus	0.69%	0.09%
毛螺旋菌 3157FAA	0.44%	0.23%
人罗斯拜瑞菌	0.44%	0.44%
Alistipes shahl	0.41%	1.01%
扭链瘤胃球菌	0.39%	1.16%
卵瘤胃球菌	0.39%	0.84%
凸腹真杆菌	0.37%	0.27%
两形真杆菌	0.36%	0.87%
陪伴粪球菌	0.32%	0.79%
毛螺旋菌 1157FAA	0.29%	0.52%
脆弱拟杆菌	0.29%	0.27%
浑浊戴阿利斯特菌	0.28%	0.07%

续表

肠道微生物	受试者（作者）	人均
食葡糖罗斯拜瑞菌	0.26%	0.54%
挑剔真杆菌	0.23%	1.31%
灵巧粪球菌	0.15%	0.39%
长双歧杆菌	0.14%	1.22%
长链多尔菌	0.12%	0.51%
伶俐瘤胃球菌	0.12%	0.27%
产气柯林斯菌	0.11%	0.98%
副流感嗜血菌	0.08%	0.12%
芬氏别样杆菌	0.07%	0.40%
Alistipes senegalensis	0.06%	0.08%
多氏拟杆菌	0.05%	0.46%
嗜热链球菌	0.04%	0.24%
米氏梭菌	0.03%	0.08%
沃氏嗜胆菌	0.03%	0.03%
毛螺旋菌 5163 FAA	0.03%	0.37%

在我进行了数据收集后，DayTwo 改变了策略。最初在以色列，用户只是进行血糖监测和广泛的自我跟踪；而在美国的项目只涉及提取肠道微生物样本，并通过算法来拟定最佳饮食方案，项目标价 329 美元。随后，DayTwo 在以色列也采取了同样的策略，所以我体验过的经历和服务后来也不再适用了。DayTwo 并不是该领域唯一一家公司，Viome 公司就是其竞争对手之一。用户可以以 399 美元的价格进行更全面的微生物群评估，不仅包括细菌，还包括病毒和真菌。该公司利用这些数据可为用户推荐个性化的饮食。[37] 然而，与魏茨曼科学研究所的系列报告不同的是，Viome 到目前为止还没有发表过任何经同行评审的研究报告。

表 11-3　　DayTwo 为作者提供的个性化食物及推荐级别

面包、麦片、米饭等	级别	蔬菜	级别
法式吐司白面包	A	西蓝花（煮熟）	A+
燕麦	A-	花椰菜（煮熟）	A+
咸饼干	B+	韩国泡菜	A+
卡门培尔奶酪面包	B	黄豆	A+
麦片牛奶粥	B	自制花椰菜	A+
黄油全麦面包	B	洋蓟	A
藜麦	B-	甜菜	B+
豆奶麸片	B-	笋瓜	B
无麸质橄榄油全麦面包	B-	甘蓝小包菜（煮熟）	B-
玉米饼	C+	烤番薯	B-
杂粮饼干	C+	青豆	B-
燕麦粥	C+	山药	C+
熟荞麦	C	烤南瓜	C
香蕉坚果麦片牛奶粥	C	黄椒	C
鳄梨面包	C	烤土豆	C-
奇多	C-	芹菜	C-
无麸质面包	C-	腌白萝卜	C-
意式香草面包	C-		
杂粮米糕	C-	水果	级别
咸米糕	C-	阳桃	A+
		草莓	A+
豆类、豆腐和坚果等	级别	无糖椰子	A+
杏仁酱	A+	黑莓	A
巴西坚果	A+	沙梨	A-
混合坚果	A+	番石榴	A-
葵花籽	A+	树莓	A-
芝麻抹酱	A+	油桃	B-
日本毛豆	A	梨	B-
无盐干果	A	李子	B-
坚果、种子和葡萄干什锦干果	A-	石榴	B-
椒盐南瓜子	B+	橘子	B-

续表

豆类、豆腐和坚果等	级别	水果	级别
浆果什锦干果	B+	香蕉	C+
自制鹰嘴豆泥	B	樱桃	C+
豆汉堡	C+	橙子	C+
辣豆豉汉堡	C+	香瓜	C
烤栗子	C	白葡萄柚	C
扁豆蔬菜汉堡	C	柚子	C-
素食汉堡	C		

零食和糖果	级别
芝士丹麦酥	A
芝士蛋糕	A

乳制品及其替代品	级别
杏仁露	A+
蓝奶酪	A+
羊奶	A+
高达奶酪	A+
大豆干酪	A+
原味全脂酸奶	A
全脂奶	A
希腊酸奶	B+
豆浆	B+
贝瑞大豆酸奶	B-
脱脂牛奶	B-
原味酸豆乳	B-
无脂浆果酸奶	C
巧克力豆浆	C-
无脂酸奶	C-

零食和糖果(续)	级别
杏仁布朗尼纤维棒	A-
杏仁布朗尼蛋白棒	A-
覆盆子白巧克力松饼	B+
巧克力奶油夹心饼干	B+
杏仁葡萄干肉桂丹麦酥	B
咖啡蛋糕	B
覆盆子丹麦酥	B
白巧克力夏威夷饼干	B
迷你巧克力松饼	B-
水蜜桃派	B-
碧根果派	B-
水果榛子棒	C+
冰激凌三明治	C+
草莓酸奶冰激凌	C+
苹果肉桂松饼	C
巧克力蛋糕饼干	C
蜂蜜全麦饼干	C
香蕉坚果松饼	C-
麦麸葡萄干松饼	C-
全麦无花果条	C-

饮料	级别
脱咖啡因速溶咖啡	A+
淡啤酒	A+
马提尼	A+
卡布奇诺	A

续表

饮料	级别	肉、鱼和鸡蛋等	级别
冰镇果汁朗姆酒	A	小牛肉腊肠（煮熟）	A+
美式淡啤酒	A-	煮鸡蛋	A+
加糖香草咖啡	A-	腌熏三文鱼	A+
可乐	B	鲜炸鳕鱼	A+
红莓汁	B-	扒鸡胸	A
橙汁	B-	香辣虾酸橘汁腌鱼	A
水果混合饮料	C+	大西洋腌鲱鱼	A-
番石榴果汁	C+	三文鱼生鱼片	A-
辣苹果酒	C+	炸鱿鱼	B+
		炸鱼条	C-

对于强化微生物群在个体对食物摄入的血糖反应中的关键地位，并非只有西格尔和伊莱纳夫的研究。斯坦福大学遗传学系主任迈克尔·斯奈德（Michael Snyder）主导了一项多组学研究，通过评估微生物组、转录组、蛋白质组、代谢组和基因组，对 23 名超重志愿者进行了研究，以描述其体重增减变化。尽管志愿者体重只增加了约 3 公斤，但其肠道微生物群的种类发生了巨大的变化，300 多个基因功能发生了显著改变，促炎症介质也出现在血液中。[38] 而这些显著的变化随着体重的减轻得以完全逆转。

当然，我不是在为 DayTwo 做广告，只是它非常有趣，可以说代表了人工智能在消费者健康方面的首批应用之一。同样值得注意的是，它整合了大量的个人数据，这是我们在以前没有看到过的。不过，这一切很难能证明它究竟会带来什么，要想知道结果，就需要一项大型随机试验：一半的人使用算法，另一半的人没有指导，然后跟踪研究数年，看看临床结果的差异。我们现在所知道的关于营养方面的一个实例，就是血糖对食物的反应。这与预防糖尿病及其并发症非常不同。我担心的另一点是，如果每天没有对饮食、活动和血糖进行追踪，预测算法的有效性就会降低。我询问了 DayTwo 公司，如果只对肠道微生物群进行评估，而不涉及其他完整的信息，ROC 曲线是否会不同。公司对此没有进行正面回答，只回应说检验本身相当准确。加州大学圣迭戈分校的顶级微生物专家罗布·奈特（Rob Knight）在评价魏茨曼的研究项目时说："这项研究非常扎实、严谨，研究成果遥遥领先。但我认为，要把这样的结果推广到受试人群之外，则非常具有挑战性。"[39]

还有一个问题。让我们再回到本章的开头。我所患的草酸钙肾结石与尿液中的高草酸有关，因而我应该遵循低草酸饮食。你可能会想到，即使是我喜欢的食物，我也应该尽量避免摄入；然而在 DayTwo 的推荐饮食列表中，很多食物却被标为 A+。在不了解我的新陈代谢紊乱的情况下，提供的一般饮食建议与特定饮食计划之间存在着冲突，这说明其本身就存在一定的复杂性。

> 因此，我们需要综合个人的所有数据，才能拟定真正个性化的饮食计划。对此，目前市场上已经有一些新技术，如可服用的电子胶囊，它通过感应不同的气体可以监测肠道微生物群。这类技术在未来将成为非常有用的数据输入端。[40] 我们已经可以通过灵长类动物实验模型看到，基因工程菌可以通过改善肠道微生物群来治疗代谢疾病。[41] 然而，要实现科学认可的个性化饮食定制，我们还有很长的路要走。这条路也许有可能让我们得到比目前依赖的普通饮食建议更好的结果。

讨论完如何制订个性化的饮食后，在下一章，我将讲述人工智能如何通过提供超出现有能力范畴的个性化、量身定制的饮食，来促进消费者健康，以及我们的虚拟医疗助手在未来如何承担医疗指导的责任。

Deep Medicine

12

虚拟医疗助手：
承担医疗指导的责任，造福消费者

如今，我们相信机器不再只是执行某项任务，而是可以决定做什么以及何时去做。我们的下一代将成长在一个被自主主体包围的时代，无论它们是否有可爱的名字。

——蕾切尔·波特斯曼（Rachel Botsman）

人工智能可以使我们获取所有信息，并告诉我们所不知道的关于我们健康状况的信息。

——王俊

iPhone 在 2011 年推出 Siri 后，它很快便成了搞笑的绝佳素材。甚至几年后，当我访问曾经的《科尔伯特报告》（Colbert Report）节目时，斯蒂芬·科尔伯特（Stephen Colbert）问 Siri："我真的要死了吗？" Siri 回答："我真的不能说。" 许多事情当时的 Siri 还做不了，尽管 95% 的 iPhone 用户都曾尝试用过 Siri，但由于对 Siri 的第一印象很差，许多用户后来都放弃了。[1] 2015 年，微软的 Cortana 诞生了。很快，我们就在手机上获得了有关交通的人工智能提示，或收到办公提醒等。2016 年，谷歌发布了虚拟助手，并创造性地将其命名为谷歌助手。正如其名，谷歌助手涉及范围极广。截至 2016 年底，超过 40% 的智能手机用户表示，他们已经使用过其中一种虚拟助手。[2] 可以看出，我们越来越习惯于使用人工智能个人助手。

我跳过了亚马逊的 Echo 和 Dot 语音控制设备，即我们熟知的 Alexa，因为它们似乎已经席卷了全球，或至少整个美国。早在 2011 年，杰夫·贝佐斯（Jeff Bezos）对 Alexa 系统的愿景描述如下："这是一台低成本、无所不在的计算机，它的所有大脑都在云端，你可以通过语音与之交互：你同它说话，它就同你说话。"[3] 尽管在 2014 年底面向亚马逊的 Prime 会员就已经推出 Alexa，但直到几年后，Alexa 的人气才提升起来。到 2016 年底，Echo 全部售罄，亚马逊的产能无法跟上，当时 Echo 已经进入到美国 600 多万家庭中。一些狂热者称 2016 年为"对话商业年"，Alexa 无处不在，以至于当年有 25 万人曾向 Alexa 求婚。[4] 在美国，截至 2018 年，安装 Alexa 的设备占所有语音驱动的人工智能设备的 70% 以上，超过 6 000 万美国人都在使用这些设备。[5] 它们获得"技术独角兽"的称号当之无愧，这样的产品比较罕见，能从根本上改变我们的生活方式。[6] 在美国历史上，唯一能在两年内被 25% 的美国人接受的另一项技术，就是 2007 年的 iPhone（见图 12-1）。

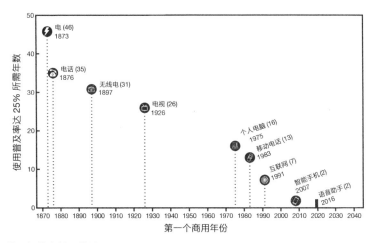

图 12-1　美国新技术普及统计图

资料来源：改编自"Happy Birthday World Wide Web," *Economist*(2014)。

为什么近些年这些个人助手的语音平台会发生如此突破性的进展呢？[7] 回顾起来，它的到来验证了：**人类通过说话获得的参与感比通过键盘打字更自然**。正如我的一位在 WebMD 工作的朋友本·格林伯格（Ben Greenberg）说的："我们的子孙一代很有可能会嘲笑我们竟然还在使用键盘。"[8] 但远不止此。无论是英语还是中文，无论是最初阶段的语音转录还是通过键盘编辑，说话的速度都比打字要快 2～3 倍，使用语音可以使错误率大大降低（见图 12-2）。直到 2016 年，人工智能的语音识别才问世,当时微软和谷歌的语音识别技术已经能同我们的打字能力相匹敌,错误率仅为 5%。到目前为止,人工智能已经超越了人类的表现。

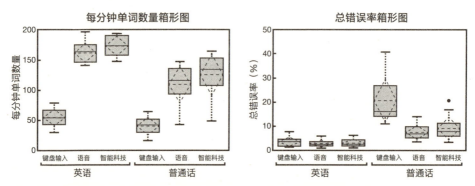

图 12-2　用键盘输入、语音录入及智能科技每分钟生成文字及相应错误率箱形图
资料来源:改编自 S. Ruan, *Speech Is 3x Faster Than Typing for English and Mandar in Text Entry on Mobile Devices*, arXiv(2016)。

　　语音识别还有许多其他优点:不需要 ID 和密码,也无须浏览应用程序。所有这些因素使得语音速度更快,同时解放了我们的双手,而且使用方便且价格便宜。难怪自 Alexa 以来,将机器学习与自然语言处理集成在一起的设备数量增长迅速,如 Google Home、Apple HomePod、百度的 DuerOS、Clara Labs、x.ai、DigitalGenius、Howdy、Jibo、三星、玲珑叮咚(通过说"叮咚叮咚"来唤醒机器),还有更多与 Alexa 竞争的产品。到 2020 年,预计 75% 的美国家庭将拥有至少一个 Alexa 或其他语音个人助手。[9] 我的许多同事现在已经拥有好几个,为了方便,他们会把 Echo 或 Dot 放置在不同房间。

　　但到目前为止,语音助手真正给我们带来了什么呢?《麻省理工科技评论》(*MIT Tech Review*)吹捧说:"就像智能手机改变一切,如从约会礼仪到行人的行走速度等,基于语音的人工智能正开始颠覆家庭生活的诸多方面。"[10] 但是,颠覆本身并不是特别值得关注的事情,重要的是用户将不再盯着智能手机的屏幕,而是与圆柱体进行交谈。购物、播放音乐、关灯、讲笑话、记笔记、预测天气、约出租车、购物或订外卖,甚至假装放个屁等所有这些任务,我们如今都能通过语音助手来完成。当然，这个对世界一无所知的圆柱体不会进行真正有意义的对话。微软"小冰"可以实现长时间的对话，但这只是衡量机器的一个指标，并不能展现机器与人互动的真实状态。确实，在《2001：太空漫游》小说引入 HAL 语音机器 50 多年后，我们仍然没有实现对人类对话的完美模仿。亚马逊 Alexa 有 3 000 多名工程师，但当我向华盛顿大学首席计算机科学家佩德罗·多明戈斯询问此事时，他讲了一个简短的故事："我去亚马逊一个车间的时候，他们给了我一个 Alexa，我就将它安装在家里。我的孩子是它的铁杆粉丝，他喜欢让 Alexa 问他谜语，这是 Alexa 的一项技能。但是如果你让 Alexa 猜它自己的一个谜语，它甚至根本都听不明白，更不用说回答了。"[11] 然而，2018 年，谷歌的 Duplex 在预订餐厅和执行其他实际任务时，用了"明白啦"、"嗯……"和"呃"等表达方式，使得语音反馈更加人性亲和，让人感觉距下一个美好时代更近了。[12]

我并不是不相信这些设备将来会变得越来越智能和熟练，毕竟它们从数十亿的语音交互中在不断学习。凭借领先两年的时间优势，Alexa 垄断了市场。毋庸置疑，依靠亚马逊在人工智能领域的专业经验，其语音助手功能会得到不断的增强。2018 年，亚马逊宣布设立了一项奖金高达 350 万美元的奖项——Alexa 奖，其目标是让 Alexa 能够像人类一样聊天 20 分钟而不出错。这个奖项的设立将会为 Alexa 的改善带来些许帮助。[13] 现在，亚马逊及其开源开发人员还将成千上万的"技能"（相当于智能手机的应用程序）添加到了 Alexa 的功能中。虽然学习新的文化来提供语音支持并非易事，但亚马逊还是成功地将德语、日语和法语添加到 Alexa 之中，并且还在开发其他语言。

人工智能语音平台还有一些其他的特殊优势。其中一个较明显的优势是，它能帮到全世界范围内超过 2.5 亿的盲人和视障人士，包括美国近 60 万 18 岁以下的儿童和 300 万 65 岁以上的老年人。[14] 微软的 Seeing AI 是一款免费的应用程序，可识别人脸、扫描超市食品条形码、识别货币，还能读取笔迹。Alexa 则进一步扩展了一些助理功能，在家庭环境中可以支持更多日常任务，如口述短信和电子邮件，查找要观看的电视节目，或评价自己的衣服（通过 Echo Look）。其中，摄像头、传感器和网络连接的智能眼镜等，是由 Aira Tech 或 MyEye 等技术补充实现的。

目前，世界上大约有 7.8 亿成年人无法读写。不过，这一难题终将得到改善。现在，我们有了出色的翻译功能，可以打破中间语言交流的障碍。例如，在中国，有超过 5 亿人使用科大讯飞的应用程序，它可以将中文语音转换为英文文本信息，反之亦然；[15] 甚至还有针对嘈杂环境开发的语音应用程序，如"小飞鱼"，它类似于语音识别，正通过深度神经网络来掌握唇语，从而帮助失聪人士。[16]

尽管语音助手有众多优点，但也存在一些缺点。无论是 Alexa 还是其他产品，它们都必须通过人的语音来唤醒，也就是得说出它们的名字。但是在家中装有这样一个听觉设备，难免有些令人毛骨悚然。这让我想起了马克·扎克伯格，他在自己的笔记本计算机的网络摄像头上贴了胶带，因为他担心有人窥视。用户可以关闭某些设置来避免一些隐私问题，但一旦设备被激活，企业会利用一些对话来训练和改善其平台，即使用户可以删除所有内容（其实很少有用户会这么做）。这就是为什么 Alexa 的绰号被叫作"奥威尔的老大哥"①。[17] 如果语音还不够惊悚，我们再来看一下 2017 年亚马逊推出的新的相机衍生产品 Echo plus。Echo plus 就像一个带显示屏的 Spot、带触摸屏的 Show 和 Echo Look，通过使用机器算法，它会告诉你关于你的服装是否在美学上令人愉悦和时尚。[18] 连这些方面竟然都有人工智能技术可以支持！[19]

语音助手的漏洞已经被黑客用"海豚攻击"等技术攻破，这项技术利用人耳听不见的超高频率声波来控制声控设备。[20] 甚至在美国的一起谋杀案中，亚马逊不得不提供 Echo 录音，而当它被唤醒时，只是处于收听模式——这符合美国宪法第一修正案中相关的法律描述。[21] 还有，俄勒冈州波特兰市的一对夫妇在毫不

---

① 乔治·奥威尔的作品《1984》中的老大哥形象，象征着极权统治及其对公民无处不在的监控。——译者注

知情的情况下,他们的谈话竟被录音,且音频文件被群发给了他们通讯录中的联系人。[22] 这些例子暴露了未建立数据保护和隐私权的问题。

尼古拉斯·卡尔(Nicholas Carr)曾以揭露技术的危害而闻名,他曾这样说道:"虽然这些设备一直监视着我们,但它们也在无形中为我们提供了一个庇护所,使我们远离现实中许多无法掌控的因素,以避免摩擦和紧张的情境。它们将我们置于一个精心设计的虚拟世界中,适应我们的喜好和偏见。这个世界能理解我们,并根据我们的愿望塑造自身。亚马逊用经典神话来命名它的智能音箱,这一决定堪称绝妙。每个纳耳喀索斯(Narcissus)都值得拥有女神厄科(Echo)①。"[23]

语音助手对儿童的不利影响也引起了人们的极大关注,因为儿童特别容易沉迷于这类设备。[24] 一篇文章的标题足以传递这样的担忧——《孩子尝试在叫"妈妈"之前,先学会了叫"Alexa"》。孩子们已经同这些看似无所不知、无所不能的圆柱体建立起了联系。[25]

尽管存在此类严重的问题和担忧,语音仍可能会成为虚拟助手的首选平台。Alexa 现在的技术还无法做到便携,以供随身带出门。而在理想情况下,虚拟助手必须做到无缝衔接,如智能手机和扬声器之间的自动切换;更有可能的是,可以采用带有此类功能的增强型智能手机平台,这种平台具有语音或文本的模式功能。目前,通过智能手表和耳机装置已经可以使用 Alexa。[26] 不过,当文本内容过多时,单用语音输出会存在一定的局限性,如推荐餐厅的菜单选项,此时最好能在屏幕上直接看到菜单文本内容。如何无缝连接不同设备,并避免周围环境噪声等问题,还尚待解决。

具备了一般用途的虚拟助手的背景知识后,我们接下来可以探讨如今虚拟助

---

① 纳耳喀索斯是希腊神话中的人物,他爱上了水中自己的倒影,自负地拒绝了无数少女,包括美丽的山中仙女厄科,最后厄科伤心地消瘦下去。——译者注

手在健康医疗方面的进展了。目前,将人工智能纳入医学的大部分努力都是面向医生的,而不是患者或健康人士。近80%的人口拥有的智能手机及专用语音助手,都正朝着同样的方向发展,旨在建立满足消费者对医疗需求的平台。让我们把目光转向正在医疗健康领域付出努力的团队。

虚拟医疗助手的发展现状

尽管目前市面上已经有很多人工智能应用程序用来帮助促进健康或更好地控制慢性病,但所有这些应用程序的功能仍然非常有限,比如我在前面的章节介绍过的AliveCor手表,它使用深度学习来监测心率和体育锻炼之间的关系,一旦用户的心率不在正常范围内,它会提示用户做心电图,以发现房颤的证据。AliveCor手表是目前主流的研发医疗助手的一个典型案例。当然,我不可能穷尽所有的案例,但我会进行较详细的介绍,让大家了解我们目前在智能医疗顾问这一新生阶段所处的位置。当下的这些产品都具有一个共同的特征:尚无随机对照试验显示它能够改善健康。实际上,这些产品主要通过小型回顾性研究或观察性研究得出结果,这一漏洞亟须填补。尽管如此,这一领域的发展态势还是值得研究的。

糖尿病一直是一个最受关注的攻克目标。由Verily和赛诺菲共同组建的公司Onduo,可能是目前为止走得最远的一家公司,该公司将智能手机对食物和膳食的人工智能识别、连续的葡萄糖传感器数据与身体活动(或只是走路步数)相结合,通过文本方式提供疾病指导。而Wellpepper公司则将基于Alexa的语音交互策略与体重计和足部扫描仪相结合。糖尿病患者站在体重计上进行足部扫描后,所有影像会通过机器学习分类器进行处理,以监测糖尿病足溃疡状况;还可以通过语音提示收集其他数据,用于提供基于语音的疾病指导和管理建议。[27] Virta的一项花费较高(每月400美元)的2型糖尿病疾病控制服务,由智能手机应用程序来提供,可以通过算法远程指导个人的血糖测量、饮食、运动和用药。[28] 其他创业公司，如 Omada Health、Accolade 等，均使用人工智能与人类指导相结合的方式来管理糖尿病。值得注意的是，包括 Dexcom、Abbott 和 Medtronic 在内的公司，由于它们研制的连续血糖传感器都还没有相关的深度学习算法，因此还不能将营养、身体活动、睡眠、压力、肠道微生物群以及其他可能有助于人们管理疾病的数据等考虑进去。相反，它们目前采用的是静态、基于规则的算法（与十二导联心电图中的算法不同），仅依赖先前的数值来提示血糖水平。

Veritas Genetics 是第一家以低于 1 000 美元的价格提供全基因组测序的公司，该公司收购了一家人工智能公司，希望将自己的基因组数据与个性化的营养指导相结合。我希望有一天能问 Alexa："我应该再吃一块比萨吗？"[29] 但要实现这一目标，我们还有很长的一段路要走，因为目前我们对营养基因学知识的了解实在太有限了。目前，市场上有许多基于人工智能的减肥方法，如 Lark，它使用智能手机聊天机器人，在一个很小的队列中实现了适度的减肥效果。[30] Vida 则是用于减肥、糖尿病和血压管理的一款人工智能应用程序，据称可以通过追踪自我报告的压力、饥饿和能量水平来制订个性化的行为方案。而在 Noom 和 Iora Health 等公司中，人类指导在许多情况下已被证明都是有效的，因此可以作为未来持续推进人工智能的基础，两者结合或许将是最佳策略。

再比如前文提到的 Tempus Labs 公司，该公司正在收集来自患者的综合数据，包括人口统计资料、肿瘤的基因组序列和单个 RNA 序列、免疫应答、医学影像、液体活检、循环肿瘤 DNA 测序和类器官，以及治疗和结果数据，来研发针对癌症的治疗方案。该公司不仅与美国国家癌症研究所的大多数中心都进行了合作，还在 2017 年底从美国临床肿瘤学会的 CancerLinQ 数据库中获得了超过 100 万患者的数据。这些数据是对美国国家癌症研究所的补充，因为 CancerLinQ 数据库具有来自美国 100 多个临床团队的 2 000 多名肿瘤科医生的社区肿瘤实践数据。通过对这些前所未有的数据进行整理，Tempus Labs 与 Precision Health AI 的合作者正在共同研发可改善癌症治疗效果的算法。[31]

另一家公司，Second Opinion Health，则在 2017 年推出了智能手机应用程序 Migraine Alert。该程序可以提示间歇性偏头痛患者收集潜在触发因素的数据，如睡眠、身体活动、压力和天气等。它的机器算法可从 15 次头痛发作（次数有点多了）中学习人类的模式，来预测疾病发作，准确率为 85%，以便患者及时服用预防性药物，而不是在疼痛发作后才进行治疗。[32]

ResApp Health 则是使用智能手机麦克风来聆听人的呼吸。据称，其机器学习算法可以诊断几种不同的肺部疾病，包括急性或慢性哮喘、肺炎以及慢性阻塞性肺疾病，准确率可达约 90%。[33] 人工智能还可以对患者和初级保健医生的众多特征进行整合，实现医患匹配，从而提高预测医患信任的精准度。[34]

此外，还有许多人工智能聊天机器人（其中一些是通过 Alexa 和 Google Home 来运行）和智能手机应用程序可以实现诸多功能，如检查症状、促进用药依从性以及回答与健康相关的问题，这类应用程序包括 Ada、Florence、Buoy、HealthTap、Your.MD、MedWhat 和 Babylon Health 等。2018 年，Babylon Health 举办了一次公关活动，并在网站上发布了一期白皮书。他们在将聊天机器人的诊断与 7 位医生的诊断进行比较后声称，前者的结果更好。不过之后，其方法论以及对结果的过度渲染却遭到了严厉指责。[35] 再比如，Quartz 的记者在医生的帮助下，评估了 65 项 Alexa 的医学技能及其提供的健康信息，他们得出结论是："Alexa 医生很糟糕。"[36]

另外，还有专门面向老年人的人工智能产品。有趣的是，care.coach 采用了小狗化身的语音驱动模式，与高龄用户互动，并对其进行监视。[37] 瑞典的一家初创公司 Aifloo 开发了一种腕带，该腕带与人工智能相结合，使用时可以监测出患者是否跌倒，并及时提醒护理人员。[38] 这种技术虽然永远不能完全替代人类的搀扶和照护，但在辅助方面可能会有所帮助，特别是考虑到老年人口的激增与照护设施费用限制等。

综上所述，我们可以很容易地发现，**目前人工智能虚拟医疗助手依旧存在明**

显的局限性。总体而言，目前我们的关注范围还十分狭窄，收集的数据内容简单、时间跨度窄、数量有限，且缺乏验证及长远的目标。

构建未来的虚拟医疗助手

创建更强大的虚拟医疗助手既是一项技术挑战，也是一项政治挑战。实际上，无论出于何种原因，最主要的可能就是政治问题。了解这一点很重要，不仅因为这些虚拟医疗助手看起来很酷，还因为它们代表着深度医疗所能带来的最重要的益处——帮助医生有能力做得更好的同时，也能帮助所有人更好地照顾自己的健康。除非我们拥有像虚拟医疗助手这样的专家，否则我们无法充分发挥深度医疗的全部潜力。无论是医生还是患者，任何人都无法处理所有的数据，这也是基于人工智能的机器尚未实现的一个方面。当以患者为中心时，我们最大的希望是，将算法功能扩展到希望从中获得数据或从数据中获益的大部分人群中。《柳叶刀》杂志的总编辑理查德·霍顿（Richard Horton）经常表达他对技术所持的怀疑态度："用智能医疗机器人代替医生是科幻小说中经常出现的主题；而通过数字助手来提供个性化医疗建议的想法，是依赖智能手机中自我监测的数据实现的，如今看来似乎也有道理。"但是，现在我们还缺少很多关键部件，这一问题亟须攻克。

虚拟医疗助手的价值高低取决于所输入的数据。 对此，乔纳森·陈（Jonathan Chen）和史蒂文·阿施（Steven Asch）进行了非常准确的描述："再多的算法或计算能力永远都不可能得出不存在的信息。"[39] 首先，我们需要整合一个人所有与健康相关的数据，最好从胎儿期开始，并在一生中不断进行无缝更新。到目前为止，医学上还存在着一种还原论的观点[40]，这在"人类基因组计划"中得到了充分的体现。它的前提假设是：理解基因组的变异能够告知每个人患病和治疗的风险。这种线性思维并没有意识到健康和疾病的复杂性，以及与微生物群、免疫系统、表观基因组、社交网络、环境乃至更多方面的多维相互作用。

整合一个人的所有数据是关键的第一步。我们必须将数据视为一种活的流动性资源，需要提供所有新的相关数据来进行"培育"和"喂养"，而这些数据可能来自各种传感器、生活中的应激事件、职业变化、肠道微生物检测结果、孩子的出生等。所有这些数据必须进行不断的整合和分析，只有无缝对接才不会对个人带来任何干扰。这意味着我们不应该进行任何手动的登录和注销操作，也不需要进行额外的工作。但实现这一目标并不容易。比如，如果不通过应用程序或网站进行手动输入，我们就无法捕获所摄取食物的相关信息。我曾经在两个星期内对自己的锻炼、睡眠以及摄取食物数据进行了手动记录。好在我只需要坚持两个星期。学习时间超过几天的任何人工智能顾问，都不应该让用户主动输入数据。

对此，人们已经提出许多创造性的被动解决方案，有的则在积极探索之中。我担任谷歌的顾问时，谷歌与罗切斯特大学的生物医学工程师合作，设计了一款马桶座圈，人坐在上面时就可以测量血压。此外，他们还想出了其他方法，如让人在站在体重计上或照镜子时获取生命体征，不经意间获取有效的数据。许多公司还在开发特殊的智能手机应用程序，通过光谱或比色来扫描食物，如 Onduo 的智能手机人工智能图像检测。如果这些结果准确的话，确实会有所帮助，但仍然需要个人花精力，而且需要提前想到这个环节，因此并不太吸引人。

在美国，新型智能手表也正在收集比以往更多的数据，如 Fitbit 的 Ionic 或 Versa，它们可以获得连续的心率、睡眠和体育锻炼等数据。理论上这些数据对人工智能助手来说是有价值的输入数据，但存在一个问题：数据质量。众所周知，睡眠过程中的移动只是大脑活动的一种替代，并不如通过脑电图监测大脑的电波活动来得精确；而且虽然数字跟踪器可以计算步数，但它们仅适用于某些活动，如散步，而不适用于骑自行车或游泳等。所以，如果数据质量得不到保证，那么要想从人工智能助手中得到有意义的输出，就有些难度了。

在图 12-3 中，我描述了指导个人健康的深度学习模型的复杂性。该图描述的是一个人真正的"大数据"，这项挑战纵然艰巨，但非常适合人工智能。想要获得所需的实时、准确、可预测、有价值的输出，以促进健康的指导建议，可能需要数百个神经网络的隐藏层。一些人工智能专家发现，这种单一的模型过于简单且并不现实。但我们正需要这种端对端的深度网络，复杂的网络架构很可能需要结合其他学习型人工智能工具，有些甚至尚未开发（可参考前文提到的AlphaGo）。

在许多方面，我们的确不知道每个人的"整体"到底是由什么构成的，信息丰富的全景图在人与人之间可能存在很大的差异。比如，需要哪些特定的传感器来预防或管理疾病？再比如，转录组或表观基因组虽然在整个身体中是不同的，但它们对于特定的细胞类型则是唯一的，而且获取的十分有限。我们可以通过质谱分析测量出一个人的数千种代谢产物，但花费不菲。同样，当我们试图"刻画"一个人的免疫系统时，所得到的数据仅适用于某一时刻，而且数据会因收集方法过多而变得复杂，如自身抗体、T 细胞和 B 细胞库、组织相容性复合体测序和流式细胞仪等收集方法。一个人应当检测哪些血浆循环肿瘤 DNA 才能提早查出癌症？检测哪些 RNA 信号才能追踪器官的完整性（包括脑、肝、肾和心脏）？检测的频率又应该是怎么样的？哪些环境数据和传感器适合进行监视，是空气质量还是花粉量？你现在可以领会这些关于生物、生理、解剖、社会心理和环境的数据有多复杂。

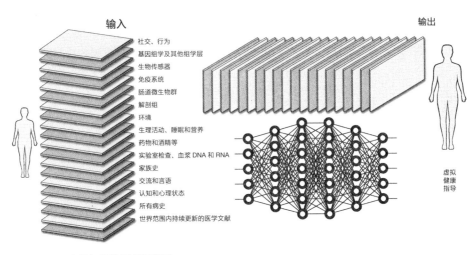

图 12-3 深度神经网络原理示意图

问题远不止这些。我们越深入地看一个人的指标，就越有可能钻进"兔子洞"①，并得到偶然的发现，我的同事艾萨克·科恩曾有个戏称——"意外癌"。以全身扫描或 MRI 检查为例，我们很容易从检查结果中看到缺陷或异常，通常需要通过活检来做进一步的评估，但结果却总是良性囊肿或结节。这为人工智能顾问收集大量的输入信息带来了挑战，输出结果也往往会充斥着假阳性结果，并没有实现预期的改善结果、预防及更好地管理疾病的目标。

人体中必定存在着无数的相互作用，我们对此仍知之甚少。而网络或者系统医学方法，可以利用人工智能来帮助我们发现和理解此类联系，如来自大脑的信号会影响血压，来自肠道微生物群的信号可能会增加人罹患癌症的风险等。除了医学上的还原论思维过度简化了人类的健康和疾病，对"相互作用"的理解相当薄弱之外，我们同样面临着另一项艰巨的挑战：第四维度，也就是时间。每个人都是动态的，以某种方式不断发展，或好或坏，因此从某种程度上来说，无论收集何种数据，我们都必须承认，对于如何解释这些数据仍存在着许多关键限制因素。由此不难看出，为神经网络打上标签以及建立真值，确实是件极其困难的事。

比如说，我们可以用深度学习和其他人工智能工具来解决假阳性问题，并计算出任何特定个体数据收集的极限点；再进一步说，即使人工智能医疗助手已经可以成功攻克目前的挑战，实现健康促进，基于人工智能的医疗顾问依然必须进行随机对照试验，这样才能被医学界接受并通过最终临床上的验证测试。迄今为止，只有一家公司走上了这条路。中国华大基因前 CEO 王俊，作为创始人发起的碳云智能（iCarbonX）吸引了超过 6 亿美元资本，并与许多公司成为合作伙伴，包括 SomaLogic、HealthTell、AOBiome、General Atomic Technologies Corp、Robustnique、Imagu、PatientsLikeMe，以及中国最大的两家保险公司：友邦保险和中国人寿保险。[41] 碳云智能的数据收集计划雄心勃勃，与我在图 12-3 中描述的内容部分重叠：生活方式、DNA 测序、蛋白质组学、

---

① "兔子洞"一词源自《爱丽丝漫游奇境》的故事，形容的是一种尚未产生认知的过程或领域。——译者注

代谢组学、自身抗体免疫系统、转录组学、肠道微生物群、持续的葡萄糖监测，此外还使用除智能手机以外的智能马桶和镜子收集数据。该公司的目的是学习100万人的数据并最终开发人工智能虚拟医疗助手聊天机器人，其口号是"管理我们的数字化生命"。有人猜测，碳云智能需要的将是1 000万人的数据，而不是100万人；而且，资本要远超过6亿美元，只有这样才能实现这一意义深远的目标。但这足以代表对更广义的基于人工智能的人类医疗助手的追求。

即使能做到像碳云智能实现的合作规模，要一口气追求全人类健康，难度依旧巨大。不过，将精力集中在一些可预防的特定急性病上，如心脏病发作、哮喘、癫痫发作或败血症等，可能更有意义；甚至可能会更好地控制慢性病，包括高血压、糖尿病、抑郁症或不同类型的癌症。但是，这种狭义的方法可能会在判断输入数据有用与否的过程中带入人为偏见，而非利用神经网络"无假设发现"的功能。尽管如此，这很可能会成为默认设置，因为如果想在无法获取完整信息的情况下继续向前发展，我们需要作出类似的妥协。尽管这种针对特定条件的学习方法可能会加速成功和验证，但我们不应该对全面健康维持这一整体性目标视而不见。

无论广义研究或狭义研究，都必须不断吸收完整的生物医学文献，从而使虚拟医疗助手发挥最大作用。当初，我的骨科医生忘记我患有罕见的先天性剥脱性骨软骨炎，或者不知道我必须采用不同于常规的术后物理疗法时，只有虚拟助手获取到该信息才能对我有所帮助。掌握所有医学文献远比IBM沃森查询维基百科要复杂得多，两者完全不在同一个量级上。每年至少有200万篇生物医学文章出版，阅读这些文章并根据质量对其进行区分，至少目前来看，这项工作还没有一条自动化的人工智能捷径。目前，已有许多研究正努力通过人工智能的方式来提取文本内容，这必定能提高机器学习文献的能力，对医疗助手的研发也将起到至关重要的支撑作用。[42] 其中一种过渡策略就是，先突破有限的顶级的生物医学期刊资源。我和谷歌人工智能团队以及其他专家曾就此问题进行过探讨，交流之后，我对人工智能终将攻克医学文献语料库有了更大的信心。

还有一些非科学方面的核心挑战也不容忽视，最大的挑战就是如何拥有一个人的完整数据。电子健康档案是每个患者神圣的知识资源，这一观念也是主要问题。事实上，目前的电子健康档案对个人健康状况的记录非常狭义、不完整，且漏洞百出，在未来，这将成为虚拟医疗助手的最大阻碍。对个体进行深度学习的输入数据依赖个人数据的完整性和准确性，而对美国电子健康档案的价值的误解，促使我写了一篇题为《你的医疗数据》(*Your. Medical. Data.*)的推文（见表 12-1）。

表 12-1　需要拥有自己的健康医疗数据的 24 条理由

1. 健康医疗数据关乎你的身体。
2. 你为此付了钱。
3. 它比任何其他类型的数据都有价值。
4. 它被频繁地出售、盗窃和攻击，而你却不知道。
5. 由于不断被复制粘贴，它满是错误，而你却无法对其进行编辑、修正。
6. 你正在或将要产生更多的数据，而这些数据却无家可归。
7. 你的医疗隐私十分宝贵。
8. 获得安全的唯一方法是去中心化。
9. 它被医生和医院合法拥有。
10. 医院不会也不能共享你的数据（"信息封锁"）。
11. 你的医生（超过 65%）不会给你病历的复印件。
12. 你比医生更愿意分享自己的数据。
13. 你想将它用于医学研究，但你拿不到。
14. 你曾遇到过许多医疗服务提供方，但没有任何医疗系统或保险公司拥有你所有数据。
15. 基本上没有人（在美国）可以拥有他们一生中从出生开始的所有医疗健康数据。
16. 你的电子健康档案是为了最大化付费而设计的，而不是为了促进你的健康。
17. 当你有了数据，你会更愿意参与其中，会获得更好的临床效果。
18. 能够做到对患者完全开放数据的医生，已经将此举当成例行公事。
19. 你的数据需要全面、持续、无缝地更新。
20. 能够获取或者控制你的数据还不够。
21. 约 10% 的医学扫描因无法获取扫描影像而进行不必要的重复。
22. 你可以掌握真相。
23. 你需要拥有自己的数据；它应该是一项公民权利。
24. 它可以救你的命。

对如上这24条理由,我将做一个简单的回顾。因为这关乎你自己的身体,你为此付了钱,所以你应该成为数据的拥有者,而不是医生和医院。如果你拥有了这些数据并能控制它们,那么你将更好地防止数据在自己不知情的情况下被盗、被黑客入侵和被售卖。数据的私密性和安全性取决于数据的分散性,从大型服务器机房(网络窃贼的主要目标)到存储在私有云或区块链平台上最小的数量单元(一个人或一个家庭的单位最理想)。我在前文已经提到,在美国,每份电子健康档案都存在很多错误,而这些错误往往是从患者拜访不同的医生期间延续下来的。即使这些档案的信息是准确的,另一点也要记住:电子健康档案是为付费而设计的,而不是旨在成为一份有关个人的全面信息资源。

在当前这个采用传感器追踪生理数据的时代,数据不完整的状况更加突出,如连续的血糖或心率测量等数据,更不用说一直缺少的基因组数据了。当然,在此关头,很少有人希望将基因组数据存储在医疗系统或医生所拥有的医疗档案中,因为它们可能会落入人寿保险等公司手中。我们还必须承认,并非所有人都能获得各种类型的数据,如饮食数据,甚至马桶圈上测量的血压数据。许多人都不愿意参与其中。当然,在我们理顺医疗数据的隐私保护和所有权之前,还谈不上对全面、持续整合信息的信任。

在当前的制度中,要保存数据非常困难。在美国,大多数医生都不愿意分享他们的(实际上是患者的)就诊记录。美国各地的卫生系统都在积极地进行"信息屏蔽",因为他们担心会失去对患者的控制权,因而不愿共享患者个人数据。确保对数据拥有控制权的一种方法,就是使用无法产生可互操作文件的专有信息系统,这对于任何一个研发虚拟医疗助手的团队来说都是一个难题,就像一个卫生系统要访问竞争对手的文件一样。尽管美国卫生和公共服务部对采取这种做法的医院进行了曝光,并出台了防止这种情况发生的法律法规,但问题仍然存在。

我曾和同事争辩说,拥有自己的医疗信息应该是一项公民权利。[43]我坚持认为,这是理想的终极目标,而且,未来这将很可能会成为无法避免的现实,但为了实现虚拟医疗助手发挥无穷潜力的目标,我们等不了几十年。世界上有许多国家已经在这么做了。以爱沙尼亚为例,《纽约客》杂志曾报道:"爱沙尼亚的信息系统使用区块链平台来保护数据的隐私和安全,它的宗旨是个人应当拥有记录自己的所有信息。"[44] 如果未经系统监督员调查,任何人都不可能看到他人的私人医疗数据。与美国相比,爱沙尼亚的健康信息系统效率惊人,其中就包括一个面向医务人员的应用程序。该程序可在患者到家之前就提供有关患者的信息,系统还拥有先进的远程医疗能力,能够实时进行生命体征监测,并通过人工智能算法对数据进行解析,继而通过远程接入医生端来避免药物间不良的相互作用。虽然芬兰、瑞士等国家的数字化基础设施仍不够完善,但这些国家坚决向其公民提供医疗数据的所有权。因此对于这种做法,现在不仅有模式证明了其可行性,而且还被证明是有益处的,而这些国家的公民直言不讳地主张他们应该控制和拥有自己的健康数据。这些国家的行为已经为虚拟医疗助手的实现打下基础,并奠定了其先行者的地位。

接下来,我将探讨虚拟医疗助手的载体和形式。我们最终一定不会像今天一样,对着像亚马逊或谷歌所设计的那种圆柱体说话。我的一位朋友,来自加拿大的急诊科医生布赖恩·戈德曼(Erian Goldman),在他的著作《善良的力量》(*The Power of Kindness*)中,专门用了一章来介绍"最善良"的机器人和人进行交流的能力,特别是和有认知障碍的老年人交流。[45] 他所看到的与人类互动的机器人,如来自日本大阪大学和先进电信研究所的 Telenoids,只是个开始。

石黑浩(Hiroshi Ishiguro)是这项工作的主要领头人,他不断创造出令人赞叹的机器人,甚至做出与真人双手大小相似的机器人双手。[46] 来自中国香港的汉森机器人公司(Hanson Robotics)的机器人"索菲娅"(Sophia),其形象和电影《机械姬》中的主角很像,是另一种高度复杂的人形机器人,有更强的互动能力。[47] 但是,未来的语音医疗助手必须非常便于携带。新西兰奥克兰的一家叫作 Soul Machines 的公司制造的类似人形头像的机器人,就很好地代表了原型。这些机器人具有内置的人工智能传感器,可监测人的情绪或疲劳程度;它们的眼睛会与人一直保持紧密接触,追踪人的移动过程,而且它们的交谈能力也在迅速提高。[48] 这些机器人已被应用在很多自助服务终端中,如一些航空公司和银行,下一步就是将软件迁移到智能手机、平板计算机或手表平台上。新西兰对此正开展基本医疗诊断和治疗的试点研究项目。

除了机器人的形式需要优化以外，还有一些问题需要解决。比如隐私安全问题。很多人之所以不愿意接受人工智能助手，很重要的一个原因是出于对"老大哥"和隐私的合理担忧，即使公司强调他们对于数据安全的保障。如果人工智能顾问确实可以改善临床结果并降低成本，那么雇主和健康保险公司一定希望将这些设备应用于日常，这会给很多渴望并有权获得自主权的人带来紧张感和伦理担忧。另外，即使只考虑软件和算法层面，拥有人工智能顾问的成本也可能非常高，这会进一步加剧健康方面已存在的严重问题，如健康不公平。

在我看来，虚拟医疗助手要想取得最终的成功，很大程度上取决于改变人类行为的能力，因为大多数疾病与不良的生活方式有密切关系。正如米泰什·帕特尔（Mitesh Patel）及其同事所说："几乎所有医学进步的最终共通途径，都是改变人类的行为。"[49] 这其中也不乏悲观主义者，比如伊齐基尔·伊曼纽尔就曾写道："无论最新的发明如何巧妙，虚拟医疗都无法成功诱使大多数患者通过自我照护积极参与。许多尝试采用高科技来干预以改善患者健康的研究均以失败告终。"[50] 近年来，虽然我们对行为科学的了解已经很深，但对如何改善生活方式的了解，依然捉襟见肘。剑桥大学的特雷莎·马尔托（Theresa Marteau）是这一领域的杰出代表之一，她指出，我们向来不会对改善生活方式的警告做出回应。[51] 她和许多专家都认为，改变行为需要指定无意识的心理过程以及影响行为的微妙的身体信号，通过各种方式不断助推。尽管已有金钱等激励措施、游戏化或管理式比赛等策略，我们仍未找到有效且能持久改变健康习惯的助推方式。但是，对于使用模型来预测在线和离线行为方面，我们已经做得越来越好了，如可以识别哪些人可能会有回应、哪些人可能会抗拒等。[52]

不过，想到机器时代促进健康的巅峰之举很可能被人类的天性所扼杀，不能不让人感到前景不容乐观。但是，如果虚拟医疗助手的理念能成为一项革命性的颠覆，成为现实中日常生活的常态，那么我们就必须面对并努力克服这些潜在的障碍。来自芬兰的一项最新研究的结果非常振奋人心，该研究对 7 000 多名接受心脏病遗传风险评分的受试者进行了分析。为期 18 个月的随访结果显示，高风险人群中有 17% 的人戒烟成功，14% 的人减肥成功。[53] 该研究结果驳斥了"风险的个性化"无法被证明有效的观点。[54] 也许，通过人工智能的说服方式，结合个性化的数据和激励机制，我们最终可以攻克这一艰巨的挑战。

如今，无人驾驶汽车被视为人工智能最先进的模式之一；而我认为，未来医疗的发展巅峰将会是建立虚拟医疗顾问，以及推动人们实现自驱式的健康。虽然眼前障碍重重，但我仍然相信，未来某一天，这一切终将实现，且最终能通过临床验证。既然我们可以把人送上月球、发展互联网、绘制地图，那么我们也有理由和能力实现这一目标。接下来，我为大家展示一些描述未来的示例。

示例一：

"鲍勃，我注意到你过去 10 天的静息心率和血压一直在上升。你能打开智能手机视网膜成像的应用程序拍个照吗？"

"好的，蕾切尔……这是我拍的照片。"

"鲍勃，你的视网膜没有显示出任何血压失控的迹象，这很好。你有胸闷症状吗？"

"没有。"

"你的基因组风险报告显示你有患心脏病的风险，我只想确保这件事情没有发生。"

"谢谢你，蕾切尔。上一次我在跑步机上运动时，我的下巴感觉有些奇怪，但这个症状几分钟后就消失了。"

"鲍勃，这可能是心绞痛的症状。我认为运动压力测试可以帮助解决问题。我已经查看了你下周的日程安排，如果可以的话，周二下午 4 点你下班以后，我安排你与琼斯医生会面。"

"好的。谢谢你，蕾切尔。"

"请记得带上跑步鞋和运动服，我会再提醒你。"

示例二：

"戴维，我的肚子感觉有些不适。"
"凯伦，你这种感觉持续多久了？"
"大约两小时，而且情况似乎越来越糟。"
"凯伦，你肚子哪里感觉不舒服？"
"右侧。"
"你上一次吃东西吃了什么，什么时候吃的？"
"我一点吃了一个汉堡、炸薯条，还喝了冰茶。"
"好的，你还有其他症状吗，比如恶心？"
"没有，只是肚子疼。"
"好，拿出你的智能手机超声波探头，把它放在你的肚子上。"
"放好了。"
"凯伦，不是那里，你需要向上移动，向右一点儿。"
"是这里吗？"
"是的，差不多了。我发现你有胆结石，这可能是造成你不适的原因。你母亲的家族史和你的基因组风险评分都显示你有这个风险。"
"有道理。"
"我现在让琼斯医生上线看看，听听他的建议。好消息是，根据超声检查的结果来看，这颗结石可以通过药物进行溶解。"

示例三：

"兰迪，我刚拿到了你的肠道微生物群数据，我看了一下。"
"好的，罗宾，结果怎么样？"
"主要细菌是粪便拟杆菌，它们在你体内的数量是一般人群的20倍。我查阅了上周《自然》杂志上发表的一篇文章。文章里说，这种情况下，摄入碳水化合物后会导致血糖达到峰值。"
"罗宾，我很担心，因为我的血糖传感器一直显示我在进食后有很多峰值，而且我很容易患上糖尿病。我体重已经减了四五公斤，而且我在过去的一个月里锻炼得更多了。"

"兰迪，我去咨询一下YouBiome的医学专家，看看他们推荐什么样的微生物群调节剂，我会很快回复。"

（音乐播放5分钟后）

"兰迪，他们说不需要服用PDQ益生菌制剂。他们建议低碳水化合物饮食至少持续4周，然后再重新评估你的血糖水平。"

"好的，罗宾。"

"兰迪，我们还发现你身体里存在粪链球菌，这表明你患结肠癌的风险会增加。你最近一次结肠镜检查是7年前，我可以为你预约结肠镜检查，还是你更倾向于取血样来检查肿瘤DNA情况？"

"我选择取血样，结肠镜检查太折磨人了。"

"好的。我已经订购了抽血设备，星期三就会送达。"

示例四：

"萨拉，你的呼吸怎么样？"

"很好，凯蒂。"

"你正在靠近哮喘高发地点，萨拉。"

"感谢提醒。"

"萨拉，做一下肺功能检查。"

"好的，凯蒂……我正向呼吸器吹气。"

"收到，萨拉。你的一氧化氮水平较低，用力呼气量较低。建议你使用吸入器吸两口。"

"好了，凯蒂。我看到你提供了从前街的绕行路线。"

"只需要多花两分钟。"

"你对我的肺功能有何建议？"

"萨拉，看起来是由于运动量过少及花粉含量高导致的。家里和工作中的环境污染物传感器稳定，没有上升趋势。"

"我之后会多运动的,凯蒂。"

示例五:

"约翰,昨晚你的血氧饱和度降到了67[①]。"
"安,我忘了戴 BiPAP 面罩了。"
"约翰,当时你的血压飙到195[②],整晚都很高,平均收缩压为155。"
"这么说,不仅仅是因为我的睡眠呼吸暂停,对吗,安?"
"是的,约翰,你的体重增加了5公斤,你过去一星期都没有运动,这可能是造成这种情况的原因。"
"因为我的后背不舒服,我一直在坐着应酬。"
"是的,我一直在提醒你!"
"好了,安,够了,我不干了,你被开除了。"

我希望这些示例能帮助人们了解这一领域的发展方向。我已强调了我们需要整体的数据及医生和人类专家的数据来作为支持。尽管前路漫漫,但虚拟医疗助手对消费者来说终将是一个真正的福音。

[①] 即 67%,正常情况下,人的血氧饱和度在 95% 以上。——编者注
[②] 单位为 mmHg,余同。——编者注

Deep
Medicine

13

深度共情：
人工智能如何让医疗回归以人为本

学习与患者交流或许能让医生重新爱上自己的工作。让患者走进医生的内心，什么都不会损失，反而能收获更多。

——阿纳托尔·布鲁瓦亚尔

1975年秋天,我与其他90多位同学一起踏入医学院。当时,我们大多数人都刚刚大学毕业,是一群理想主义者。当时极其热门的医学类电视剧《韦尔比医生》(*Marcus Welby, M.D.*),讲述了一位对患者态度极好的家庭医生的故事;《基戴尔医生》(*Dr. Kildare*)也在电视上频繁重播。当时的医疗行业很单纯,医生能与患者建立真诚的关系,繁杂的影像扫描(拍X线片除外)或实验室化验等医疗操作很少,查房记录都是手写的。为新患者预约的门诊的会诊时间至少有一小时,复诊时间也有30分钟。那时,零售诊所根本不存在,也没有用来评估医生表现的相对价值单位,每位医生也不做月度工作报告,医院或诊所几乎没有管理人员。电子健康档案自然也不存在,医护人员也就不需要花费太多时间在计算机上,医疗机构中甚至都没有打字机。当时,"卫生系统"一词还未问世,全美医疗健康领域的工作岗位只有不到400万个。每位患者每年花费的医疗费用低于800美元,不到全美GDP的8%。[1]

40多年后的今天,一切都截然不同了。如今,医疗行业已成为全美规模最大的行业,拥有超过1 600万个工作岗位，也是美国大多数城市的主要就业来源，许多"非营利性"医疗系统的收入每年高达百亿美元。目前，我们在医疗健康上的人均支出已超过 11 000 美元，每年总体超过 3.5 万亿美元，接近全美 GDP 的 19%。部分药物和治疗的单次花费超过 100 万美元，绝大多数治疗癌症的新药一个疗程的起价超过 10 万美元，许多特效药每月大约需要花费 2 000 美元。即便考虑通货膨胀、人口增长和老龄化等因素，调整这些数值，我们也很快就发现，增长趋势好比一列失控的火车。美国的卫生系统现在拥有雄厚的投资资产，如超过 400 亿美元的凯泽健康（Kaiser Health）、超过 170 亿美元的阿森松健康（Ascension Health），以及超过 90 亿美元的克利夫兰诊所等。[2]

随着医疗健康行业经济的爆炸式增长，医疗服务也在逐渐失去人文关怀。令人感到震惊的是，早在 90 多年前，弗朗西斯·皮博迪就已经预言到这种情况："医院……容易退化成没有人性的机器。"[3] 人们不再关心个性化医疗，商业利益取代了医疗健康，通过压榨临床医生来获得最大生产力和利润。医生花在患者身上的时间越来越少，即便花了时间，也缺乏与患者之间的沟通和联系，效果也不尽如人意。长期以来，医疗行业一直深陷在低效、错误、浪费和次优结果的泥潭中。尤其是近几十年来，医疗行业在照护患者方面真正迷失了方向。在美国，新患者预约的平均会诊时间仅 12 分钟，复诊仅 7 分钟。"韦尔比医生"的时代早已一去不复返。

虽说人工智能会给医学带来翻天覆地的改变，但并不一定意味着一切将变得更好。如今，技术应用可能越来越细分且专业化，带来的许多好处仍处于初级阶段，但这些技术最终将影响医学领域的每个人，不仅是放射科医生、病理科医生、皮肤科医生等"有模式"的医生，还包括其他各类医生、护士、医生助理、药剂师、理疗师、临终关怀服务者和其他护理人员等，在未来人工智能将承担他们的工作。此外，整个医院、诊所的生产力和效率都将得到显著提高。所有这些需要很多年才能实现，但最终会成为医学史上最大的变革。摆在我们面前的超级简化的工作流程，将会以各种不同的方式影响医疗健康的方方面面。而这可能会带来两种截然不同的结果：让情况变得更好，或变得更糟。

而现在，我们必须跳出这个框架向前走，以确保我们正朝着正确的方向发展。

为医生和患者赢取宝贵的时间

人工智能给医学领域带来的最重要的成果之一，可能就是时间方面的改善了。目前在美国，超过一半的医生有职业倦怠，超过 25% 的年轻医生患有抑郁症，每年有三四百名医生自杀。[4-5] 职业倦怠会导致医疗失误，而医疗失误反过来也会加重倦怠。医生希望花更多时间与自己、家人、朋友，甚至是患者在一起，从而找到工作与生活的平衡。虽然这可能不是解决之道，但却是个开始。

对于患者而言，时间方面的改善给照护质量及健康结果带来了至关重要的影响。2018 年，美国国家经济研究局发表了宾夕法尼亚大学埃琳娜·安德烈耶娃（Elena Andreyeva）和她同事共同撰写的一篇论文。该论文研究了关于家庭健康问诊时间对急性病患者治疗出院后的影响。她们分析了护士、理疗师和其他临床医生的 6 万多次会诊后发现：会诊时间每延长一分钟，患者再入院的概率会降低 8%；[6] 兼职医疗服务者的服务每延长一分钟，患者再入院的概率会降低 16%；护士每多花一分钟，患者再入院的概率会降低 13%。在研究人员发现的所有可能影响再次住院风险的因素中，时间是最重要的。

1895 年，被后人称为"现代医学之父"的威廉·奥斯勒（William Osler）写道："用不到半小时的时间来审阅一份病例，是无法令人感到满意的。患者希望医生能多花时间在他们身上，10～12 分钟的匆忙检查并不能使患者感到满意。"[7] 120 多年后，一切都已成真。

芝加哥大学的内科医生戴维·梅尔策（David Meltzer）研究了同医生共处的时间与其他相关因素的关联性，比如照护的连续性，即会诊医生与住院检查时的医生是否为同一人。他的研究报告指出，花更多时间与患者在一起，能降低

20%的住院率，节省数百万美元，而且有助于避免医院感染和其他医疗事故风险。这么做能带来如此巨大的收益，以至于凯泽医疗（Kaiser Permanente）和范德比尔特大学随后也复制了这一模式。[8]

这些研究都表明，临床医生与患者的相处中，时间长短至关重要。延长会诊时间不仅能增进医患交流，建立信任，还能改善结果，降低后续成本。这如同一项前期投资，可以带来丰厚的回报。然而，现实却完全与提高医疗健康领域生产力的目标背道而驰，如今临床医生往往被迫在尽量少的时间内会诊尽量多的患者。要节省这些钱，就需要医生用时间来补偿。涉及34家诊所的168位临床医生的一项研究表明，工作节奏是工作满意度最重要的决定因素。[9]

心理学家阿什莉·威兰斯（Ashley Whillans）和她的同事在2017年发表了一篇有趣的论文，标题为《花钱买时间能提升幸福感》（Buying Time Promotes Happiness）。他们的研究发现，拥有更多的时间能提高人们的生活满意度。研究对象非常多元化，有来自美国、加拿大、丹麦和荷兰的各个有代表性的群体，以及来自荷兰的800多名百万富翁这一独立群体。幸福感会随着"买到"的时间的增加而得到普遍提升，不受收入或社会经济地位的影响，这与"金钱也换不来幸福"这句古老的格言相悖。[10]斯坦福大学医学院进行的"时间银行"（Time Bank）项目也能证明这一点。设立时间银行的目的是奖励医生在指导和服务医学委员会、为同事提供服务等未被充分重视的工作上花费的时间。作为回报，医生可以获得一些有助于节省时间的服务，如帮他们打扫房间或送餐，从而提高医生的工作满意度，平衡工作与生活，还能降低离职率。[11]

和众多医学生一样，大多数进入医疗行业的人都怀揣着帮助患者的梦想，并为拥有这种能力而感到荣幸。而在很大程度上，很多人开始觉醒是因为，我们无法以人道主义的方式履行职责。戴维·罗森塔尔（David Rosenthal）和亚伯拉罕·维基斯总结得很好：

简而言之，我们定义的"工作"大多发生在远离患者的地方，如工作室和计算机上。我们的注意力时常从委托给我们照护的人们的生命、身体、灵魂上转移开,以至于"医生专注于屏幕,而不是患者"已变成一种文化常态。由于技术的辅助,我们能够在远离病床和护理人员的地方照料患者,通过计算机开展工作。而我们与患者,甚至与同事之间的距离,已经变得越来越远。[12]

如今,人工智能可以帮助患者赢取宝贵的时间。2018 年,美国公共政策研究所发布了一份有关人工智能技术影响的详尽报告:《为所有人提供更好的医疗和护理》(Better Health and Care for All)。该报告预测,人工智能将为不同的临床医生腾出平均超过 25% 的时间来照顾患者。[13] 技术带来的最重要的影响之一:让临床医生摆脱电子健康档案的束缚。在科罗拉多大学,医生开始将计算机带出诊室,在医生助理的陪同下为患者提供服务,医生的倦怠程度显著下降,从 53%降低到 13%。[14] 很多人认为,使用自然语言处理能达到与患者直接沟通同样的效果,然而单靠技术解决方案是行不通的,我们得认识到医学不是一条流水线。

罗纳德·爱泼斯坦(Ronald Epstein)和迈克尔·普里维泰拉(Michael Privitera)在《柳叶刀》杂志上写道:"医生对管理者的生产力导向感到失望,对维持他们使命感的价值观和关系缺乏肯定,他们需要开明的领导者——能认识到医学是人类的事业,而不是流水线。"[15] 他们所写的基本上都是正确的,我们需要所有人都参与进来,而不仅仅是领导者。如果管理者只是将提高效率视为提高生产力的一种手段,那么医生确实可以会诊更多患者,读更多扫描影像,实现最大化生产力,不过也就没有时间的馈赠了。这样的情况完全有可能发生,比如医生允许严重不合格的电子健康档案系统在诊所使用,对 Epic 等公司完全不抗拒。这些公司在与医院和医生的合同中增加限制条款,禁止他们评论电子健康档案系统,甚至禁止发布电子健康档案的截图照片。[16] 由此看来,让医生扮演维权人士非常重要。

不幸的是,医生的积极性不太可能得到专业医疗组织的支持,至少在美国是这样。一方面,美国没有一个代表医生群体的组织机构:美国医学协会的会员人数还不到执业医师人数的 1/3。[17] 另一方面,即使存在这样的组织机构,他们也不会真正地代表医生群体：这些专业医疗团体的主要作用是作为贸易协会保障其成员的医疗服务报销。而且许多机构有大量的资本，其潜在影响力不容小觑。2017年，美国最大的7家政府游说组织中，有4家是医疗健康相关的实体：美国医药研究与制造商协会（2 580 万美元）、蓝十字蓝盾协会（2 430 万美元）、美国医院协会（2 210 万美元）和美国医学协会（2 150 万美元）。[18] 然而，近来，这些组织机构都只为了保证经济利益，而不再考虑患者或临床医生的利益。

虽然技术能带给医生更多时间，但仍然不够。如果要让医学真正地深入人心，就必须从根本上改变医生的思考方式及与患者互动的方式。

培养医生的共情能力，让就医更加人性化

当今的医学领域严重缺乏共情，其中只有一小部分原因与时间不足有关。

英国医生马修·卡斯尔（Matthew Castle）曾发表过一篇略带讽刺意味的文章，名为《工作过劳》（*Burnout*），他在文章中将自己的角色设定为一位生活在2100年的人工智能医生。他拥有足够的深度学习能力，能对每位患者进行完整的分子和神经精神病系统分析，熟悉所有生物医学文献，还能同步进行数千次会诊。有了这些数据和人工智能，很多人会认为一切都将是乌托邦式的，然而，他的公司却要求他提供人性化的品质服务。他筋疲力尽，要求休假6个月，理由是"公司要求培养共情能力"。卡斯尔写道："不管人类或机器多么强大，一旦要求他们做一些不可能的事情，就会失败。"[19]

随着机器变得越来越智能，人类需要沿着一条不同于机器的道路进化，以便变得更加人性化。在图13-1中，我试图描述这一点。随着时间的推移，人类的表现不太可能发生实质性的改变。而在各种细分任务上，机器将逐步超越人类。为了将人类带入一个新的高度，我们需要提高人文素养，而这始终是人类与机器

的根本差异所在。值得注意的是,尽管人们一直在努力设计各种能提升共情能力的社交机器人或应用程序,但人类的共情能力并不是机器能够真正模拟的。一些试图探测愤怒、悲伤、疲劳和分心等人类情绪的人工智能应用正在研发中。[20] 由最先进的机器人公司研制的虚拟人已经被内置了共情能力,但参与研发的人工智能专家也承认其有所不足,因为还无法"使这样的机器充满人性",日本人称之为"存在感"(sonzai-kan)。[21] 会共情只是人类的基本特征之一,我们还需要爱、笑、哭、梦想、害怕、悲伤、喜悦、相互信任、相互关心、受苦、探索、讲故事、启发、好奇、创造力、感恩、乐观、善良、表达情感、理解、慷慨和尊重等,并且还需要适应能力、创新力、直觉、常识、文化、抽象化和语境化的能力,以及灵魂等。

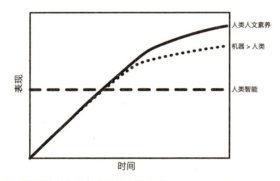

图 13-1　人类智能、机器及人类人文素养的变化曲线

人工智能专家布莱恩·克里斯汀(Brian Christian)在《最有人性的人》(*The Most Human Human*)一书中谈道:"要成为富有人性的人,就要成为一个具有生活痕迹、有特质、有观点的特定的人。人工智能表明,当我们试图将这些特定的人类品质赋予智能机器时,智能机器与人类之间的界线最容易模糊。"所以,我们不能允许这种情形发生。

《希波克拉底誓言》中有这么一条:"……同情心及理解,有时比外科医生的手术刀和药剂师的药物还重要。"共情是与患者建立关系的基础。一项系统性研究对 964 项关于医生共情能力影响的原始研究进行了汇总,结果发现,共情与临床结果的改善、患者满意度、患者对医嘱和处方的依从性,以及减轻焦虑和压力之间,存在明确的正相关关系。[22]

共情对我们观察他人经受苦难的能力可以起到重要的作用。[23] 具有讽刺意味的是,作为医生,我们受到的训练则是避免使用"痛苦"一类的词,因为它们无法起到任何作用。《美国医学会论文撰写指导手册》(American Medical Association Manual of Style)中提到,我们应该"避免把人描述成受害者,且不使用其他表示无助的情感术语,如折磨、遭受、患病、残废等"。托马斯·李(Thomas Lee)在《新英格兰医学杂志》上撰文指出,尽管"从理论上可以考虑人类的痛苦,但最好还是避免","患者一定是'患有'某种疾病、并发症或产生了不良反应,而不是'感到痛苦'或'遭受痛苦'"。他主张:"即使我们知道,'痛苦'对患者来说是真实存在的,医生也应该设法避免使用'痛苦'一词,因为产生'承担责任'这样简单的念头就会使我们不堪重负,我们已经为太多职责和义务所压垮。"我们有用于治疗焦虑症相关的账单编码、报销比例以及药物,却没有用于减轻痛苦的,这么一想,也就不足为奇了。机器同样无法做到这一点,减轻痛苦依赖于人与人之间的联系,需要时间,需要以信任为基础。

我曾经会诊了一位患者。她是一位年轻女性,之前经历了多次"流产性猝死"(aborted sudden death),所以来我这儿寻求第二意见。单单"流产性猝死"这个词就传达出一种比给人贴"心力衰竭"标签还糟糕的冷漠,这种冷漠需要被更温暖的东西替代。我们谈论患者痛苦的方式,会成为患者每天生活中思考的核心。心律失常会危及生命,为了防止再次发生,我们给这位患者植入了一个除颤器。植入过程中需要将大量的硬件插入到她的心脏和身体里。这个过程本身就是创伤性的,但这并不是造成她痛苦的主要原因。她开始同我诉说自己的恐惧和担忧,她和丈夫本来想生个孩子,但是……她开始抽泣,边抽泣边挣扎着说,她不想把"坏基因"传给自己的孩子。我完全能理解她的担忧,部分原因可能是因为我女儿当时也怀孕了。

这位患者之所以痛苦,不仅是因为她所经历的事情,还有她想象的自己的孩子未来可能会遭遇同样的事情。我握着她的手，试图安慰她，也是在安慰我自己。几分钟后，我告诉她，我们将对她的基因组进行测序，寻找可能导致心律失常的突变基因。如果我们能找到，这将有助于我们对胚胎进行选择，避免将"坏基因"遗传给她的孩子。几个月后，我们找到了突变基因。她和丈夫得知他们可以摆脱这种可怕的焦虑情绪，且可以安心怀孕后，大大地松了一口气。这次经历让我觉得"深度医疗"这个词是如此恰当。

共情对改善医生表现和社会心理起着重要的作用，因此了解共情能力是否可以进行培养或湮没至关重要。扎克·克尔姆（Zak Kelm）及其同事对 64 项研究进行了深入分析，其中 10 项研究是经过严格设计的。总的来说，这些研究表明，医生的共情能力是可以培养的。[24] 然而，由于共情能力受到实践环境的挑战，其分数在临床培训期间会下降。戴维·斯凯尔斯（David Scales）医生曾经指出，从业者缺乏如医生所希望、患者所应得的照护时间，医生们指责"计费系统所带来的时间压力导致患者数量高于质量，工作环境混乱且缺乏控制，同时还要花很多时间在行政任务上"。[25] 此外，医疗专业人员在情商测试中通常得分较低。利他主义者的情商得分在 60 ～ 70 范围内，艺术家和音乐家的情商为 50 多，医生为 40 多，精神病患者在 10 分以下。[26] 甚至，"共情"的神经解剖学可以精确定位相关的大脑部位和回路，以及生物、心理、社会等多方面的刺激和抑制。

然而，令人感到鼓舞的是，对于同情心、共情能力，以及从他人的视角看待问题等关键"软技能"而言，大脑具有可塑性。有这么一个案例：超过 300 名健康的成年人（非医生）接受了旨在增强存在感（注意力和内在感受意识）、情感（关怀、同情心、亲社会动机、应对困难的情绪）和观点（元认知、观点接受）的培训。培训期间进行的一系列 MRI 影像显示，在 9 个月内，与每个行为模块相关的大脑形态都发生了显著变化。[27] 实际上，已有解剖学和经验证据能够说明，我们有望培养共情能力和其他"软技能"，由此可以采取更多措施来改善临床医生的共情能力。毕竟治疗师也需要康复。我们不应该等到抑郁症和自杀发生时，才正视这些可能性。

培养医生的存在感,建立深厚的医患关系

改善共情能力只是一个开始,医患关系远比有无共情严重得多。为了使人与人之间的联系更深入和真实,许多因素都值得重视。我邀请我的朋友亚伯拉罕·维基斯为本书作序,主要原因是他一直是"存在"学说的先锋,"存在"是关于人类联系的一门艺术与科学;而且,他发起了一项重大举措来进行捍卫。[28] 正如维基斯所说:"'存在'对患者和照护人员的健康都很关键,也是在所有人际交往中建立信任的基础。"他给了一个明确的定义:"'存在'是在为患者和医生呐喊,是我们共有的基础,对此我们不应该妥协。它也是改革的起点,是我们为这一事业奋斗时的告示。"[29]

多发性硬化患者沙龙·罗曼(Sharon Roman)曾经说过:"当医生双手长满了老茧、粗糙不堪,耳朵听不到声音,检查开始变得像审讯,你就该考虑换医生了。"[30] 患者希望医生在场,用心倾听、全神贯注,但现在能这样做的医生极少。医生不怎么倾听患者,总喜欢打断患者。事实上,在美国,从医生与患者会面开始到打断患者,据统计,平均只要18秒。18秒![31] 医生们希望开门见山,而不是给患者一个讲述自己故事的机会,这与医生们所面临的极端时间压力密切相关。实际上,这是一个多么难得的机会:了解患者,观察他们的情绪,把他们的担忧、症状和自己的理论原因联系起来。

"现代医学之父"威廉·奥斯勒说过:"要倾听你的患者,他其实是在告诉你诊断结果。"我的朋友杰尔姆·格罗普曼(Jerome Groopman)写了一本书叫作《医生最想让你读的书》(*How Doctors Think*)①,他在书中指出了医生不倾听、不让患者发声所带来的一系列负面影响。记者安德烈娅·米切尔(Andrea Mitchell)回顾自己的职业生涯时说,蒂姆·拉瑟特(Tim Russert)给她的建

---

① 杰尔姆·格罗普曼在《医生最想让你读的书》中,剖析了当前医疗思维的几大错误,揭示了误诊发生的常见因素,是一本值得医患共读的作品。该书中文简体字版已由湛庐文化策划、浙江人民出版社出版。——编者注

议很有帮助:"永远要记得在别人回答的间隙去倾听。"这同样适用于医学。[32] 我们需要患者能够自由地讲故事,因为即使人工智能设法将档案、实验室检查和影像等集成为可操作的东西,也永远无法与患者讲述自己的故事相比拟。作为医生,我们接受的训练是记录历史,但这显然是错误的,这样做只是抢占了谈话的先机,而谈话既要给予也要索取,最深刻、最亲密的感觉就应当以这样的方式呈现。[33] 如果医生们有什么愿望的话,那就是"他们希望有时间和患者交谈,明白这种接触的价值"。[34]

我想起了一篇文章,讲述的是一位医学生茱莉亚·舍恩(Julia Schoen)和她的第一位患者 B 先生的故事。舍恩描述了她会诊 B 先生的情况,她的团队对 B 先生这样描述道:"男性,63 岁,患有射血分数保留性心力衰竭①……肺动脉高压、慢性阻塞性肺疾病,表现为慢性心衰急剧加重。"但舍恩却在想象:心力衰竭的 B 先生推着轮椅穿过街道时,气喘吁吁该是多么厉害。她写道:"当他在街道的对面休息时,我都能听到他的喘息声。我不知道有多少人会默默避开他。"她想知道患者想要的理想治疗师是什么样的。当舍恩听 B 先生讲笑话、讲故事时,她觉得自己是一个耐心、欣赏生活之美的人。第一次与患者的接触教会了她"倾听、学习和呵护患者"的重要性。[35]

舍恩放下心理防备,推倒了两个人之间的"隔墙",最终促成了一段深厚的医患关系。事实上,缩短医患距离的方法有很多。美国的一些医疗中心开始出现一种新趋势,那就是医生给患者写卡片,卡片上有医生的照片和家庭情况,以及他们的爱好和非医学兴趣等。[36] 尽管这与历史上对医生的培养方式截然不同,但也体现了人文医学正确的方向。

1999 年,在白血病夺走自己儿子生命的数年之后,《健康事务》(*Health Affairs*)杂志的编辑约翰·伊格尔哈特(John Iglehart),在该杂志上为《重要叙

---

① 也称舒张性心力衰竭,是指左心室舒张功能下降,而收缩功能相对正常时出现的心力衰竭。——编者注

事》(Narrative Matters)这一关注政策与个体经历的新系列栏目撰写了一篇简短的序文,这一栏目之所以叫这个名字,是因为"患者、家庭和他们的照护者的声音,常被医疗政策及医疗系统等更大、更重要的事无情地埋没"。[37] 从那以后,该杂志的这一专栏发表了数百篇文章,《柳叶刀》和《内科学年鉴》(Annals of Internal Medicine)上也发表了类似的系列文章。《内科学年鉴》的专栏叫作《论成为一名医生》(On Being a Doctor)。

我每周都会读这些文章,以培养自己在诊所的存在感和共情能力。[38] 我最近很喜欢的一篇文章叫作《你并不了解我》(You Don't Know Me)。文章讲述的是一名患有脑瘤的住院男性患者不断告诉医生凯特·罗兰(Kate Rowland),他认为凯特医生并不了解他。患者病危垂死时说:"我不是这个样子的。"当凯特医生读这位患者的讣告时,她想起自己有他的名片。之后10年来,她一直将这张名片放在随身携带的外套口袋中,经常提醒自己,患者是对的,自己真的不了解他们。[39] 凯特医生说得很对:"我们几乎从来没有真正地了解过患者,如果没有时间、没有在场、没有倾听患者的声音,根本不可能真正地了解患者。"我可以向大家保证,没有哪种人工智能会真正了解一个人,这非常困难,因为需要专注于人与人之间的联系。人工智能会为我们赢取时间,但要实现这个目标,仍然需要我们自己。

哥伦比亚大学的内科医生丽塔·卡龙(Rita Charon)是叙事医学的先驱,她讲述了自己是如何改变的:

> 我过去常常问新来的患者很多问题,关于他们的健康、症状、饮食、锻炼,以及之前曾患过哪种疾病或做过哪种手术。我不再这样做了,我发现更有效的做法是主动去看望患者,并请他们来诉说他们认为我应该了解哪些情况……我坐在患者面前,把手压在腿下,这样我就不会一直在患者档案里涂涂写写,从而能更好地集中注意力,这样患者就能自由畅快地跟我说他们的故事。有时,那些故事会让我大吃一惊,但我发现,不论如何,认真倾听总是对的。[40]

20多年前，耶鲁大学医学院宣布要将学生在艺术博物馆里花时间学习观察艺术定为必修课时，当时我感到非常震惊。[41]维基斯也明白这一点，他在《重要叙事》栏目中写道："我的工具是凝视医学，寻找病理和联系的渴望；虽然在艺术观察中，我们似乎并没有机会找到医学与色彩统一的正方形，或油漆杂乱飞溅的矩形这种艺术作品之间的联系，但在我内心深处，一种深刻的观察正在生成。"维基斯常把医学生带到斯坦福美术馆，为的就是培养他们的观察技能。[42]

这些并非维基斯和卡龙提出的空想。2017年，宾夕法尼亚大学的一群医学大一新生在费城艺术博物馆参加了一项关于艺术培训的随机试验，与未进行此类暴露的对照组进行比较。这项为期3个月的医学训练包括6个时长为90分钟的环节，主要用来考察观察力。结果显示，这些培训对艺术和医学影像等的观察表述，十分有益。[43]戴维·爱泼斯坦和马尔科姆·格拉德威尔（Malcolm Gladwell）为这篇论文撰写了一篇社论，他们以诺贝尔生理学或医学奖获得者霍华德·特明（Howard Temin）的名字命名，称其为"特明效应"（The Temin Effect）。特明不仅发现了逆转录酶，还精通哲学和文学。[44]他们的结论是："将准医生带出医院，走进博物馆，让他们走出自己的世界，进入另一个世界，能帮助他们成为更好的医生。"

神经学专家萨拉·帕克（Sarah Parker）提供了一个极好的例子，即在面对悲剧时，人们什么都不用说，只需要人与人之间相互的联系、共情和敏锐的观察力：

> 医生走出诊室，告诉护士他觉得自己卒中了。当我看到他的时候，他已经不能说话，完全失语，无法移动他的右侧身体，他大脑的出血面积正在迅速扩大。他不明白我要他做什么。他无法诉说他的感觉，但他认出我穿着白大褂，听出了我声音和语气，认得出我的表情。他握住我的左手，不停地捏着，直视着我的眼睛。这是一个让人产生共鸣的时刻。在这一刻，两个人知道彼此的想法和感受，却没有说一句话。他知道这很糟糕，他也了解我的看法。他知道我想帮忙，但也知道我无能为

力。他很害怕，但也很坚强和勇敢。他知道自己当时的状况，也知道可能的后果。他告诉我，如果这样结束也没关系。他知道我在乎他。这是一个平静的时刻。面对死亡，他既害怕又清醒。他在寻找人与人之间的联系。他一生都在关心和安慰别人，而在我关心和安慰他时，他却在安慰我。[45]

美国的医务电视剧《良医》（*The Good Doctor*）中，主角是一位患有自闭症的外科手术医生，他患有学者综合征（savant syndrome）。只要看患者扫描影像几秒钟，他就能做出诊断，还能观察到其他医生所观察不到的细节。[46] 我们并不需要先成为专家才能成为更好的观察者。这需要时间，也可以通过训练来加强。此外，参观艺术博物馆也能起到不错的效果。

身体检查的仪式感可以巩固医患关系

对患者进行观察，并不仅限于倾听，它还涉及身体检查，而基本的触诊可以感知到人体触摸的具体感受。多年来，我真实地体会到，随着对身体检查越来越不重视，加上开展的身体检查越来越少，这种仪式感已经慢慢丧失。医生正与患者逐渐失去真正的联系。我的同事们经常把"WNL"（Within Normal Limit）记录在案，这个词的本义是"在正常范围内"，但实际上，它经常被认作"从未了解过"（we never looked）。与其花时间做身体检查，还不如做个超声心动图或其他超声检查，因为这些检查非常容易，从某种程度上来说，了解心脏内部的情况能提供更多有用的信息。同样，即使是需要脱光衣服才能完成的某些检查，现在已不要求患者脱光，这几乎已经成了惯例。

要知道，隔着衣服听诊是不科学的。身体检查对于赢得患者的信任至关重要，体外检查与体内检查（如果有的话）是互补的。这是在医学上的触摸的本质，不能也不应该被摒弃。正如亚伯拉罕·维基斯所写：

我发现，几乎任何文化背景下的患者，都对医生的"仪式"抱有深切的期望。而当医生对这些程序进行简化处理时，如将听诊器放在患者衣服外面而不是直接接触皮肤，或粗略地挤压患者下腹然后在30秒内草草结束，患者很快就能意识到。身体检查以及床边检查等仪式会影响患者信任的转变，这种转变能巩固医患关系。换句话说，医生愿意与患者一同对抗疾病，并与之同甘共苦。所以说，医生们不能忘记这种仪式的重要性。[47]

难怪维基斯与理疗师和按摩师的关系最为密切，因为他们是唯一真正检查过他身体的人。[48] 导致这些问题存在的一个主要原因是缺乏时间。维基斯认为："在过去的20年里，我觉得在美国，作为医生的我们越来越少接触患者：熟练的身体检查、床边检查，已经简化到纯粹的走过场。"[49] 对此我完全同意。

这让我想起了我的一位患者，当时他从克利夫兰搬到圣迭戈后来找我。他曾经做过心脏搭桥手术，还进行过可能的心绞痛症状下的异常情况压力测试。因为他急着做评估，我和另一位心脏病专家同事同时与他见了面，我的同事为他做心脏导管介入术。我到检查室的时候，同事已经为他做完了身体检查，所以同事和我一起在患者和患者妻子面前回顾了一遍检查报告。我们四个人一同讨论了一番，就计划达成一致。不久，患者就进了导管室。他在旁路移植术中发生了血管狭窄，之后被成功植入了支架，第二天早上他就出院了。当我去看患者的时候，我期待见到一位快乐先生。然而，令我感到懊恼的是，我看到的是一个心烦意乱、在生我气的患者。我问他原因为何，他对我说："你没有给我做检查。"我向他道了歉，做了改正。直到今天，这件事仍让我难以释怀。它让我明白，检查对于安抚患者多么重要，即使其他人可能已经做过了；或者我并不指望能从检查中获得多少信息。当然，在我做完全膝关节置换术后，我也感到很失望，因为在我艰难的恢复过程中，我的骨科医生甚至都没有检查过我的膝盖。

最近，加州大学旧金山分校的神经学专家迈克尔·阿米诺夫（Michael Aminoff）思考了神经学检查的未来：

神经学检查需要时间、耐心、努力和专业知识，可能需要在困难或不愉快的环境下进行；而影像学检查或实验室研究则仅需要填写申请表，剩下的就交给了同事。那么，为什么要检查患者呢？……身体检查的一个特别重要的方面，是它在医生和患者之间建立了一种纽带，能够帮助形成一种相互理解和相互尊重的特殊关系。临床神经学艺术，包括在人类层面上与患者进行互动的能力，以及将包括临床和调研在内的任何发现与得到这些发现的背景联系起来的能力。如果医学因技术而失去人性，那么医疗健康的质量及其他方面，将不可避免地会恶化。就像语音信息一样，语音信息可以促进交流，但由于缺乏直接的人际接触，它通常会令人产生不确定性、沮丧和急躁的情绪。神经学检查能恢复医患关系，在一定的语境下使临床问题能够被理解，医生也因而能运用临床常识进行管理，而不是被简单的算法方法所破坏。[50]

为了恢复身体检查的首要地位，我们需要思考技术是如何变化和适应的。当我在加州大学旧金山分校实习时，我的医学偶像卡努·查特吉（Kanu Chatterjee）博士对我进行了培训。我们同其他受训者一起，大部分时间都待在冠心病监护病房的患者病床边。我们到病房与患者交谈，然后花时间观察他们的胸颈部，在做任何其他检查之前先观察，如患者颈静脉是否隆起，颈动脉搏动规则与否，或心脏搏动是否显示出异常迹象。观察结束后，再按压接触患者的身体部位，如感受患者腕部动脉搏动、颈动脉搏动及心脏搏动等情况。之后，我们会花几分钟仔细听患者的心音，尤其是第二心音分裂声。让患者采取侧卧位或坐位（通常利用床的转动）等多种姿势，然后进行聆听，以听到杂音、摩擦声或"咔哒"声。通过这种不紧不慢、深思熟虑、系统性的检查方法，查特吉通常能够预测不同心室的压力指标，误差在一两毫米。我完全相信检查的重要性，因为它具有非凡的潜力，而且患者也发现仔细检查至关重要。所以，在接下来的几十年里，无论我是在医院里教主治医生，还是在诊所里同我的研究员同事们一起工作，我都将努力模仿这种细致入微的检查能力，像查特吉一样，尽管我永远无法接近他的高超水平。

如今，听诊器已经有210多年的历史了，虽然它作为医学的象征经久不衰，但现在是时候重新审视这种医学检查工具了。听诊器只不过是一根橡皮管，它不会记录任何东西，充其量也只是暂时充当听身体声音的管道。我对患者永远讲不清心音到底是什么，即使有一种罕见的杂音听起来像洗衣机的声音，患者不知道这种声音代表什么。而有了智能手机超声，我们可以直接看到心脏，而不必再从声音中进行推断。我们可以捕捉和存储数据，立即向患者进行解释，使他们能够看到并了解自己的内心。和人工智能一样，这项技术可以改善医疗的某些方面，直接促进医患沟通，增进两者之间的联系。

以治愈为中心的医患关系

共情、在场、倾听、交流、触觉和体格检查，这些基本要素都是建立一段良好医患关系的基石。这些要素是信任之源，可以提供舒适感，促进愈合感。有了它们，医生才能真正关爱患者，医生才能通过改善一个人的生活而实现其职业成就。所有这些人性化互动都很难进行量化或数字化，这也进一步说明了为什么机器无法替代医生。

寻求医疗服务的患者本质上是脆弱的，当他们和医生第一次见面时，就会产生一个难题：要放得开离不开信任，然而他们没有理由去信任自己不认识的人。[51] 在这个脆弱且需要信任的时刻，患者要面对的是在医学院接受过要与患者保持距离训练的医生。这完全是错误的：没有信任，患者怎么会向医生透露他们最私密、最敏感的问题呢？又或者怎能同意接受一项重大手术，把自己的性命交给医生呢？

另一个需要注意的重要方面是传递坏消息的能力。我们不应该把它委托给算法。有一种帮助医生传达坏消息的方式，由助记符命名为SPIKES①：在一个安静

---

① SPIKES 是英文单词 setting（环境）、patient（患者）、information（信息）、knowledge（知晓）、empathize（同情）、strategize（制定策略）的首字母组合。——译者注

的私人空间环境中，了解患者的情况，弄清楚患者和家属想知道多少信息；在传达了坏消息后让患者先开口，知晓他们的想法，然后表达同情（如"我无法想象这会让你感到有多难过"），随后制定下一步策略。在医学的所有不同领域中，癌症科医生可能承受着最沉重的传达坏消息的负担，通常他们在职业生涯中可能要经历两万次以上。[52]

丹妮尔·奥夫里（Danielle Offri）是一名医生兼作家，她对医患关系的本质理解得极其透彻。她曾写道："我们毫不知情地坐在了观察人类坚忍不拔品质的最前排。"但医学界却在鼓励拉大医患距离。[53] 思考助记符的每个字母不是表达共情的方式。正如奥夫里所指出的，当一位患者死亡时，医生通常会这样告诉其他人，我们"失去了某某患者"，就好像医学是失物招领处一样。格雷戈里·凯恩（Gregory Kane）对未来进行了如下设想："考古学家可能会调查社会的遗迹，并对医疗技术感到惊讶：在我们埋葬的地方发现了人工关节、心脏支架、瓣膜植入物和钛板。"这似乎是现代医学遗产的核心，但是当凯恩听到一位患者哭着说为她丈夫治疗肺癌的医生根本没有联系她时，凯恩对此有了不同的想法："我希望，未来考古学家能在文字档案中找到一封慰问信，注明当时的医生与患者以及还幸存的亲人间的联系，用这些证据来证明我们是真正有人性的人类。"[54]

向患者家属发一封慰问信，这样一件简单的小事足以帮助减少痛苦，更能尊重一个人的生命，并突出人的尊严；反过来也具有启发性，并能鼓舞人心。坦普尔大学的医生劳伦斯·卡普兰（Lawrence Kaplan）撰写的文章《最伟大的礼物》（*The Greatest Gift*）非常具有启发性。一位患者的儿子给卡普兰留了张字条，上面写道："谢谢您为我父亲所做的一切，对我们而言，这意义非凡。"字条边上是一张照片，照片中有并排种植的两棵树苗，一棵是为了感谢卡普兰，另一棵是为了纪念患者。卡普兰描述了这份礼物是如何激发他重新学习如何照护患者的。直到今天，这张照片仍然摆放在他办公室的显眼位置，时刻提醒他：什么才是真正重要的东西。[55]

庆幸的是，大多数医患之间的互动并非以个人的死亡或患者的治疗为中心，

而是以治愈为中心。维基斯形象地描述了这种"分裂":

> 我们也许在寻找一种比"灵丹妙药"更重要的东西——"治愈"。如果有一天你被抢劫了,第二天抢劫犯被抓住了,将所有东西都归还给你,你只会觉得恢复了一部分;你会被"治疗",但不会被"治愈",你的精神违逆感会一直存在。同样,对于疾病来说,治疗虽好,但是我们更想要治愈,我们想要好医生用他们的人格及共情能力和安慰带来魔力。也许,这些品质在青霉素问世之前的日子里普遍存在,那时医生没有别的事情可做。但是在基因治疗的今天,由于专业化程度的提高及管理式医疗和时间的限制,现在的趋势变成了关注疾病和治疗,期待拯救生命的魔力出现。[56]

约一个世纪以前,弗朗西斯·皮博迪就曾这样写道:"医患之间,亲密私人关系的重要性再怎么强调都不为过,因为在相当多的病例中,诊断和治疗都直接依赖于这种关系。"[57]当医患之间存在一种真诚而深厚的关系时,治愈就会变得容易且自然。如此一来,患者就会相信医生所说的,无论如何都会支持他们。这是大多数患者所渴望的,但在这个时代很难找到。我们必须改变这种状况。随着人工智能在医学诊断和实践中发挥的作用愈发突出,我们也必须恢复人类纽带的首要地位。要做到这一点,我们现在就应该开始对未来医生的教育方式进行改革。

重塑医学生的思想,发展以人为本的医学教育

在美国,我们通过大学成绩和医学院入学考试(MCAT)的结果来选择未来的医生。20世纪20年代末,美国医学院的辍学率跃升至50%,之后医学院开始采用入学考试,1948年被正式命名为MCAT。考察内容有科学问题、科学成就、数学定量能力,还有语言口头推理,在随后的几十年又进行了各种调整。多年来,写作范例样本一直是考试的一部分,但在2015年发布的最新考试版本中,

写作部分被去除了。现在的重点变成了生物和生化系统、行为学的生物和心理社会基础,以及推理技能。

在美国,每年大约有2万人从5万多申请者中脱颖而出,成为未来的医生。[58]然而至今还没有可以用来评估情商或与他人产生共情的能力的标准或设备。事实上,依赖科学成就标准进行选拔,实际上可能会淘汰掉那些注定要成为最有爱心的人、最好的沟通者,或最有可能成为模范治疗师的人。由于我们还没有为当下和未来的技术能力做准备,我们恢复未来医学人性化的目标也将注定失败。

这让我想起了中国的人工智能导诊机器人"晓医"第一次通过了中国全国医师资格考试。我们不禁要问:选择未来医生的标准难道是基于能否被人工智能机器人模拟或超越吗?我想为大家分享伊藤穰一(Joi Ito)的观点。伊藤曾在大学期间退学,如今是麻省理工学院的教授、媒体实验室的负责人。伊藤说,如果有一个始终可用的系统,能记住申请医学院所需的所有信息,"也许有人就会争辩说,你根本就不需要记住这些知识"。未来我们肯定要朝着这个方向发展。我们可以将关于医学和个体患者的知识外包给机器算法。医生和机器学徒的区别在于,医生是人,能发展人际关系,目睹痛苦后有能力减轻它。当然,我们会对算法输出进行监督,而这需要科学和数学推理技能。但是,在选择未来的医生时,情商应该被优先考虑,而不是那些逐渐失去效用的品质。

我们再来看看医学院发生了什么。美国几乎所有的170所医学院和骨科学校,仍在采用传统的授课方式,而未转变为创新的、已被证明可提高效果的主动学习方式,只有我在克利夫兰创办的勒纳医学院(Lerner College of Medicine)和佛蒙特大学的拉纳医学院(Larner College of Medicine)两所大学除外。[59]虽然随机研究已证明了倾听能力、观察技能以及培养共情能力的价值,但大多数学校的教学方式仍没有鼓励发展这些能力。

因此,我们还需要重塑医学生的思想,使他们以人为本,而不是以疾病为本。入院和出院都是通过"翻牌"频繁进行,通过这种方式,培训医生根本不再需要走到患者病床边,而只需要检查患者所患疾病、状态和相关检查结果就够了。医生也不再通过触诊检查患者、诊断疾病,而是通过看扫描或化验检查。这样的常规工作比了解一个人要快得多,也容易得多。底特律的医生拉纳·阿瓦迪什(Rana Awdish)对两组医学生进行比较,并做了很好的阐述。两组学生一组被称为"病理组",另一组被称为"人文组"。病理组通过识别皮肤损伤、听杂音和了解凝血级联,在认识疾病方面得到了非凡的训练。而人文组不仅接受和病理组一样的所有培训,还需要探索患者的背景,与患者聊天,了解患者在日常生活中是什么样的,对他们来说哪些重要,哪些令他们担心。如果患者开始哭泣,病理组可以诊断出这种疾病,但无所作为;而人文组甚至在患者流泪之前就已经为之所动,能听出患者强忍着的声音,并表示安慰。阿瓦迪什进一步写道:

> 医学不能在真空中治愈疾病。它需要联系……我们已经把资源投入到将年轻医生的大脑连接到单一的看事物的方式上。虽然他们很容易看出疾病,但也很容易忽视疾病。但他们其实可以联系更多的东西:深入的了解、更多美好的事物及拥有更多的共情能力。每个人,无论是医生还是患者,都值得为这些东西付出更多。[60]

在《信仰的孤独者》(The Lonely Man of Faith)一书中,拉比·约瑟夫·索洛维契克(Rabbi Joseph Soloveitchik)解释了《创世记》(Genesis)前几章中对亚当的两种截然不同的描述。而《纽约时报》的专栏作家戴维·布鲁克斯(David Brooks)在其著作《品格之路》(The Road to Character)中,对这两种亚当进行了更新描述。"亚当一号"是一个外向型的人,有野心、有目标,想要征服世界。相比之下,"亚当二号"性格内向,具有很高的道德素养,愿意牺牲自己去服务他人。耶鲁大学医学院的乔纳森·斯托克(Jonathan Stock)恰如其分地指出,在美国许多顶尖医学院,存在着一场"亚当一号"们"军备竞赛"般的学术成就争夺赛。[61]而事实上,我们需要培养"亚当二号",这是医学教育中经常被忽视的领域。

还有许多其他关键要素需要成为医学院课程的一部分。未来的医生需要对数据科学有更好的理解,包括生物信息学、生物计算、概率性思维以及深度学习神经网络的核心。医生在照护患者方面的许多努力都将得到算法的支持,他们需要了解所有的责任,识别偏差、错误、假阳性或假阴性结果,以及是否偏离常识。同样,在任何人机协作中,还要将患者的价值观和偏好放在首位,其重要性无须过多强调。我们既不允许算法世界传播"家长式"医疗,也决不允许医生保留对患者数据和医疗信息的控制权,这些早就应该终止,我在《未来医疗》一书中已进行过深入的讨论。[62] 有些技术不仅与人工智能相关,还需要我们重新思考该如何更好地教授医学知识。例如,如果医生要使用智能手机超声等新工具进行身体检查,我们就需要对身体检查进行现代化改造。在大多数情况下,虚拟远程医疗将取代身体问诊,这需要我们对"网络方式"进行培训,以强调其不同的技能。这仍然是一种面对面的联系,但如同不进行身体检查就会干扰医疗实践一样,即使我们有更好的传感器和工具在进行常规的远程传输数据,医生也会因为无法真正地联系、接触和检查患者而降低服务品质。

但是,医学院对这些不可避免的变化和挑战还没有做好准备,因为课程是由守旧的教职人员控制的,他们很快就会抵制即将到来的新机器的帮助。要培养医生的共情能力就必须对医学教育进行改造。新一代已开始表现出强烈抗议,如杜克大学医学培训生海德·贾韦德·沃赖希(Haider Javed Warraich)曾写道:"年轻的医生准备让医疗健康更具创新性,以患者为中心。但是,与他们一起工作的资深医生及他们所照护的患者是否也准备好了呢?"[63]

由机器支持的更为人性化的深度医疗

我们仍然处于人工智能医学的早期阶段,这一领域在对机器算法的验证和保证方面还有一条很长的路要走;但在证明人工智能医学在现实世界和临床上的有效性方面,我们已经很接近了。然而,以我们在过去几年观察到的发展速度,随着机器在特定、细分的任务上超过人类,狭义人工智能极有可能加速和扩大,将势必占上风。对于大多数临床医生来说,工作流程将得到改善,机器可以更快、更准确地读取扫描片子,查看人类医生可能遗漏的东西;又或者取消键盘输入的方式,恢复门诊就诊时相互沟通的状态。与此同时,有这些愿望的个人最终可以将他们的医疗数据无缝聚合、更新和处理,包括所有的医学文献,从而实现最佳饮食且身心健康。然而,要实现这一切,我们得时刻警惕:确保个人必须拥有并控制自己的医疗数据;医生们要积极地抵抗为了提高工作效率而牺牲人际关系的管理者;还要采取强化措施来保护数据的隐私和安全性。

实际上,机器医学并不一定是我们的未来发展模式。我们可以选择一种技术解决方案,来解决当今医疗健康中存在的人与人之间联系的脱节问题;我们还可以选择一种由机器支持的更为人性化的医学,作为未来前进的方向。深度表型分析将帮助我们对患者的医疗数据层了解得更加深刻。深度表型分析、深度学习和深度共情的"三位一体",可以促进对疾病的预防和治疗,取代数十年来混乱和被浪费的医疗资源,进而成为应对医疗卫生领域经济危机的主要补救措施。但对我来说,这些都是深度医疗的次要收获。**这也许是重新实现真正医学的最终机会:在场、共情、信任、关怀、人性化。**

> 如果你经历过深刻的痛苦时刻,你就会知道那种情景多么孤独和孤立:没有人能真正理解你的痛苦和彻底绝望的感受。你可以从自己的爱人、朋友或亲戚那里得到安慰,这当然很有帮助。但是,你所信任的医生或临床医生带给你的鼓舞将是无与伦比的,他们能增强你的信心,让你相信,不管发生什么事,他们都会和你在一起,你会没事的——这就是我们在生病时拼命寻求的人文关怀,也是人工智能可以帮助进行重塑的东西。我们可能再也等不到这样的机会了,所以,让我们抓住这次难得的机会吧!

致　谢

说实话，这是我参与过的最困难的写作项目。我不是计算机科学家，但我很幸运，可以向许多令我非常尊重的专家请教，包括佩德罗·多明戈斯、李飞飞、盖瑞·马库斯、皮尔斯·基恩、休·哈维（Hugh Harvey）、杰里米·霍华德（Jeremy Howard）、乔·莱德萨姆和奥拉夫·龙内贝格尔（Olaf Ronneberger），他们所提供的技术支持都非常宝贵。

医疗人工智能领域虽然仍处于早期阶段，但发展非常迅速，每周都会有值得关注的东西出现，甚至常常每天都有。回顾和消化过去几年所有的材料是一个巨大的挑战，这其中涉及了几百篇参考文献。我特别感谢斯克利普斯研究转化研究所的米歇尔·米勒（Michelle Miller）对我的支持。还要感谢斯克利普斯研究所的同事，包括史蒂文·斯坦休布（Steven Steinhubl）、丹尼尔·奥兰（Daniel Oran）、艾米丽·斯潘塞（Emily Spencer）和乔治·克尔（Giorgio Quer），他们的点评对我非常有帮助。

我三本书的编辑都是T. J. 凯莱赫（T. J. Kelleher），我对他的深刻见解依旧非常感激。同样，还要感谢我所有作品的文学经纪人卡廷卡·马特森（Katinka Matson），他自始至终都坚定地支持我。

自从1985年完成了我的心脏病学培训后，我很幸运地成为一名医生，对此我也深感荣幸。我从来没有失去过对患者照护的热忱，我特别感激我的患者，他们一直鼓舞着我为推动医疗健康的更美好未来而努力。我有幸能与他们中的许多人发展了长达30多年的珍贵友情，感谢所有人对我的信任。

我也很感谢与我合作的来自不同行业的伙伴们。我在Dexcom董事会任职数年，也是Illumina、沃尔格林（Walgreens）、蓝十字蓝盾、奎斯特诊疗公司（Quest Diagnostics）和Tempus Labs的顾问。我认为这些不会影响我的观点，但大家也应该明白这其中存在一些利益冲突。2006年，我成立了斯克利普斯研究转化研究所，并得到了美国国家卫生研究院和高通基金会（Qualcomm Foundation）的大量资助，我们的研究离不开这些宝贵的支持。另外，我同时也担任行业领先医疗专业网站医景网（Medscape）的主编。

最后，我要感谢同我一起生活了40多年的妻子苏珊。在过去的几十年里，由于研究和写作需要，我常常要闭门谢客，她一直支持着我，悉心照料着我。我们很幸运，有我们的孩子萨拉和埃文及孙子朱利安和孙女伊莎贝拉的陪伴。他们促使我对未来进行了诸多思考，我希望他们的健康将来更有保障。

注　释

考虑到环保的因素,也为了节省纸张、降低图书定价,本书编辑制作了电子版的注释。请扫描下方二维码,下载"湛庐阅读"App,搜索"深度医疗",即可获取注释。

译者后记

站在人类的高度思考人工智能

本书是埃里克·托普的第三本关于医疗的书。我与他结缘始于他的第一本著作:《颠覆医疗》。当时,各类监测生命体征的穿戴设备刚开始流行,尤其是手环,在全世界风靡一时。我们熟悉的凯文·凯利(Kevin Kelly)就戴起手环,站立办公,还发起了"量化自我"(Quantified Self)运动,而埃里克·托普恰恰是当年由KK主编的《连线》杂志的早期读者。这场从10年前开启的人类IOT(物联网)运动,如同一场旋风吹向了医疗健康领域,而面向生命的数据化和智能化也正在全面开启:从医院到居家,再到随身携带。托普虽然原来是克利夫兰诊所的心血管科主任,一名研究型医生,但他始终活跃在"技术对医学的影响"这一领域的最前沿。他是一位正直的医学斗士,也是一位医学创新思想家和未来学家,他对医学科技不仅有超强的敏感性,还亲身实践其中。

我曾参与了他的第二本著作《未来医疗》的翻译工作。这本书进一步让我们领略了托普对"民主医疗"的追逐:"消费者不再是单纯的信息生产者,更应该是信息拥有者,他们可以获得更多的医疗数据,并且最终他们可以自我选择是否要支付更多的费用来获得额外照护。"由此可见,人与人之间生来"对等"、技术赋予人类更多"自发性"的人文思想,已深入托普的骨髓。恰在那时,个人电子健康档案正成为医疗健康行业的热点,但在全世界范围内跨医疗机构的数据共享都是一个巨大的难题,甚至在同一家医院,数据依然如林立的孤岛一般。埃里克·托普深刻地认识到,健康数据的完整性对于消除医学领域地"家长式作风",从而实现民主化的过程,至关重要。患者处于一个缺乏数据、缺乏时间、缺乏连续性、缺乏参与度的世界,即作者在本书中所描述的"浅度医疗"的世界。

作为"医疗三部曲"的《深度医疗》,其书名中的"Deep"取自人工智能领域的"Deep Learning"(深度学习)。我认为,这是目前我看到的对"智能医疗"认识最全面、分析最深入的一本综述性著作。结合前两本书,埃里克·托普对"数据驱动的医疗"做了进一步的剖析,例如,如何提供个人医疗数据的复杂全景图,如何优化临床医疗决策,如何减少误诊以及过度医疗操作等。本书对大量很有价值的案例进行了分析,十分具有场景感。如在一次拯救癫痫发作的婴儿过程中,从全基因组测序,到电子健康档案的自动分析,结合机器学习筛查遗传变异,快速找到引发代谢缺陷的基因,婴儿最终成功得到诊治!

书中还有一个发人深省的真实案例,来自 2016 年创立的 AliveCor 公司。该公司专注于人工智能心电图分析,进行房颤监测,是较早通过 FDA 认证的人工智能医疗软件公司。通过书中对这家公司团队的研发历程的描述,你会发现,医疗人工智能算法很大程度上依赖于所获得数据的准确性和广度,尤其是后者。"不要过早地过滤数据",医疗和下围棋不同,在医疗决策过程中,对于哪些变量和数据要纳入分析范围,不同的医生、不同的机构之间存在很大的差异,没有统一的标准。这也导致 FDA 等监管机构在医疗人工智能算法的评审上,遇到诸多困难。而这一状况在国内(至少在写本篇后记时),依然没能获得统一的意见。

作为一位"医学未来"的思想家，埃里克·托普也一直在深入地思考技术的"两面性"。在这几本书中，他屡次提到，医疗信息系统的应用导致医生们花了太多时间面对计算机，减少了与患者沟通的时间。在深度医疗时代，人工智能是否能进一步解放医生的时间？作者始终认为，医患之间的共情是医疗的本质，再先进的技术都不可能替代它。书中相关章节对此进行了深入的描述，令人敬佩。另外一个话题是对人工智能算法的"监管"该如何开展。书中列举了人工智能 Now 研究所、马斯克的 OpenAI、牛津大学的人类未来研究所及泰格马克等人创立的生命未来研究所等机构成立的初衷。我由此想到，中国对于生命科学技术的未来发展也需要进行长线思考。2019 年开始的"新冠"疫情进一步让我们反思：无论是"生物安全"还是"生物人工智能算法安全"，都需要站在国防，甚至需要站在全人类的高度来思考。

在本书中，埃里克·托普的眼光也聚焦到了一些中国企业，不仅包括 BAT（百度、阿里巴巴和腾讯），还有科大讯飞等公司。对于人工智能在医疗行业的应用，世界已经无法忽视中国的存在。在抗击"新冠"疫情的过程中，中国在诸如"智能健康码"的应用、人工智能筛选"新冠"肺炎药物、"新冠"智能预诊等领域，向世界彰显了强大的能力。

医疗的背后，是对生命的探索，是对人与自然关系的把握。至今，我们对生命的了解连 1% 都不到，而医疗行业，是生命呵护与生命探索最好的道场。埃里克·托普的"医疗"系列书籍，让我们把脉医疗行业的趋势，领略未来医疗的"3D"，即数字化（Digitizing）、民主化（Democratizing）及深度学习（Deep Learning）。这是一位资深医生十几年来在医疗与新技术跨界中的实践之路，也是他的思考笔记。近年来，产业互联网逐渐兴起，但我们至今依然无法精确描述医疗领域的产业互联网，这背后的深层原因在于：医疗是一个面向人的生命的领域，必然涉及伦理、公益、人文、社会等诸多层面的问题，当然还包括商业和经济。可以说，埃里克·托普让我们认识到，虽然医疗跨界在不断进化，但我们应该保持医疗的初心：存在、共情、信任、关怀、人性化！

最后，感谢本书作者埃里克·托普的辛勤付出，感谢湛庐文化引进这本著作，也感谢参与此次翻译的团队。让我们一起领略医学大师埃里克·托普的这部大作。

郑杰

2020 年 4 月

湛庐CHEERS

未来，属于终身学习者

我这辈子遇到的聪明人（来自各行各业的聪明人）没有不每天阅读的——没有，一个都没有。巴菲特读书之多，我读书之多，可能会让你感到吃惊。孩子们都笑话我。他们觉得我是一本长了两条腿的书。

——查理·芒格

互联网改变了信息连接的方式；指数型技术在迅速颠覆着现有的商业世界；人工智能已经开始抢占人类的工作岗位……

未来，到底需要什么样的人才？

改变命运唯一的策略是你要变成终身学习者。未来世界将不再需要单一的技能型人才，而是需要具备完善的知识结构、极强逻辑思考力和高感知力的复合型人才。优秀的人往往通过阅读建立足够强大的抽象思维能力，获得异于众人的思考和整合能力。未来，将属于终身学习者！而阅读必定和终身学习形影不离。

很多人读书，追求的是干货，寻求的是立刻行之有效的解决方案。其实这是一种留在舒适区的阅读方法。在这个充满不确定性的年代，答案不会简单地出现在书里，因为生活根本就没有标准确切的答案，你也不能期望过去的经验能解决未来的问题。

湛庐阅读App：与最聪明的人共同进化

有人常常把成本支出的焦点放在书价上，把读完一本书当作阅读的终结。其实不然。

时间是读者付出的最大阅读成本

怎么读是读者面临的最大阅读障碍

"读书破万卷"不仅仅在"万"，更重要的是在"破"！

现在，我们构建了全新的"湛庐阅读"App。它将成为你"破万卷"的新居所。在这里：

- 不用考虑读什么，你可以便捷找到纸书、有声书和各种声音产品；
- 你可以学会怎么读，你将发现集泛读、通读、精读于一体的阅读解决方案；
- 你会与作者、译者、专家、推荐人和阅读教练相遇，他们是优质思想的发源地；
- 你会与优秀的读者和终身学习者为伍，他们对阅读和学习有着持久的热情和源源不绝的内驱力。

从单一到复合，从知道到精通，从理解到创造，湛庐希望建立一个"与最聪明的人共同进化"的社区，成为人类先进思想交汇的聚集地，与你共同迎接未来。

与此同时，我们希望能够重新定义你的学习场景，让你随时随地收获有内容、有价值的思想，通过阅读实现终身学习。这是我们的使命和价值。

湛庐 CHEERS

湛庐阅读App玩转指南

湛庐阅读App 结构图：

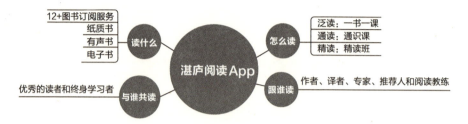

三步玩转湛庐阅读App：

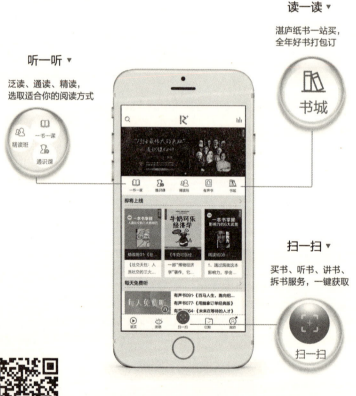

App 获取方式：
安卓用户前往各大应用市场，苹果用户前往 App Store
直接下载"湛庐阅读"App，与最聪明的人共同进化！

湛庐CHEERS

使用App扫一扫功能，
遇见书里书外更大的世界！

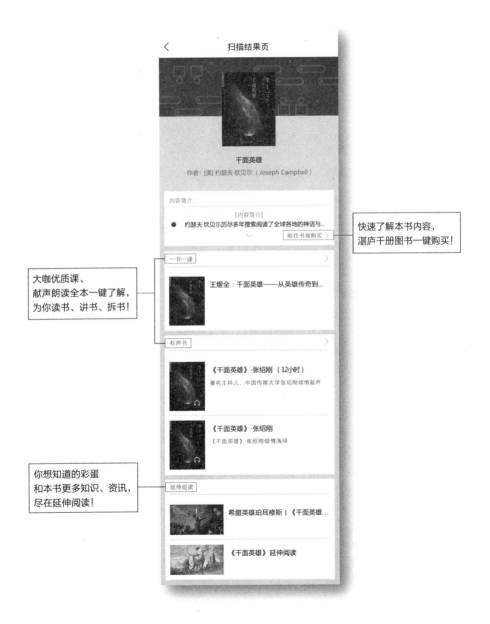

湛庐CHEERS

延伸阅读

《未来医疗》

◎ 享誉全美的医疗预言家、无线医疗领域先锋人物、《颠覆医疗》作者埃里克·托普前瞻之作。

◎ 全景展现未来医疗图景,定位移动医疗的下一个风口,开启以患者为中心的民主医疗新时代。

◎ 树兰医疗集团总裁郑杰倾情翻译,中国心脏联盟主席胡大一、丁香园创始人李天天专文作序。

《数字医疗》

◎ 医院医生之父、患者安全领域至高荣誉获得者罗伯特·瓦赫特前瞻之作。

◎ 进入医疗数字化转型你不可错过的一本书。解锁医疗改革6大瓶颈难题,清晰展现医疗信息化的4个发展阶段。

◎ 树兰医疗集团总裁郑杰倾情翻译,中国工程院院士董家鸿、北京协和医院原信息中心主任李包罗、丁香园创始人李天天等人集体盛赞。

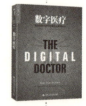

《人人都需要了解的医疗新技术》

◎ 乔布斯主治医师、世界知名癌症专家大卫·阿古斯前瞻之作。

◎ 4项新兴医疗技术,5大个人健康管理方法,帮你提高生活品质,有效延长寿命。

◎ 卫生部首席健康教育专家、北京大学人民医院主任胡大一教授倾情作序。

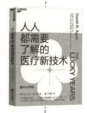

《创新者的处方》

◎ 哈佛大学商学院教授、"颠覆式创新之父"克莱顿·克里斯坦森耗费10年呕心之作。把握美国医疗保健业命脉的睿智之作,创新技术行业必读之作,医疗改革扛鼎之作。

◎ 中国社会科学院微观经济研究室主任与社会科学院经济所医疗改革与医药产业发展研究基地副主任联合翻译。

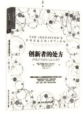

Deep medicine: how artificial intelligence can make healthcare human again

Copyright © 2019 by Eric Topol

All rights reserved

本书中文简体字版由作者授权在中华人民共和国境内独家出版发行。未经出版者书面许可，不得以任何方式抄袭、复制或节录本书中的任何部分。

版权所有，侵权必究。

河南省版权登记号：图字 2020–A–0125 号

图书在版编目（CIP）数据

深度医疗 /（美）埃里克·托普著；郑杰，朱烨琳，曾莉娟译 . — 郑州：河南科学技术出版社，2020.11
 ISBN 978-7-5725-0102-9

Ⅰ. ①深… Ⅱ. ①埃… ②郑… ③朱… ④曾… Ⅲ. ①人工智能－应用－医疗保健事业－研究 Ⅳ. ①R19-39

中国版本图书馆 CIP 数据核字（2020）第 145644 号

上架指导：畅销书 / 医学科技

版权所有，侵权必究
本书法律顾问　北京市盈科律师事务所　崔爽律师
　　　　　　　　　　　　　　　　　　　张雅琴律师

出版发行：河南科学技术出版社
　　　地址：郑州市郑东新区祥盛街 27 号　　邮编：450016
　　　电话：（0371）65788613　　65788629
　　　网址：www.hnstp.cn

策划编辑：邓　为
责任编辑：杨　莉
责任校对：路　慧
封面设计：ablackcover.com
责任印制：朱　飞
印　　刷：北京盛通印刷股份有限公司
经　　销：全国新华书店
开　　本：710mm×965mm　1/16　　印张：20　　字数：325 千字
版　　次：2020 年 11 月第 1 版　　2020 年 11 月第 1 次印刷
定　　价：89.90 元

如发现印、装质量问题，影响阅读，请与湛庐文化联系并调换。电话：010-56676359